供医学影像学专业用

医学影像学导论

Introduction to Medical Imaging

主　编　刘士远　陈　敏
副主编　叶兆祥　姜慧杰　石洪成　朱文珍

编　委（以姓氏笔画为序）

王光彬（山东省医学影像学研究所）
王忠敏（上海交通大学医学院附属瑞金医院）
石洪成（复旦大学附属中山医院）
叶兆祥（天津医科大学肿瘤医院）
吕　粟（四川大学华西医院）
朱　力（宁夏医科大学总医院）
朱小华（华中科技大学同济医学院附属同济医院）
朱文珍（华中科技大学同济医学院附属同济医院）
刘士远（海军军医大学第二附属医院）
刘再毅（广东省人民医院）
许乙凯（南方医科大学南方医院）
李小虎（安徽医科大学第一附属医院）
李春媚（北京医院）
杨　玲（苏州大学附属第一医院）
杨　旗（首都医科大学附属北京朝阳医院）

陈　峰（海南医学院附属海南医院）
陈　敏（北京医院）
邵海波（中国医科大学附属第一医院）
范　丽（海军军医大学第二附属医院）
郑元义（上海交通大学附属第六人民医院）
郑敏文（空军军医大学西京医院）
赵　明（中山大学附属肿瘤医院）
赵佳琦（海军军医大学第二附属医院）
姜慧杰（哈尔滨医科大学附属第二医院）
袁慧书（北京大学第三医院）
徐　凯（徐州医科大学附属医院）
徐小萍（上海健康医学院）
徐辉雄（复旦大学附属中山医院）
高　波（贵州医科大学附属医院）
章　真（复旦大学附属肿瘤医院）

编写秘书
钱　懿（海军军医大学第二附属医院）
姜　琳（天津医科大学）

人民卫生出版社
·北　京·

图书在版编目（CIP）数据

医学影像学导论/刘士远,陈敏主编. —北京：
人民卫生出版社,2022.7（2025.3重印）
全国高等学校医学影像学专业第五轮规划教材
ISBN 978-7-117-33234-7

Ⅰ. ①医… Ⅱ. ①刘…②陈… Ⅲ. ①医学摄影－医
学院校－教材 Ⅳ. ①R445

中国版本图书馆 CIP 数据核字（2022）第 101478 号

人卫智网	www.ipmph.com	医学教育、学术、考试、健康，
		购书智慧智能综合服务平台
人卫官网	www.pmph.com	人卫官方资讯发布平台

医学影像学导论
Yixue Yingxiangxue Daolun

主　　编：刘士远　陈　敏
出版发行：人民卫生出版社（中继线 010-59780011）
地　　址：北京市朝阳区潘家园南里 19 号
邮　　编：100021
E - mail：pmph @ pmph.com
购书热线：010-59787592　010-59787584　010-65264830
印　　刷：人卫印务（北京）有限公司
经　　销：新华书店
开　　本：850×1168　1/16　印张：15　插页：2
字　　数：423 千字
版　　次：2022 年 7 月第 1 版
印　　次：2025 年 3 月第 3 次印刷
标准书号：ISBN 978-7-117-33234-7
定　　价：55.00 元
打击盗版举报电话：010-59787491　E-mail：WQ @ pmph.com
质量问题联系电话：010-59787234　E-mail：zhiliang @ pmph.com
数字融合服务电话：4001118166　E-mail：zengzhi @ pmph.com

全国高等学校医学影像学专业第五轮规划教材修订说明

医学影像学专业本科教育始于1984年，38年来我国医学影像学专业的专业建设、课程建设及教材建设都取得了重要进展。党的十九大以来，国家对高等医学教育提出了新要求，出台了《"健康中国2030"规划纲要》《国家积极应对人口老龄化中长期规划》《关于加强和改进新形势下高校思想政治工作的意见》等重要纲领性文件，正在全面推动世界一流大学和世界一流学科建设。教材是教学内容的载体，不仅要反映学科的最新进展，而且还要体现国家需求、教育思想和观念的更新。第五轮医学影像学专业"十四五"规划教材的全面修订，将立足第二个百年奋斗目标新起点，面对中华民族伟大复兴战略全局和世界百年未有之大变局，全面提升我国高校医学影像学专业人才培养质量，助力院校为党和国家培养敢于担当、善于作为的高素质医学影像学专业人才，为人民群众提供满意的医疗影像服务，为推动高等医学教育深度融入新发展格局贡献力量。

一、我国高等医学影像学教育教材建设历史回顾

1. 自编教材　1984年，在医学影像学专业建立之初，教材多根据各学校教学需要编写，其中《放射学》《X线物理》和《X线解剖学》在国内影响甚广，成为当时教材的基础版本。由于当时办医学影像学（原为放射学）专业的学校较少，年招生人数不足200人，因此教材多为学校自编、油印，印刷质量不高，但也基本满足当时教学的需要。

2. 协编教材　1989年，随着创办医学影像学专业的院校增加，由当时办医学影像学专业最早的天津医科大学发起，邀请哈尔滨医科大学、中国医科大学、川北医学院、泰山医学院、牡丹江医学院等学校联合举办了第一次全国医学影像学专业（放射学专业）校际会议。经协商，由以上几所院校联合国内著名的放射学家共同编写本专业核心课与部分基础课教材。教材编写过程中，在介绍学科的基础知识、基本理论、基本技能的基础上，注重授课与学习的特点和内容的更新，较自编教材有了很大进步，基本满足了当时的教学需要。

3. 规划教材　1999年，全国高等医学教育学会医学影像学分会成立后，由学会组织国内相关院校进行了关于教材问题的专题会议，在当年成立了高等医药院校医学影像学专业教材评审委员会，组织编写面向21世纪医学影像学专业规划教材。

2000年，由人民卫生出版社组织编写并出版了国内首套7部供医学影像学专业使用的统编教材，包括《人体断面解剖学》《医学影像物理学》《医学电子学基础》《医学影像设备学》《医学影像检查技术学》《医学影像诊断学》和《介入放射学》。

2005年，第二轮修订教材出版，增加了《影像核医学》和《肿瘤放射治疗学》，使整套教材增加到9部。同期，我国设立医学影像学专业的学校也由20所增加到40所，学生人数不断增长。

2010年，第三轮修订教材完成编写和出版，增加了《医学超声影像学》，使该套教材达到10部。此外，根据实际教学需要，将《人体断面解剖学》进行了系统性的修改，更名为《人体断面与影像解剖学》。此时，我国设立医学影像学专业的学校也增加到80所，年招生人数超过1万人。第三轮教材中的《医学影像检查技术学》《医学影像诊断学》《介入放射学》《影像核医学》和《肿瘤放射治疗学》还被评为了普通高等教育"十二五"国家级规划教材。

2017年，第四轮修订教材完成编写和出版。在广泛征求意见的基础上，将《人体断面与影像解剖学》更名为《人体断层影像解剖学》，将《影像核医学》更名为《影像核医学与分子影像》。该套教材编写更加规范，内容保持稳定。全部理论教材品种都配有相应的数字化网络增值服务，开启移动学习、线上学习新模式。同步配套编写的学习指导与习题集，更加便于学生复习和巩固理论知识。

前四轮规划教材的编写凝结了众多医学教育者的经验和心血，为我国的高等医学影像学教育做出了重要贡献。

二、第五轮医学影像学专业规划教材编写特色

近年来，国家对高等教育提出了新要求，医学影像学发展出现了新趋势，社会对医学影像学人才有了新需求，医学影像学高等教育呈现出新特点。为了适应新时代改革发展需求，全国高等学校医学影像学专业第四届教材评审委员会和人民卫生出版社在充分调研论证的基础上，决定从2020年开始启动医学影像学专业规划教材第五轮的修订工作。

1．修订原则

（1）**教材修订应符合国家对高等教育提出的新要求。**以人民满意为宗旨，以推动民族复兴为使命，以立德树人为根本任务，以提高质量为根本要求，以深化改革为根本出路，坚持"以本为本"，推进"四个回归"，培养合格的社会主义建设者和接班人。

（2）**教材修订应反映医学影像学发展的新趋势。**医学影像学多学科交叉的属性更加明显，人工智能技术在医学影像学领域的应用越来越普遍，功能影像和分子影像技术快速发展。

（3）**教材修订应满足社会对医学影像学人才的新需求。**社会对医学影像学人才的需求趋于多样化，既需要具有创新能力和科研素养的拔尖人才，又需要具有扎实的知识和较强实践能力的应用型人才。

（4）**教材修订应适应医学影像学高等教育的新特点。**医学影像学高等教育的新特点包括：信息化技术与医学影像学教学的有机融合，教师讲授与学生自学的有机融合，思想政治教育与专业课教育的有机融合，数字资源与纸质资源的有机融合，创新思维与实践能力的有机融入。

2．编写原则与特色

（1）**课程思政融入教材思政：**立德树人是高等教育的根本任务，专业课程和专业教材的思政教育更能充分发挥润物无声、培根铸魂的作用。通过对我国影像学发展重大成果的介绍，对我国医学影像学专家以及普通影像医务工作者勇于担当、无私奉献、生命至上、大爱无疆精神的解读，引导当代高校医学生树立坚定的文化自信。

（2）**统筹规划医学影像学专业教材建设：**为进一步完善医学影像学专业教材体系，本轮修订增加三本教材：新增《医学影像学导论》，使医学影像学专业学生能够更加全面了解本专业发展概况；新增《医学影像应用数学》，满足医学影像学专业数学教学的特殊需求；新增《医用放射防护学》（第3版），在前两轮教材编写中，该教材作为配套辅导教材获得良好反馈，鉴于目前对医学生提高放射防护意识的实际需要，本轮修订将其纳入理论教材体系。

（3）**坚持编写原则，打造精品教材：**坚持贯彻落实人民卫生出版社在规划教材编写中通过实践传承的"三基、五性、三特定"的编写原则："三基"即基本知识、基本理论、基本技能；"五性"即思想性、科学性、创新性、启发性、先进性；"三特定"即特定对象、特定要求、特定限制。精练文字，严格控制字数，同一教材和相关教材的内容不重复，相关知识点具有连续性，内容的深度和广度严格控制在教学大纲要求的范畴，力求更适合广大学校的教学要求，减轻学生负担。

（4）**为师生提供更为丰富的数字资源：**为提升教学质量，第五轮教材配有丰富的数字资源，包括教学课件、重点微课、原理动画、操作视频、高清图片、课后习题、AR模型等；并专门编写了与教材配套的医学影像学专业在线题库，及手机版医学影像学精选线上习题集系列供院校和学生使用；精选部分教材制作线上金课，适应在线教育新模式。不断发掘优质虚拟仿真实训产品，融入教材与教学，解决实践教学难题，加强影像人才实践能力的培养。

第五轮规划教材将于2022年秋季陆续出版发行。希望全国广大院校在使用过程中，多提宝贵意见，反馈使用信息，为下一轮教材的修订工作建言献策。

2022年3月

主编简介

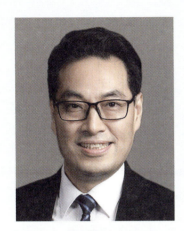

刘士远

男，1964 年 9 月生于山东临沭，海军军医大学第二附属医院（上海长征医院）影像医学与核医学科主任，教授，主任医师，博士研究生导师。上海市领军人才、优秀学科带头人、21 世纪优秀人才，上海市黄浦区人大代表，第二届"国之名医·优秀风范"获得者。担任亚洲胸部放射学会主席，中华医学会放射学分会主任委员，中国医师协会放射医师分会副会长，中国医学影像 AI 产学研用创新联盟理事长，第二届 DICOM 标准中国委员会副主任委员，第九届上海市医学会放射学分会主任委员，《肿瘤影像学》杂志名誉主编，《中华放射学杂志》等 7 本核心期刊副总编辑等学术兼职。

擅长胸部疾病，特别是早期肺癌、慢性阻塞性肺疾病的筛查和影像学诊断，早期肺癌诊断准确率 94.74%，纯磨玻璃密度结节的肺癌侵袭性判断准确率 93%，中晚期肺癌诊断正确率 98.2%，牵头编写了 8 个肺结节、新型冠状病毒肺炎及医学影像人工智能专家共识和指南。作为课题第一负责人，获得国家自然科学基金重点项目 2 项，国家科技部重点研发项目 2 项，国家卫生健康委员会能力建设和继续教育中心"医学影像图像数据库"重点项目 1 项，上海市科学技术委员会、卫生健康委员会重大科技专项 5 项等共计 6 100 余万元资助。发表学术论文 350 余篇，SCI 收录论文 71 余篇，其中单篇最高影响因子 53.276。主译专著 4 部；主编专著、教材 10 部，副主编 6 部；主审专著 5 部；参编专著 11 部。获得上海市科学技术进步奖一等奖等省部级二等奖以上医疗成果及科技进步奖 6 项，国家发明专利授权 8 项。

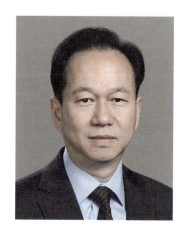

陈　敏

男，1962 年 4 月生于福建。医学博士，教授，主任医师，全国政协委员，北京协和医学院及北京大学医学部博士研究生导师，北京协和医学院博士后导师，北京医院放射科主任兼医学影像中心主任。现任中华医学会放射学分会候任主任委员，北京医学会放射学分会主任委员，北京医师协会放射专科医师分会副会长，中国医师协会放射医师分会常务委员，中国医学影像技术研究会常务理事，中国医疗保健国际交流促进会放射学分会副主任委员。国家自然科学基金委员会评审专家。担任《中华放射学杂志》副总编辑、《中国医学影像学杂志》主编、《临床放射学杂志》副主编等，担任多部书籍的主编、编委及主审。

从事医学影像诊断工作 30 余年，在国内、国际发表相关领域论文 160 余篇，重点关注腹部及神经系统磁共振诊断工作，在国内最先开展酰胺质子成像研究。"首届中国医师奖""第二届国家名医""第七届北京优秀医师"获得者。近年来，先后承担国家自然科学基金、国家重点研发计划、国家卫生健康委员会公益性行业科研专项等在内的 10 余项科研项目。作为第一完成人获得北京医学科技奖自然科学奖二等奖 1 项，北京医学科技奖三等奖 1 项；作为第二完成人获得新疆生产建设兵团科技进步奖二等奖 1 项。

副主编简介

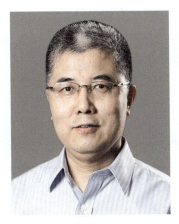

叶兆祥

男，1964年2月生于天津。医学博士，教授，主任医师，博士研究生导师。天津医科大学肿瘤医院放射科主任。

从事医学影像诊断工作30余年，擅长肿瘤的早期诊断、鉴别诊断、分期、预后评价等相关的影像学综合诊断。重点研究方向是胸部疾病的影像诊断、肿瘤功能成像及定量研究，在国内较早开展肺癌的放射组学研究。主持天津市科学技术委员会重大专项"肺癌筛查与早诊的综合诊断新技术研究"，取得了显著的社会公益价值。主持国家重点研发计划及国家自然科学基金面上项目4项。2019年获"天津名医"荣誉称号。现任中国抗癌协会肿瘤影像专业委员会主任委员，中华医学会放射学分会委员，中国医师协会放射医师分会委员。

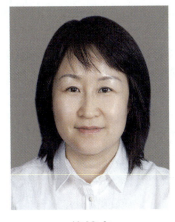

姜慧杰

女，1968年3月生于黑龙江省齐齐哈尔市。博士，主任医师，二级教授，博士研究生导师。中华医学会放射学分会委员。哈尔滨医科大学附属第二医院影像科主任，中俄医学研究中心医学影像研究所副所长，龙江名医，星联教授。

从事教学工作至今29年。主持国家重点研发计划项目1项；主持国家"十二五"科技支撑计划项目1项；主持国家自然科学基金面上项目4项；主持国家级教学课题5项。主编专著1部，参编全国高等学校医学影像技术专业规划教材1部。以第一作者或通讯作者发表学术论文120余篇，其中SCI收录42篇。主持并获黑龙江省科学技术奖二等奖3项。

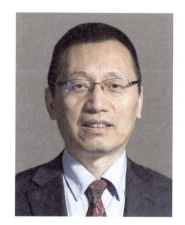

石洪成

男，1964年5月出生于辽宁省抚顺市。博士，主任医师，教授，博士研究生导师。复旦大学附属中山医院核医学科主任，复旦大学核医学研究所所长。美国核医学研究院荣誉院士。

任中华医学会核医学分会副主任委员、上海市医学会核医学分会候任主任委员。从事教学工作30余年。以第一（通讯）作者发表论文225篇（其中SCI收录117篇）。创先建立了全景动态PET/CT临床应用与操作规范。主编《PET/CT影像循证解析与操作规范》等专著3部，《核医学》教材副主编，参编教材6部。承担国家自然科学基金等科研项目多项。荣获上海市"十佳医师"，获北美核医学与分子影像学会主席卓越贡献奖等奖项。

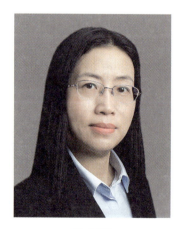

朱文珍

女，1969年4月出生于湖北省孝感市。二级教授，主任医师，博士研究生导师。华中科技大学同济医学院附属同济医院副院长，华中卓越学者特聘教授。中国健康管理协会副会长，中华医学会放射学分会常务委员，湖北省放射学会主任委员。

从事影像临床、教学及科研工作近30年。牵头主持科技部脑卒中支撑计划1项，主持国家自然科学基金重点项目及面上项目6项，主持湖北省重点研发计划1项。研究成果获湖北省科技进步奖一等奖、二等奖共3项。发表SCI检索论文128篇。参编行业标准、指南或共识6个，主编、副主编教材及专著6部，《放射学实践》杂志主编。

前　言

为了适应不断深化的医学教育和卫生体制改革的需要，我们认真组织编写了《医学影像学导论》，作为全国高等学校医学影像学专业第五轮规划教材的新增教材，旨在帮助高校学生形成较为系统的专业认识，并对医学影像学专业的内涵和发展趋势有进一步的认识。本教材遵循"科学整合课程，实现整体优化；淡化学科意识，注重系统科学"的编写原则，坚持"三基""五性""三特定"，致力于课程与教材思政，即"立德树人、大医精诚、救死扶伤、大爱无疆"。

本教材的编写指导思想重在体现高度、体现深度、体现广度及体现维度。体现高度即从老师的角度，起到宏观指引的作用；体现深度即注重创新意识，让学生从中领会思想，学到知识，掌握方法，悟到精髓；体现广度即对于医学生成长涉及的领域均提供方向性指导；体现维度即引导学生学习、思考及为未来从医实践打好基础，反映学科的发展规律和趋势，纵向贯穿过去、现在和未来。希望通过本教材，培养学生传承、发扬道德思维，掌握、创新专业技术，学会表达传播、应急处置、组织管理、团队合作，并掌握法律法规等。

本教材的主要内容不仅涵盖了医学影像学的起源与发展、临床应用以及最新进展与发展趋势，还包括了医学影像科医生应具备的知识、能力与素质，医学影像学教育，医学影像学学习，医学影像科研以及医学影像科医患关系等，涉及医学影像学专业的方方面面，强调权威性、全面性、准确性、先进性、引领性。每个章节都旨在让学生对该部分内容有总体的概览，做到简洁明了、通俗易懂，以最精练的语言将内容表达清楚。各章节编排避免了交叉重叠，形成了清晰的线条，便于学生理解。

为了进一步提升教材相关数字产品的内容质量，打通全媒体教学资源，服务后疫情时代教学改革，本教材被选定为人民卫生出版社"医学教育纸数融合项目组"试点教材之一。数字资源部分包括 PPT 课件、微课等丰富多样的形式，作为对纸质教材内容的补充和延伸。

本教材以五年制本科医学影像学专业学生为特定的主要读者对象，也可作为重要的参考书，供医学影像学授课教师、规范化培训住院医师及其他有需要的师生、读者使用。

在本教材的编写过程中，各位编委本着严谨、专业的态度，付出了辛勤的努力，在此表示衷心的感谢。各位主编、副主编及编写秘书在本教材的编审及后期统稿工作中承担了大量工作，在此一并表示诚挚谢意。

虽然各位编委已经尽力在较短时间内编写出高水平的教材，但由于各种情况，在内容和编排上可能仍有不妥之处，恳请广大师生和读者不吝指正，以便再版时能够进一步改进、提高。

2021 年 12 月

目　录

第一章 绪 论

医学影像学是集诊断、治疗于一体的医学学科,是临床医学的重要组成部分。医学影像学范畴不断扩大,影像学设备不断更新,影像学内涵不断丰富,影像学功能也日趋完善。医学影像学是全方位临床诊疗平台学科,是不断发展与进步的学科,是独立的临床主干学科,也是广泛交叉融合的学科。

第一节 医学影像学的定义与范畴

一、医学影像学的定义

医学影像学(medical imaging)是应用医学成像技术使人体内部结构及器官显像,借以了解人体解剖、生理功能及病理变化,对疾病进行特殊视诊诊断和在医学成像设备的引导下,通过经皮穿刺途径或人体原有孔道,将特制的导管、导丝等介入器材插至病变部位,对人体疾病进行微创性诊断与治疗的医学学科。医学影像学包括影像诊断学(diagnostic imaging)和介入放射学(interventional radiology),后者又分为介入诊断学和介入治疗学。医学影像学是临床医学的重要组成部分,已经广泛应用于临床工作中。随着医学的发展和科学技术的不断更新,现代医学影像技术为临床诊断和治疗疾病提供了更加精准的依据,可对微小病变及代谢异常疾病进行准确诊断,使疾病的早期治疗、超微创治疗成为可能,从而提高患者的治疗效果和生命质量。

学习医学影像学的目的不仅在于了解不同影像检查方法的基本成像原理、方法和图像特点,掌握图像观察、分析与诊断的方法,掌握疾病的不同影像学特点;同时还有助于理解不同成像技术在疾病诊断中的价值与限度,以便更好地发挥医学影像在疾病诊治中的优势和作用。

二、医学影像学的范畴

纵观医学影像学一百余年的发展历程,它的范畴在不断扩大和日趋完善。

(一)影像学设备不断推陈出新

医学影像学的范畴随着相关科学技术的进步、新的成像设备的产生而不断拓展。1895 年德国物理学家伦琴(Röntgen)发现了 X 射线,获得了第一张手部骨骼照片,开创了医学影像技术先河,医学影像实现了从无到有的突破。20 世纪 40 年代以后,超声、CT(computed tomography)、MRI(magnetic resonance imaging)、核医学等影像设备相继问世,形成了丰富而相对完善的医学影像学结构体系。影像检查技术的不断进步和影像检查设备的发展,使我们对人体结构、功能和疾病的观察也在不断地扩展和深化,CT 影像设备克服了传统 X 射线周围结构的重叠干扰,能够清晰地显示人体的断层影像,而多排螺旋 CT 的诞生,使 CT 从断层成像发展为容积成像,实现扫描部位的多平面重建,极大地提高了探测病变的能力;超声影像利用了超声波在不同组织及界面的穿透及反射,对浅表器官、组织的探查有独特的优势,成为乳腺、甲状腺等浅表器官的首选影像检查方法;MR 影像对软组织分辨率高,可实现多参数、多序列、多方位的成像,在神经系统疾病、骨骼肌肉系统病变的检出、诊断和鉴别诊断中有不可取代的优势;而核医学则通过探查放射性示踪剂在体内的分布情况,显示组织、器官、病变的功能和形态,将影像学从以形态学显示为主扩展到了对代谢、功能的显示。

(二)影像学内涵不断丰富

随着新的医学影像设备不断推出、技术不断更新,医学影像学内涵也在不断地丰富和扩展。

影像学设备的最基本功能是显示器官及病变的形态学信息。X射线检查开启了使用无创方法直观了解人体整体组织结构的新纪元。X射线设备的进步使医学影像从最初只能用X射线看到骨质改变,到可以用胸片观察肺部情况,再到用造影的方法诊断空腔脏器、血管疾病,人体内部的秘密被不断解开。随着先进影像设备的出现,医学影像又从只能用X射线对组织结构进行整体观察,到现在可以利用超声、CT、MRI、核医学等设备对全身各脏器进行多维度的细致研究,如超声可以根据检查部位的不同,选用合适的探头采集多角度(横切面、纵切面)的声影图像分析人体结构;CT获取的断层图像具有更高的解剖分辨率和密度分辨率,可以更清晰地观察病变细节;MRI利用质子密度成像,可以提供多参数、多方位成像,软组织分辨率得到了空前提高,不仅显示了以往X射线设备无法看到的微小结构和层次,也可以更加清晰地显示病变范围。影像学设备的进步使影像学显示人体形态和结构的能力不断提升,使影像学的内涵不断丰富。

随着影像技术的发展,医学影像不仅能显示人体结构的形态学特征,还能逐渐地实现对组织器官、病变的功能和代谢情况的评估,影像学的内涵得到进一步扩展。如CT不但能显示器官、组织和病变的形态信息,灌注成像还能反映病变组织的血流灌注信息,动态成像可以显示器官的运动信息,能谱成像可以显示组织病变的代谢信息。超声除了解剖成像以外,多普勒超声成像可以显示心血管运动及动静脉血流信息,超声弹性成像可以反映软组织的弹性和硬度,增强超声成像可通过使用超声对比剂反映病变的血流灌注特点。MRI可以进行更加丰富的功能和代谢成像,磁共振扩散加权成像可无创地检测活体组织内水分子扩散运动,MRI脑功能成像可以反映人体各种活动的脑功能神经信息变化,MR波谱成像(magnetic resonance spectroscopy,MRS)可以检测组织病变的分子层面代谢信息,使MR从传统的宏观成像向微观、功能、代谢成像拓展。核医学可以利用不同成像探针,检测不同器官和病变的代谢特点,随着融合成像设备的问世,核医学显像突破了单纯功能影像,发展到现在的SPECT/CT、PET/CT和PET/MR等融合影像[SPECT即单光子发射计算机断层成像(single photon emission computed tomography);PET即正电子发射断层成像(positron emission computed tomography)],从单纯显示病变血流、功能和代谢状态,发展到集解剖与功能影像于一体的影像学检查。总之,技术的进步,使影像学已实现对器官、组织、病变功能和代谢情况的评估,开启了形态、功能、代谢成像综合评估的新篇章。

(三)影像学功能日趋完善

早期的医学影像学主要发挥诊断功能,为临床提供疾病的影像学信息,对疾病的治疗提供帮助。随着医学影像学的发展,放射治疗学和介入放射学的兴起,使影像学不仅能为临床提供诊断信息,还可以对疾病进行治疗。放射治疗学利用近距离治疗设备、X射线治疗机、钴-60治疗机和加速器产生的X射线、电子束、质子束及其他粒子束杀灭肿瘤细胞,成为肿瘤治疗的三大手段之一。而介入放射学则在影像设备(如超声、血管造影机、CT、MRI等)引导下完成疾病的诊断与治疗。随着高科技介入放射治疗设备、器械的不断创新、优化和完善,介入治疗已经成为继内、外科之后的第三大临床治疗手段。

除了诊断和治疗以外,影像学在健康保健方面也发挥着重要的作用,医学影像学检查,如胸片、B超等是体检的必备项目。当前,随着智慧影像和影像组学的发展,影像学在疾病预测方面显现出了巨大的应用潜力。目前,影像学已经是一个广泛应用于预防保健、疾病诊断、定量分级、预测评估、治疗和治疗引导,以及疗效评价的综合学科。

随着科技的进步,医学影像学将不断地蓬勃发展,硬件设备将进一步向小型化、专门化、超快速化、精准化、智能化等方向发展;影像学研究将从宏观到微观、从形态到功能、从功能到代谢,从主观到智能进一步拓展纵深;影像学在预防保健中所起的作用也将随着影像学技术的不断发展而逐渐加强,在未来的医疗研究和服务体系中必将发挥更加重要的作用。

(袁慧书 刘士远)

第二节 医学影像学的学科特点

一、影像学是全方位临床诊疗平台学科

医学影像学发展至今,已经是临床诊疗密不可分的一部分,现阶段影像数据占整个医疗数据的 90%,影像诊断信息已经占到临床诊断信息的 70% 以上。医学影像技术在疾病预防、诊断和治疗中发挥着越来越重要的作用,未来也必将进一步融入临床诊疗的各环节,为临床提供全方位影像平台。

(一)疾病预防与保健平台

随着我国医疗卫生保健需求的日益剧增,医学影像学在疾病的预防与保健中起到了越来越重要的作用。超声和胸片是体检的必备项目,随着低剂量 CT 的推出,胸部低剂量 CT 检查已被推荐为高危人群肺癌筛查的首选手段。随着人们生活水平的提高,冠状动脉 CT 血管成像、MRI 等检查也逐渐开始应用于体检项目中。

(二)疾病诊断与治疗决策平台

影像诊断是医学影像学的主要职能,是现代诊断学的重要组成部分。疾病的发生发展导致组织结构和大体形态的变化可以从影像学直观地显示出来,利用各种影像学手段,可为临床提供客观的诊断依据,帮助临床医师准确判断病情,指导临床治疗。影像学在不同的疾病诊断中所起的作用不同,如数字减影血管造影(digital subtraction angiography,DSA)是颅内动脉瘤、烟雾病等疾病诊断的"金标准";X 射线是类风湿关节炎、肺尘埃沉着病(尘肺)等疾病诊断标准的重要组成部分;还有像肿瘤等疾病,虽然病理是诊断的"金标准",但影像学仍然是术前诊断和分期的重要手段。

(三)影像介入或引导治疗平台

介入治疗是 20 世纪 70 年代迅速发展起来的新兴临床学科,在急、慢性疾病治疗中都占有一席之地,特别是对血管性疾病的腔内诊疗具有传统内科和外科无法比拟的优势,已成为与内科学、外科学并驾齐驱的第三大治疗学科。放射治疗是与外科手术、内科化疗并行的第三大肿瘤基本治疗手段,可单独用于根治肿瘤,是头颈部肿瘤、早期霍奇金淋巴瘤和皮肤癌等的主要治疗手段;也可用于辅助或姑息治疗,是肺癌、乳腺癌,消化道、妇科等肿瘤综合治疗中不可或缺的一环。

(四)疾病疗效评价与随访平台

影像学特征变化可反映疾病的发展过程,是疗效评价和随访的重要手段,可以协助临床判断疾病的疗效状态,及早发现病变复发,调整治疗方案。影像学检查在不同疾病的疗效评估和随访中扮演着不同的角色,如对于骨折愈合进程的评价而言,影像学是临床主要的辅助检查手段;而对于肺炎或肿瘤等病变的疗效评价和随访则需要结合影像学和实验室检查来进行综合评估。近年来,迅速发展起来的功能成像、放射组学、人工智能技术又进一步提高了影像学在疗效评价与随访中的地位。

(五)科研教学与公众教育平台

医学影像以图像作为传播媒介,进行教学和公众教育,具有一定的优势。在医学教育中,医学影像可以直观地显示病变的形态和功能变化,帮助学生更具象化了解疾病的发生发展,是医

学教育重要的组成部分。对公众教育而言,影像信息丰富,直观形象,通过"看图说病"更易于理解,有利于医学知识的普及。影像设备和技术的发展是先进科技的结晶,为医学的各学科提供了良好的研究平台,推动了医学各领域的创新和突破。

二、影像学是不断发展与进步的学科

(一)影像学科是医学快速发展的缩影

医学影像学发展速度快,影像设备更新周期短,是临床医学中发展最快的学科之一。自1895年X射线问世后的一百余年里,几乎每年都有更新和改进。20世纪中后叶影像学科迅猛发展,1948年超声问世,20世纪70年代CT、磁共振、核医学设备相继问世,短短几十年,医学影像学学科体系初步形成。自CT问世以来的半个世纪里,已经历了5代的更新,从最初的单排CT,到基于滑环技术的螺旋CT,最终发展到现在的多层螺旋CT,让我们从最初只能看到模糊的脑部断层图像到目前能实现复杂的心脏冠状动脉成像。一百多年以来,医学影像学从X射线成像的"一枝独秀"迅速发展到了现在各种影像成像方法的"百花齐放"。影像学科的快速进步是近代医学快速发展的缩影。

(二)影像学科是医疗设备与技术进步的体现

回顾医学设备发展的百余年历史,影像设备和技术的进步总是朝着提供更好的医学图像和更快速、便捷和绿色的医疗服务方向发展。高质量、多维度的医学图像一直是我们追求的目标,去噪框架、迭代重建及能量纯化等技术手段使影像设备获得的图像质量越来越高;二维图像向三维图像的发展提供了更多的图像信息;功能成像技术和设备提供了形态以外的功能代谢信息;多模态融合设备,如PET/CT、PET/MR可以同时观察到形态和功能的信息。低剂量CT降低了辐射的潜在风险,快速成像技术提高了检查效率,便携超声、移动X射线机等便捷的影像设备可以在影像科之外为患者提供服务。未来影像学设备发展的技术特点将会继续向着小型化、快速、多模态融合发展,同时也将引入智能化、远程化、诊疗一体化的概念。

(三)设备和技术的进步提升了影像诊疗水平

医学影像设备和技术进步必然提升了影像学科的诊疗水平。影像设备的不断发展,使我们能越来越清晰地观察到人体的器官和组织结构。传统的X射线检查仅能对骨质结构进行观察,CT提供的断层图像使我们能发现人体内部不同密度和形态的病变,MRI所提供的组织分辨率图像能更清晰地显示实质脏器及各种软组织结构的病变。影像设备和技术的发展,让我们从最初只能对静态器官进行探查,到目前能对快速运动状态下的心脏和冠状动脉成像。磁共振成像设备和技术的发展,使我们不仅能在常规序列图像上观察到人体宏观结构,还能通过弥散加权成像(DWI)反映水分子微观扩散运动,甚至能通过7.0T的磁共振影像实现组织结构介观水平成像。功能成像技术的发展和进步更是使影像学诊断从单纯的形态学诊断向形态学、功能学、代谢学综合诊断发展。技术进步带动了医学影像学学科水平的全面提升。

(四)影像学科的发展带动了临床诊疗水平的提高

医学影像学的进步能为临床提供更丰富的影像学信息,推动了临床医疗水平的提高。以神经影像的发展为例,CT的出现使快捷、无创且精准的诊断脑出血成为可能,为抢救患者赢得了宝贵的时间。MRI能较CT更清晰、准确地显示颅脑结构,更好地诊断垂体、脑神经和脑干等病变;MRI特别是DWI成像可以诊断超早期脑梗死,有效提前了脑缺血患者的治疗时间窗口;弥散张量成像(DTI)能有效观察和追踪脑白质纤维束,显示脑肿瘤和脑白质通路的关系,有利于规划外科手术路径和切除范围,保护重要的白质通路,大大提高了神经外科的治疗水平。

介入治疗和放疗的发展开拓了新的治疗途径,可以治疗以往认为的"不治之症"或难治的病症,使患者从中获益。随着影像学科的发展,介入治疗和放疗治疗范围几乎涉及了人体的所有系统,带动着相应学科诊疗水平的提高。

三、影像学是独立的临床主干学科

（一）独立的学科体系

医学影像学是一门与临床学科并行的独立学科，有着完整的学科体系。教育部最新的学科管理规定中，放射诊断、超声和核医学均为具有独立代码的学科。根据在诊疗过程中发挥的作用，可分为影像诊断学和介入放射学；根据所使用的检查设备，分为放射影像（包括 X 射线、CT、MR 设备）、超声影像、核医学影像。而医学影像学根据所研究的器官系统，还可分为神经、头颈、胸部、心血管、乳腺、肝胆、胃肠、泌尿生殖、骨肌等不同的影像亚学科。近年还衍生了以核医学为主体的分子影像学，专门研究人体分子水平代谢、功能改变。这些学科和亚学科相互独立又彼此密切联系，形成了完善的学科体系，共同推动医学影像学的发展。

（二）独立的学科内容

影像学兼具诊断和治疗两方面的功能，学科内容与临床其他学科并行独立。临床其他学科注重于临床治疗手段的选择和优化，通过合理选择治疗方案，实现精准医疗，促进疾病的恢复。影像诊断更注重于影像检查技术和手段的选择，并通过图像所提供的形态、血供、功能代谢等信息综合分析，实现病变的精准诊断。放射治疗学和介入放射学的治疗手段与临床其他治疗手段并行独立，放射治疗与化疗、手术治疗并列成为肿瘤治疗的三大手段，介入放射学是现代临床治疗学中与外科、内科并驾齐驱的第三大诊疗体系。

（三）独立的学科建设

医学影像学科建设与其他学科相比有着自身的特点。影像科是依靠影像设备对患者提供诊疗服务的科室，硬件设施平台的建设是影像学科建设的基础，先进的影像设备可以促进影像科专业技术能力和学术能力的提升，而人才的培养也需要良好的硬件平台和高水平诊疗技术氛围。另外，影像科人才培养对自身的综合素质要求也与其他科室不同，医学影像学的学科特点要求影像科人才不仅要掌握通用的和专科的医学知识，还需注重计算机、图形处理及信息网络等知识的学习，这样才能成长为适应时代发展需要的高素质、复合型影像人才。

（四）独立的学科考核

虽然医学影像专业考核与临床其他科室一样都注重专业理论知识和临床实践能力考核，且强调学生人文素养、科学精神，以及主动学习和终身学习能力的考核，但影像学科的考核内容与临床科室还是有着明显的差别，形成了独立的考核体系。影像科医生的日常工作主要是根据临床提供的患者信息并结合影像，对疾病进行诊断与鉴别诊断，因此影像学科的考核，不仅要对基础医学和临床医学知识进行考核，更重要的是考查学生对影像检查技术、疾病影像征象等影像相关的专业理论知识的掌握；影像学科临床实践能力的考核虽然也强调关注患者的临床信息，但最终的落脚点还是要考查学生基于图像特征的辩证思维能力。

四、影像学是广泛交叉融合的学科

医学影像学的进步代表着科学技术的进步，是跨学科和多学科共同促进与协同发展的结果。医学影像学所涉及的学科广泛，不仅涉及人体解剖学、生理学、病理学、临床医学，还与物理学、化学、材料科学、电子工程学、信息科学、生命科学等学科密切相关，甚至还涉及心理学、社会学、伦理学等人文学科。

（一）与物理学、化学的融合

医学物理学是医学影像设备原始创新研发的源头学科。X 射线的发现促进了第一台 X 射线机设备的诞生，CT 也是基于 X 射线的放射学设备；超声设备利用的是超声波原理；磁共振设备的诞生得益于核磁共振现象的发现；核医学设备的开发则离不开核物理的发展。基于光、声、磁、核等物理现象形成的各种影像设备已广泛应用于临床。

化学是药物的基础,影像对比剂的进步与化学密不可分。影像对比剂从高渗、次高渗发展到等渗,不断接近人体血浆渗透压,越来越安全,其背后是对比剂化学成分的改进。核化学和放射化学在医学领域中的应用还促进了核医学的诞生,化学基础研究为核医学的发展奠定了基础。

(二)与工程技术学的融合

工程学是把原理和方法变成产品的桥梁。新型影像设备的推出、影像技术的发展需要多学科的支持,因此需要工程技术学对多学科方法进行整合,例如超声设备就涉及生物学、医学、超声学及物理学等多学科的交叉;而多种影像检查常用的三维重建技术涉及图像处理、计算机图形学、三维数据场可视化、图像存储与通信等学科的知识,并且技术大开发还需要医学专家的指导,以达到计算机和医学的有机结合。因此,每一种医学影像设备、技术的产生背后都有很多学科的工程技术在支撑。

(三)与信息技术学的融合

影像学科不仅要有先进的设备,还要有信息学科的支撑,医学影像学与信息科学相结合,推动了医学影像行业的发展与变革。图像存储和传输系统(picture archiving and communication system,PACS)是医学影像信息化带来的影像数据管理模式的巨大变革,对不同医学影像设备的数据进行统一储存和管理,各平台数据融合,为远程影像、人工智能的发展打下了坚实的基础。远程放射学是信息技术与医学影像学深度融合发展的产物。在新型冠状病毒肺炎疫情防控中,远程诊断服务提升了新型冠状病毒肺炎患者的救治能力和效率。云计算、大数据和人工智能等已成为现代医学发展中必不可少的元素,医学影像智能化及工作模式的转变也是大势所趋,人工智能可以帮助影像医师提升效率、减少漏误诊,让影像科医生有时间和精力与临床医生和患者沟通,使影像科医生回归临床。

(四)与基础及临床学科的融合

医学影像学本身就与解剖学、生理学、病理学等基础医学及内科学、外科学、妇产科学、儿科学等临床医学学科密切联系、相互融合。影像科医生需要面对来自各学科的患者,因此不仅需要掌握影像学相关知识,还需要掌握相关的基础学科知识,并具备扎实的临床医学知识以及临床专科知识,才能在面对"异病同影""同病异影"的情况时,综合所掌握的基础与临床知识对疾病做出客观、准确的判断。

(五)与人文学科的融合

现代医学模式已经从传统的生物医学模式向生物-心理-社会医学模式转变,这要求影像科医师要掌握包括心理学、社会医学、医学社会学、医学伦理学等与医学相关的人文社会科学知识,以更好地适应医学科学的发展和医疗服务需求,要求医生不仅要自身业务能力过硬,还要具备良好的人文素养,以患者为中心进行的有效的交流与沟通,使医患双方达成共识并建立信任合作关系,指引医护人员为患者提供优质的医疗服务。

医学影像学的发展建立在相关学科发展的基础上,而医学影像学的进步也极大地推动了相关学科的发展。21世纪的医学影像学,将以崭新的面貌呈现在世人面前,为医学的发展贡献更大的力量!

(袁慧书　刘士远)

第二章 医学影像学的起源与发展

X射线、CT、MRI、超声以及核医学是医学影像学的重要组成部分,各自具备独立又相互关联的概念、基本原理、成像技术以及临床适应证等。各种技术的发展历程不同,但其共同特点是用于疾病诊断及治疗的引导和决策,都经历了从简到繁,从单一功能到多种功能,从初级功能到高级功能的逐步迭代。放射治疗和介入治疗是在放射诊断的基础上发展起来的独立学科,与其他技术的革新密切相关,并已进入飞速发展的时代。

第一节 X射线技术

X射线由德国物理学家伦琴(Röntgen)于1895年发现,之后成为医学诊断和治疗的重要手段之一,并形成了一门新的学科——放射诊断学,由此奠定了医学影像学的基础。

一、X射线基础知识

(一)X射线的发现

1895年11月8日,伦琴在研究阴极射线管气体放电现象时,意外地在用黑纸完全包裹的放电管外2m处的一块氰化铂钡荧光纸屏上发现了显著的荧光,当电源关闭后,荧光即刻消失。根据这一现象,伦琴大胆地推测:有一种未知的、看不见的新射线从阴极射线管中产生,伦琴借用数学上的未知数"X",给它取名为X-ray,即X射线。1895年12月22日,伦琴拍摄了第一幅X射线照片——其夫人的手骨照片,取名为"戴戒指的手"。这一伟大发现使伦琴于1901年获得了首届诺贝尔物理学奖。世人为纪念他的不朽功绩,又将X射线称为伦琴射线(图2-1)。

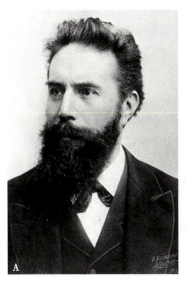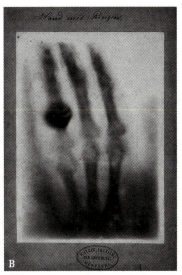

图2-1 X射线的发现
A. 伦琴;B. 戴戒指的手。

（二）X射线的产生

当物体被高速电子轰击时,就会产生X射线。X射线产生的基本原理(图2-2)如下:用一定的电流(I_F)加热螺旋形的钨丝至2 000~2 600℃,这个钨丝称为灯丝,被加热的灯丝表面会溢出电子,在阴极和阳极组成的高压U_T下加速,高能电子直接撞击由金属钨制成的阳极靶,并与钨原子发生相互作用而产生X射线。电子加速需要在几近真空(10^{-5}~10^{-4}Pa)的玻璃管壳内进行,从而可以避免电子被气体碰撞而减速。

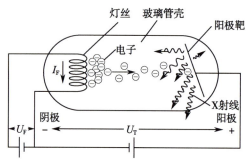

图2-2　X射线产生原理

加速电子的高压(U_T)称为管电压,其常用单位为千伏(kV);电子轰击阳极靶时产生的电流(I_T)称为管电流,常用单位是毫安(mA);管电压加载时间(T)称为曝光时间,常用单位是毫秒(ms)或秒(s)。

（三）X射线的本质和特性

1.X射线的本质　X射线的本质是电磁波,其波长介于紫外线和γ射线之间。它具有所有可见光的性质,如直线传播、反射、折射、散射和绕射等;同时按照近代物理理论,X射线还具有波粒二象性。

对于医学诊断用X射线,其波长一般为0.01~0.1nm,频率为3×10^{18}~3×10^{19}Hz,能量为12.4~124keV。

2.X射线的特性　X射线除具有电磁波的共同属性外,由于其能量大、波长短,还具有以下特有性质。

（1）穿透作用:X射线波长短,能量较高,且不带电,它与物质相互作用的概率小,因而穿透力强。其穿透物质的能力与作用物质的密度和原子序数等因素有关,因而造成穿透人体不同部位的X射线强弱上的差异,这正是X射线透视、X射线摄影和X-CT检查的物理学基础,也是选择屏蔽防护材料和滤过板材料的依据。

（2）荧光作用:某些荧光物质受X射线照射时,其原子被激发或电离,当被激发的原子恢复到基态时,便可放出荧光。透视用的荧光屏,摄影用的增感屏,影像增强器中的输入屏,测定辐射量的闪烁晶体、计算机X射线摄影(computed radiography,CR)中的成像板(imaging plate,IP),以及用于数字X射线摄影(digital radiography,DR)的非晶硅数字化平板探测器(flat panel detector,FPD)等都是利用荧光特性制造的。

（3）电离作用:X射线撞击原子中的轨道电子,使之脱离原子产生一次电离,被击脱的电子再去电离更多的原子。通常利用空气中电离电荷的多少来测定X射线的照射量。有多种测定X射线剂量仪器的探头,如电离室(ionization chamber)、盖革-米勒计数管(Geiger-Müller counter,G-M counter)、非晶硒数字化探测器等,都是根据这个原理制造的。

（4）感光作用:X射线和可见光一样具有光化学作用。它可使胶片感光,因而被广泛应用于医学X射线摄影、工业无损探伤中的胶片显像,以及照射量测定等。

（5）着色作用:铅玻璃、水晶等物质经X射线长期大剂量照射后,其结晶体脱水渐渐改变颜色,称为着色作用或脱水作用。

(6)生物效应:生物体受 X 射线照射会产生生物效应。生物细胞特别是增殖性强的细胞,经一定量 X 射线照射后,可产生抑制、损伤,甚至坏死。人体组织吸收一定量 X 射线后,产生不同的反应,这个特性可在肿瘤放疗中得到充分应用。同时 X 射线对正常人体组织也会产生损伤,故应注意对非受检或非治疗部位的屏蔽防护,同时 X 射线工作者也应注意自身的辐射安全防护。

(四)X 射线的质和量

1. X 射线强度　可定义为单位时间内通过与 X 射线入射方向垂直的单位面积内的能量总和。X 射线强度是由光子数量(X 射线的质)和光子能量(X 射线的量)决定的。

2. X 射线的质　表示 X 射线的硬度,即穿透物质的能力。X 射线波长越短,能量越高,穿透力越强。常以管电压(kV)值来近似描述 X 射线的质,管电压愈高,产生的 X 射线穿透力越大。

医学上常将 X 射线分为极软、软、硬、极硬 4 类(表 2-1)。

表 2-1　X 射线硬度分类和用途

名称	波长范围 /nm	光子能量 /keV	主要用途
极软 X 射线	0.25~0.062	5~20	软组织摄影、表皮治疗
软 X 射线	0.062~0.012	20~100	透视或摄影
硬 X 射线	0.012~0.005	100~250	较深组织治疗
极硬 X 射线	0.005 以下	250 以上	深部组织治疗

3. X 射线的量　X 射线的量表示 X 射线光子的多少。产生 X 射线的光子数量取决于阴极灯丝发射电子的数量,即管电流的大小。管电流愈大,电子撞击阳极靶产生的 X 射线的量也愈多。此外,X 射线的量与曝光时间 t 成正比。因此常用管电流(mA)与曝光时间(s)的乘积反映 X 射线的量,称为毫安秒(mAs)。

4. 影响 X 射线质和量的因素　影响 X 射线质和量的因素主要有管电压、管电流和阳极靶材料。管电压越高,加速电子的动能就越大,与阳极靶原子作用的概率也越大,X 射线输出强度与管电压的平方成正比。在一定的管电压下,管电流愈大则被加速的电子数量就愈多,产生的 X 射线强度就愈大,管电流与 X 射线输出强度成正比。

对于一定的管电压和管电流,X 射线辐射强度与阳极靶的原子序数 Z 成正比,故常用原子序数较大、熔点高的钨作为阳极靶材料以提高 X 射线的强度。但在乳腺摄影中常采用原子序数较小的钼作为阳极靶材料,其产生 X 射线的效率远低于钨。

(五)X 射线剂量和防护

当人体暴露在 X 射线辐射场中,部分能量会被人体吸收。这些物质与细胞分子作用,会造成 DNA 损伤或可导致死亡。辐射损伤与能量的吸收成正比,一般用吸收剂量来表示物质吸收辐射能量的多少,以评估辐射的损伤程度。

1. X 射线的剂量　吸收剂量(D)是指单位质量物体吸收的电离辐射能量,其单位为焦耳•千克$^{-1}$(J•kg^{-1}),专用名为戈瑞(Gy),1Gy = 1J•kg^{-1}。单位时间内产生的吸收剂量,称为吸收剂量率($\dot{D}$),其单位为焦耳•千克$^{-1}$•秒$^{-1}$(J•kg^{-1}•s^{-1})或戈瑞•秒$^{-1}$(Gy•s^{-1})

2. X 射线的防护　放射防护的方法和措施有以下几方面。

(1)技术方面:可采取屏蔽防护和距离防护原则。前者使用原子序数较高的物质,如用铅或含铅物质作为屏障以吸收不必要的 X 射线,也可使用一定厚度的墙壁进行 X 射线的屏蔽。后者利用 X 射线辐射量与距离平方成反比这一原理,通过增加 X 射线源与人体间距离以减少辐射量,是最简易、有效的防护措施。

(2)患者方面:应选择恰当的 X 射线检查方法,每次检查的照射次数不宜过多,除诊治需要外,不宜在短期内做多次重复检查。在投照时,应当注意照射范围及照射条件。对照射野相邻的对 X 射线敏感的器官(如晶状体、甲状腺、性腺等),应用铅橡皮加以遮盖。

(3)工作者方面:应遵照国家有关放射防护卫生标准的规定,制订必要的防护措施,正确进行 X 射线检查操作,认真执行健康权益保障法律制度,定期监测放射工作人员所接受的剂量。直接透视时,要戴铅橡皮围裙和铅橡皮手套,并利用距离防护原则,加强自我防护。

二、X 射线摄影成像基本原理和结构

(一)X 射线的吸收和衰减

X 射线束穿过物质过程中,一部分能量被靶物质吸收或散射,致使 X 射线强度减弱,这个过程称为 X 射线衰减。对于一定的靶材料,X 射线光子能量越小,相互作用的概率就越大,即低能光子更容易被衰减或吸收;另外,对于同一能量的光子,X 射线衰减随靶物质材料的密度(ρ)增加而增大,即高密度的物质(如铅)更容易吸收 X 射线光子,所以常用铅作为 X 射线的防护材料。

若出射 X 射线强度正好是入射强度的一半,则此时的物体厚度就称之为该物质的半值层(half-value layer,HVL)。相同的衰减物质下(如铅),半值层大的 X 射线束,其衰减小,穿透力越高,代表其能量也越大。

(二)X 射线影像的形成

X 射线照射人体时,衰减后出射的 X 射线强度随人体部位的不同而不同,形成了不可见的 X 射线影像信息,再经记录材料转化为可视化图像,供临床诊断。临床上最常用的成像方式是摄影和透视。

1. X 射线摄影 X 射线摄影是利用 X 射线的感光作用,把穿过人体的 X 射线影像投射到胶片上,形成潜影,再经化学显影、定影显示出来。为提高感光效率,在胶片上面和下面各放置一个增感屏(称屏胶系统),以减少曝光量和曝光时间。随着技术的进步,这种模拟显像方式被数字化显像方式取代,目前广泛使用的是数字化平板探测器(flat panel detector,FPD),它可以直接输出数字化图像,并通过计算机保存和处理(图 2-3)。

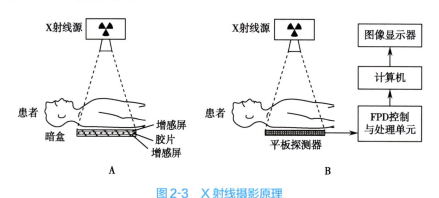

图 2-3 X 射线摄影原理
A. 胶片摄影;B. 平板探测器摄影。

2. X 射线透视 摄影输出的是非实时静态图像,而在医疗诊断中,经常需要实时观察人体组织的形态、位置、活动情况,以及与周围组织的关系等,这种成像技术称为 X 射线透视。早期采用荧光屏的透视成像原理,医生坐在荧光屏前,实时观察患者的透视图像。由于荧光屏转换效率低,图像亮度暗,空间分辨率低,必须在暗室中观察。20 世纪 50 年代,影像增强电视系统取代了荧光屏(图 2-4)。其应用使 X 射线机发生了革命性变化,改变了 X 射线图像的显示方法,将医生从暗室检查和辐射现场解放出来,进入了隔室遥控操作的时代。

随着动态平板探测器技术的成熟,影像增强电视系统逐渐淡出历史舞台,动态平板探测器已经成为标配。

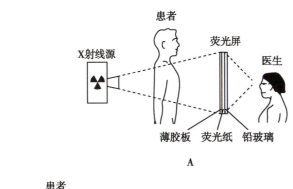

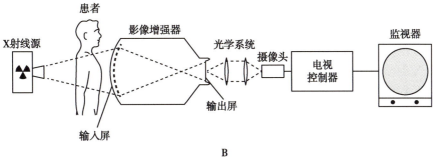

图 2-4　X 射线透视原理
A. 荧光屏透视；B. 影像增强电视系统透视。

（三）X 射线机设备的组成

X 射线机设备基本可分为三大部分：X 射线发生装置、机械支撑装置和 X 射线成像系统（图 2-5）。

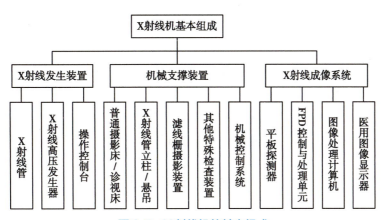

图 2-5　X 射线机的基本组成

1. X 射线发生装置　X 射线发生装置主要包括 X 射线管、高压发生器和操作控制台。X 射线管是产生 X 射线的部件，可分为固定阳极和旋转阳极 X 射线管。高压发生器给 X 射线管提供电源，目前都使用高频高压发生器。操作者根据临床要求在控制台上设置曝光参数，并发出曝光指令。

2. 机械支撑装置　机械支撑装置是指为满足临床诊断需要而设计的各种用于支撑 X 射线管的立柱、悬吊架，支撑患者的普通摄影床、诊视床、断层床，以及支撑图像接收装置的胸片架、滤线栅摄影装置等机械装置和机械运动控制装置。

3. X 射线成像系统　主要由平板探测器、探测器控制与处理单元、图像处理计算机和医用图像显示器等组成。

11

三、X射线机设备种类

医用X射线机可分为诊断和治疗两大类,医用诊断X射线机通常按结构形式、额定输出功率大小和临床使用范围进行分类。

（一）按结构形式分类

1. 便携式X射线机 一般只可进行透视或较薄部位摄影,适用于院外流动性检查、野外移动检查、运动竞技场中的即时检查或宠物检查等。

2. 移动式X射线机 可由人力或电力驱动在病房间移动,方便卧床患者进行床边透视和摄影检查,还可进行手术监视和"介入性"治疗。

3. 固定式X射线机 部件多而重,必须固定在专用机房内使用。

（二）按额定输出功率分类

1. 小型X射线机 额定输出功率小于10kW。

2. 中型X射线机 额定输出功率在10kW及以上,50kW以下。

3. 大型X射线机 额定输出功率在50kW及以上。

（三）按使用功能和范围分类

1. 综合性X射线机 具有透视和摄影等多种功能,适合做各种疾病检查。

2. 专用X射线机 用于某些专科疾病检查,如胃肠检查、手术、乳腺检查、口腔科检查、泌尿科检查、心血管造影等。

四、X射线摄影技术发展历程

从伦琴发现X射线开始,放射学经历了一个多世纪的发展,为人类了解疾病的生理和病理,以及为疾病的干预和治疗提供了越来越多的手段。

以下摘要介绍了X射线摄影技术发展历程中的重要事件,其中包括国产X射线机的部分内容。

1895年　伦琴发现X射线

1896年　X射线发生器和第一个真空度可调节的X射线管开始用于人体骨骼研究

1897年　第一次涉及对比剂的实验

1898年　首次使用带有两个增感屏的双层片盒

1901年　X射线正射视图用于确定和记录心脏的大小与形状,以及定位异物

1902年　引入剂量的概念

1904年　第一台带有高压变压器和旋转式高压整流器的X射线发生器

1905年　对比剂在胃诊断中的应用

1906年　肾管系统的第一张不透射X射线片

1908年　电影摄影机

1909年　钨阳极X射线管

1910年　胃诊断中引入硫酸钡对比剂

1912年　采用蜂窝状隔板

1913年　热阴极X射线管的应用

1924年　第一次胆囊、胆管和血管的放射成像

1928年　旋转阳极X射线管

1929年　Forssmann的心脏自我导管插入术

1935年　直线断层

1938年　带有光定位的束光器

1945 年　冠状动脉的可视化

1948 年　具有自动曝光功能的电离室

1951 年　使用床上 X 射线管进行 X 射线电影摄影

　　　　我国试制成功 200mA 四管全波整流 X 射线机

　　　　我国试制成功固定阳极 X 射线管

1954 年　我国试制成功钨酸钙增感屏、透视用荧光屏、高压电缆、毫安秒表等

1955 年　X 射线影像增强系统

1957 年　开始使用穿过主动脉、支气管和胸部的导管在心脏高压侧进行血管造影

1958 年　我国研制成功 X 射线摄影用胶片

1960 年　我国试制成功旋转阳极 X 射线管

1964 年　第一次经皮腔内血管成形术

1970 年　乳腺 X 射线检查广泛引入临床

1973 年　我国试制成功钼靶乳腺 X 射线摄影机

1975 年　数字减影血管造影

1977 年　第一个变频发生器在移动成像单元中的应用

1978 年　透视系统中开发了数字摄影技术

　　　　我国研制成功稀土增感屏

1982 年　第一台 80kW 射频发生器，使用光纤电缆进行无干扰数据传输

1984 年　3D 图像处理

1985 年　开始广泛使用 X 射线摄影支持的介入技术

1988 年　数字摄影技术

1989 年　首次采用电荷耦合器件（charge couple device，CCD）技术的手术影像增强器

1992 年　硒探测器用于胸部的放射摄影数字化探测器

1995 年　我国研制的第一台多功能数字化 X 射线机在上海投入临床应用

2002 年　第一个用于血管造影和心脏血管造影的动态平面探测器

（徐小萍　陈　敏）

第二节　CT 技术

一、CT 技术的基本原理和概念

（一）CT 设备的主要组成部分

CT 机按照硬件框架可分为扫描机架、检查床、控制系统 3 部分，下文将分别介绍 CT 机各部分硬件构成及作用。

1. 扫描机架　扫描机架（图 2-6）中间为扫描孔，扫描孔直径一般在 65～75cm。扫描机架内部由固定和转动两大部分组成：前者有旋转控制和驱动系统、滑环系统的碳刷、冷却系统、机架、检查床控制电路等；后者主要包括 X 射线管、准直器和滤过器、探测器、采样控制部件、X 射线发生器和低压滑环等。

（1）X 射线管：X 射线管是 CT 机产生 X 射线的装置，分为固定阳极 X 射线管（图 2-7A）和旋转阳极 X 射线管（图 2-7B）两种。

固定阳极 X 射线管主要由阳极、阴极和玻璃管罩共 3 个主要结构组成。阳极的主要作用是阻挡高速运动的电子流，进而产生 X 射线并将产生的热量传导出去，同时吸收二次电子和散射线；阴

13

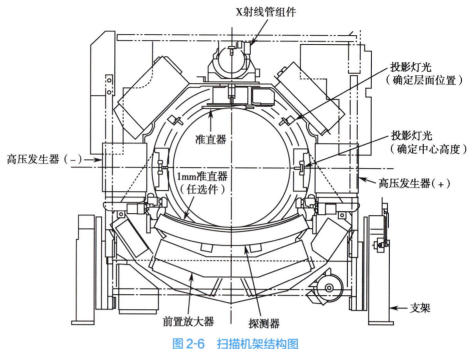

图 2-6 扫描机架结构图

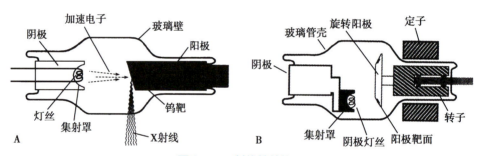

图 2-7 X 射线管结构图

A. 固定阳极 X 射线管；B. 旋转阳极 X 射线管。

极的主要作用是发射电子和聚焦，使撞击阳极靶面的电子束具有一定的形状和大小，形成 X 射线管的焦点；玻璃管罩多用铝玻璃制成，用来支撑阳极和阴极并保持管内高真空度（1.33×10^{-5}Pa），以保证 X 射线的质量。固定阳极 X 射线管因为其功率较小、焦点较大等缺点，目前不能满足现代医学影像学的需要，仅部分小型 X 射线机中还在使用。

旋转阳极 X 射线管阳极部分由圆环靶面、转子、定子、转轴、轴承等组成，因其阳极工作时处于旋转状态而得名。此外，旋转阳极 X 射线管的阴极灯丝被设计为偏离 X 射线管纵轴中心对准阳极环形靶面（图 2-8）。旋转 X 射线管最大的优点为焦点小、瞬时功率大，获得的影像拥有更高的分辨率和清晰度，现在被应用于大部分 X 射线发生装置中。

（2）高压发生器：高压发生器的主要作用是给 X 射线管提供高电压以使其产生符合要求的 X 射线。CT 机的 X 射线管对高压发生器的输出稳定性要求较高，电压值的变化对应 X 射线能量的变化。CT 机的管电压一般控制在 80～140kV。

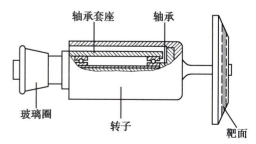

图 2-8 旋转 X 射线管阳极端结构图

（3）X射线准直器（collimator）：X射线准直器（图2-9）是用于限制X射线线束形状与角度的装置，形状为狭缝状。准直器主要有3个作用：①减少散射线被人体吸收或进入探测器；②降低患者所受到的辐射剂量；③限制扫描断层的层厚。

（4）X射线滤过器（filter）：滤过器（图2-9）主要用于吸收低能量射线，使穿过人体的X射线成为能量分布均匀的硬线束射线。滤过器主要有以下作用：①吸收低能量射线，这些射线对成像没有作用且会增大患者所受辐射剂量；②使X射线成为能量分布均匀的硬线束射线；③减少患者所受辐射剂量，同时减小线束硬化伪影发生的可能。

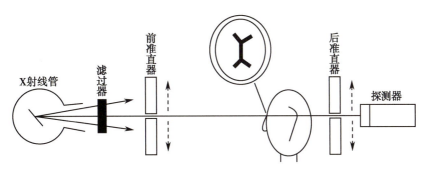

图2-9　X射线准直器与滤过器

（5）探测器（detector）：探测器是CT机架内用于接收经过人体衰减后的X射线数据的装置，它可将X射线的能量转换为电信号并记录下来。CT机的探测器种类大致有3种：气体探测器、闪烁探测器、稀土陶瓷探测器。

2.检查床　检查床由床面和底座组成，其由碳素纤维制成，具有高强度且重量轻的特性。床身移动定位设计精度不大于0.1mm，这直接决定切片位置的准确性。

3.控制系统　控制系统包括图像显示系统和数据重建系统。包括主计算机、数模转换器、接口电路、阵列计算机、存储器和图像显示单元，以及通信、控制单元。控制系统的主要作用是控制整个扫描过程，使扫描按照预订的方案进行，并进行图像重建、处理、显示与存储等。

（二）CT成像基本原理

CT是基于人体不同密度、原子序数的组织对X射线的衰减系数不同来进行成像。在某一均匀介质中，X射线的衰减服从指数规律。

当X射线管发射X射线穿过人体组织和器官时，各个体素对X射线的吸收存在差异。各个体素都有各自的X射线吸收系数μ，吸收系数μ是一个物理量，是CT影像中每个像素所对应的物质对X射线线性平均衰减量大小的表示。为了生成CT图像，必须计算出每个体素的吸收系数，可通过数学方程组求出。在实际应用中，CT值为某种物质的X射线吸收系数（$\mu_{物}$）与水的X射线吸收系数（$\mu_{水}$）的相对比值。其计算公式为：

$$CT\,值 = \frac{\mu_{物} - \mu_{水}}{\mu_{水}} \times 1\,000$$

为了纪念CT的发明者亨斯菲尔德（Hounsfield），故将CT值的单位定为亨氏单位（Hounsfield unit，HU）。

计算机系统将每个体素的μ值与灰度逐一匹配，就得到了灰度分布图，也就是最后呈现出来的CT影像。

（三）CT图像质量影响因素

CT图像的质量评价主要从以下几方面进行：空间分辨率、密度分辨率、信噪比、伪影等。

1.空间分辨率（spatial resolution）　指在物体密度分辨率＞10%时，鉴别细微结构的能力，通常以毫米（mm）为单位或以每厘米的线对数（LP/cm）表示。

15

2. 密度分辨率（density resolution） 指在低对比度情况下，图像分辨鉴别两种组织之间最小密度的能力，一般以百分单位毫米数（%/mm）表示。

3. 信噪比（signal-to-noise ratio，SNR） 是图像信号与噪声的比值。信号是指 CT 探测器所接收到的光子数量，噪声是指图像矩阵中 CT 值的标准偏差，与扫描层厚、X 射线剂量、管电压、重建算法、数据采集部件、螺距、电子线路噪声、机械振动噪声、散射线等有关。

4. 伪影 图像伪影是指由于设备或者患者的因素导致 CT 图像上出现了受检体内不存在的影像，伪影的存在会不同程度地影响诊断的准确性，甚至可能引起误诊，导致医疗事故，临床工作中应注意识别。

二、CT 技术发展历程

计算机断层扫描（computed tomography，CT）简称 CT，它是 X 射线断层技术与计算机技术相结合的产物。CT 的出现标志着医学影像学进入一个新的阶段，CT 被认为是伦琴发现 X 射线以来医学影像领域最伟大的发明，是医学史上又一次革命性的技术重大突破。

（一）CT 技术早期发展史

1917 年，奥地利数学家 Radon 证明了二维或三维的物体能够从它投影的无限集合来单一地重建影像，这一理论出现在 X 射线断层影像发明之前 5 年。

1938 年，德国的 Frank 首次在一项专利中描述影像重建技术在 X 射线诊断中的应用。

1956 年，Bracewell 第一次将一系列由不同方向测得的太阳微波发射数据运用图像重建的方法，绘制了太阳微波发射图像。

1961 年，Oldendorf 采用聚焦成一束的 ^{131}I 放射源完成了著名的旋转位移试验，向人们揭示了获取投影数据的基本原理与方法。

1963 年，美国的 Cormack 以人体组织对 X 射线的线性吸收系数为物理参数，使用 X 射线投影作为人体组织对 X 射线线性吸收系数的线积分，成为正确应用影像重建数学的第一位研究者。

早期学者们的研究和发现，为之后 CT 的发明和深入研究奠定了坚实的基础。

（二）CT 的发明

1967 年，英国的亨斯菲尔德（Hounsfield）在 EMI 实验研究中心从事影像识别和用计算机存储手写字技术的研究，并证实了有可能采用一种与电视光栅方式不同的另一种存储方式，提出了体层成像的具体方法。

此方法需要从单一平面获取 X 射线投影的读数，每个 X 射线光束通路所获得的投影都可以看作是联立方程组的方程之一，通过解这组联立方程组能获得该平面的图像。根据这个原理，采用数学模拟法加以研究，然后以同位素做射线源进行实验，用 9d 的时间产生数据，2.5h 重建 1 幅图像，最终得出能够区分相差 4% 的衰减系数的实验结果，X 射线 CT 成像终于获得成功。

1971 年，在亨斯菲尔德及其同事的不懈努力下，第一台 CT 在 EMI 公司诞生，同年 9 月安装在 Atkinson Moreley 医院，并于同年 10 月 4 日扫描了第 1 位被检者。在 1972 年 4 月的英国放射学研究年会上宣告 CT 扫描机诞生了。同年 11 月，在芝加哥北美放射学会（RSNA）年会上向全世界宣布这一具有划时代意义的重大发明。

（三）CT 设备的发展与演变

1. 第一代 CT 扫描机 第一代 CT 扫描机采用平移（translation）+ 旋转（rotation）的扫描方式（T/R 扫描方式），多为头部专用设备。该设备主要由 1 个 X 射线管，1 个闪烁晶体探测器，扫描机架等组成。X 射线束被准直器准直成为类似于"铅笔芯"的笔形束，称为笔形束扫描装置（图 2-10）。X 射线管和探测器围绕人体中心作同步直线扫描运动，然后旋转 1°，继续作同步直线扫描运动，再旋转 1°，直到完成 180° 的扫描。探测器接收到的数据作为投影数据来重建 CT 图像。

该扫描机的缺点：第一代 CT 扫描机扫描效率很低，单个层面的扫描需要 3～5min，重建单幅图像需要 5min,整个扫描过程需要时间较长且图像质量较差,不适用于临床影像诊断,现已被淘汰。

2. 第二代 CT 扫描机　第二代 CT 扫描机采用 T/R 扫描方式。与第一代 CT 扫描机相比,第二代 CT 扫描机将第一代的笔形束改为 5°~20° 的窄扇形线束,将 1 个探测器升级到 3~30 个探测器。因此第二代 CT 扫描机又被称为小扇束 CT 扫描机(图 2-11)。同时,由于使用多个探测器代替第一代 CT 扫描机的单一探测器,因此每次平移扫描后的旋转角可由 1° 提升到 3°~30°,在需要旋转 180° 的情况下可将扫描时间缩短到 20~90s。

该扫描机的缺点:虽然与第一代 CT 扫描机相比已经明显缩短了扫描时间,但是该时间对于腹部扫描来说还是会不可避免地产生运动伪影。同时,虽然使用扇形束射线可以加大照射的人体组织范围,但也不可避免地产生了更多的散射线。多探测器的线性排列对于扇形束射线而言,会不可避免地产生测量误差,需要在扫描完成后进行数据矫正。

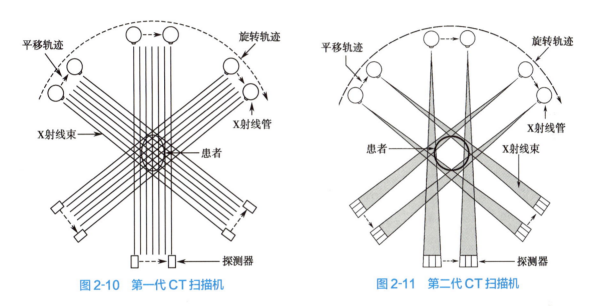

图 2-10　第一代 CT 扫描机　　　　图 2-11　第二代 CT 扫描机

3. 第三代 CT 扫描机　第三代 CT 扫描机采用旋转(rotation)+ 旋转(rotation)的扫描方式(R/R 扫描方式)。第三代 CT 扫描机 X 射线扇形束角度增加到 30°~45°,因此也被称为广角扇束扫描机(图 2-12)。探测器数目增加到了 300~800 个,探测器之间无缝排列,无须做距离测量差的矫正。扫描时 X 射线管和探测器围绕患者做旋转运动进行数据采集。单层面扫描时间降至 3~5s。

该扫描机的缺点:需要对相邻探测器进行灵敏度矫正,否则由于同步旋转运动,会在旋转轴周围产生一个同心环形伪影。

4. 第四代 CT 扫描机　第四代 CT 扫描机采用静止(stationarity)+ 旋转(rotation)的扫描方式(S/R 扫描方式)。该种 CT 扫描机只有 X 射线管旋转,探测器始终处于静止状态。X 射线扇形束角度达 50°~90°,探测器数量达 600~2 000 个,全部紧密地排列在 360° 的圆周机架中(图 2-13),单幅图像的获取时间短至 2s,可有效避免运动伪影和环形伪影的影响。

该扫描机的缺点:对散射线极其敏感,需要在每个探测器边缘加上散射线的屏蔽装置作为准直器,但这同时会降低探测器的几何效率,增加患者的辐射剂量。同时 360° 的探测器在扫描过程中只有部分探测器进行了使用,造成硬件上的资源浪费,增大了设备造价成本。

5. 第五代 CT 扫描机　第五代 CT 扫描机采用静止(stationarity)+ 静止(stationarity)的扫描方式(S/S 扫描方式)。其最大的特点是 X 射线发生装置和探测器都是静止的,扫描过程中没有扫描机架的机械运动。该类扫描机主要可分为两类:超高速 CT 和动态空间重建机。

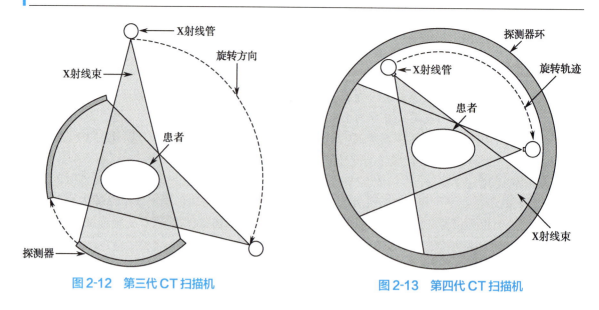

图 2-12　第三代 CT 扫描机　　　　图 2-13　第四代 CT 扫描机

（1）超高速 CT（ultra-fast CT，UFCT）：此 CT 扫描机又被称为电子束 CT（electron beam CT，EBCT）。该种 CT 扫描机由电子束 X 射线管（电子枪）、一组有 864 个固定探测器的阵列和一个采样、整理、数据显示的计算机系统构成（图 2-14）。该 CT 扫描机工作时，由电子束 X 射线管产生电子束，在电子束 X 射线管中经过加速、聚焦、电磁场偏转轰击钨靶产生 X 射线，通过准直器的扇形 X 射线束穿过受检者后的射线衰减数据被探测器采集用于影像的生成。电子束 CT 拥有 4 个紧邻的半圆形靶环，当电子束轰击 1 个靶环时可扫描 2 个层面；当电子束同时轰击 4 个靶环时，可同时扫描 8 个层面。该 CT 扫描机时间分辨率极高，可达毫秒级，扫描时间明显减少，因此可有效减少运动伪影，对心血管等运动器官可进行动态成像。

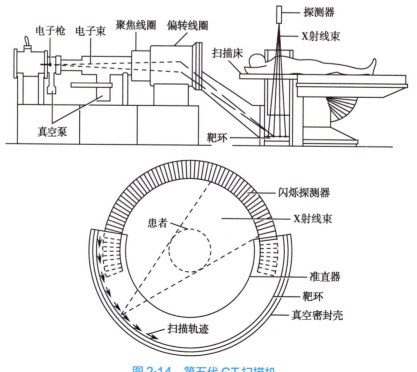

图 2-14　第五代 CT 扫描机

（2）动态空间重建机（dynamic spatial reconstructor，DSR）：动态空间重建机整机具有极高的时间、横向、纵向分辨率，可用于心、肺等运动器官及其他器官的成像。该设备扫描部分由 14 只

X射线管排列成半圆弧阵列；与X射线管相对应的是由影像增强器和电视摄像系统组成的X射线电视系统阵列作为探测器。采集过程采用电子时序控制的方法控制X射线管顺序产生X射线，与X射线管相对应的X射线电视系统顺序地接收X射线投影数据，形成扫描过程。该设备造价昂贵，装机数量较少。

6. 螺旋CT扫描机　螺旋CT扫描机采用旋转（rotation）+旋转（rotation）的扫描方式（R/R扫描方式）。螺旋CT扫描机是建立在滑环技术上（图2-15）快速发展起来的一种新型扫描机（图2-16）。该扫描机自发明以来，探测器迅速从单排发展到了2排、4排、8排、16排、32排、64排、128排、256排、320排。与第三代CT相比，螺旋CT采用X射线管旋转与匀速进床的扫描模式，扫描轨迹为螺旋轨迹，X射线束为锥形线束。螺旋CT大大提高了CT扫描的速度，多层螺旋CT的最短扫描时间约为0.25s，在临床上得到了广泛的应用。

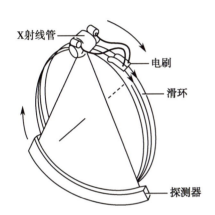

图2-15　滑环技术结构图

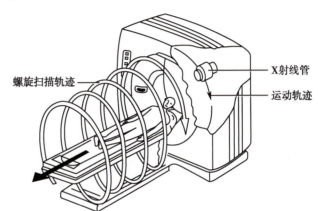

图2-16　螺旋CT扫描机

各代CT扫描机特点比较如表2-2所列：

表2-2　各代CT扫描机特点比较

	第一代CT	第二代CT	第三代CT	第四代CT	第五代CT	螺旋CT
扫描方式	T/R	T/R	R/R	S/R	S/S	R/R
射线束	笔形束	窄扇形束	广角扇形束	广角扇形束	锥形束	扇形或锥形束
探测器数目	1	3～30	300～800	600～2 000	单排864个	排数×多排
扫描时间/s	180～300	20～90	3～5	1～5	0.03～0.1	0.25～1
扫描层数	1	1	1	1	2～8	1～320
检查部位	头部	头部	全身	全身	动态器官	全身及动态器官

（四）中国CT发展历史

中国是CT设备装机量最大的国家之一，但其技术尤其是高端领域一直受制于外资企业。近年来，国产CT技术不断创新突破，国产CT设备的替代效应不断凸显。

1989年，怀着"制造属于中国人自己的CT"的梦想，东北大学计算机影像中心成立，接手国产CT整机开发的项目。该项目受到了国家的高度重视，列入国家"火炬"计划之中。

1994年，国产CT原型机在东北大学研制成功，并通过国家检测。

1997年，发布第一台国产CT：CT-C2000。CT-C2000于2000年和2002年先后通过了欧洲CE认证和美国FDA认证，开始了国产CT从无到有、从国内市场到国际市场的征途。在此后的20多年，国产CT领域风起云涌，发生了翻天覆地的变化。

2000年，中国第一台螺旋CT（CT-C3000）研发成功并通过CE认证。

2004年，我国推出具有自主知识产权的双层螺旋CT。

19

2009 年，发布中国第一台 16 层 CT：NeuViz 16。

2012 年，中国第一台拥有自主知识产权的 64 层螺旋 CT——NeuViz 64 也相继问世，标志着国产 CT 迈入中高端 CT 领域。

2013 年，推出全球首台非接触滑环 16 层 CT：ANATOM 16。这之后，一大批国产 CT 厂商纷纷推出了 16 层 CT。

2015 年，发布 64 排 128 层 CT：uCT 760。

2016 年，推出 64 层 CT：ANATOM 64。

2018 年，发布 320 排 640 层 CT：uCT 960，16cm 宽体探测器，单心跳成像。这标志着国产 CT 正式进入超高端 CT 领域。

2019 年，推出 256 层宽体能谱 CT NeuViz Glory；推出 64 排 128 层 CT：智心 / 睿心、Apsaras128。

2020 年，推出 256 排 512 层 CT：NeuViz Epoch，16cm 宽体探测器，单心跳成像。

国产 CT 设备厂商吸取以往经验教训，勇于创新，广纳贤才，依托先进技术，以振兴国内医疗设备的研发制造、推动中国医疗科技创新与发展为己任，得到了临床专家的认可与好评。

三、CT 设备种类

（一）非螺旋 CT 分类

1. 平移 / 旋转 第一代 CT 扫描机与第二代 CT 扫描机采用的是平移 + 旋转的扫描方式。

2. 旋转 / 旋转 第三代 CT 扫描机采用的是旋转 + 旋转的扫描方式。

3. 固定 / 旋转 第四代 CT 扫描机采用的是固定 + 旋转的扫描方式。

4. 电子束 CT 第五代 CT 扫描机又被称为超高速 CT，采用的是固定 + 固定的扫描方式。

（二）螺旋 CT 分类

螺旋 CT 扫描机按照探测器排数，可分为单排、4 排、16 排、64 排、128 排、256 排、320 排。

（三）根据能量成像分类

1. 单能量 CT 目前大多数 CT 设备为单能量 CT，扫描机架内只有一只 X 射线管，单次只能发射一种能量的射线用于成像。

2. 双能量 CT

（1）双源 CT：双源 CT（图 2-17）在 2005 年的 RSNA 上首次展出，打破了 CT 扫描机只配备一只 X 射线管的惯例。该 CT 机配备了两只 X 射线管，X 射线管之间间隔 90° 和 95°（第二代和第三代双源 CT），并配备与每只 X 射线管相对应的探测器。因此，只需旋转 90° 就能获得 180° 的投影数据，双源 CT 时间分辨率为普通 CT 的 2 倍，大大提升了心脏 CT 成像的质量。双源 CT 的两只 X 射线管可由控制系统控制单独发射不同能量的射线（140kV 和 80kV），可用于能量减影、对组织进行特征识别、去金属伪影等。

（2）能谱 CT（spectral CT）：能谱 CT（图 2-18）成像是通过单 X 射线管高低双能（80kVp 和 140kVp）的瞬时切换来完成双能量数据的采集，能量切换时间 <0.5ms。双能量 CT 数据采集速度快，可有效克服器官的运动。高低能量 X 射线管的视野相同，两种不同管电压的光谱投影角度几乎相同，这有助于减少线束硬化伪影，提高物质密度及衰减系数计算的准确性。但该技术不能应用自动管电流调制技术，因此辐射剂量略高。为了弥补这一缺点，可调整曝光时间比，80kV 曝光时间占 65%，140kV 采集时间占 35%。机架旋转时间也可根据患者体型及临床应用而变化。

（3）双层探测器双能量 CT：双层探测器双能量 CT（图 2-19）采用双层探测器来区分高能和低能的光子。两个探测器均由不同物质组成，上层探测器吸收并测量低能光子，而下层探测器吸收高能光子。双能量数据是同时采集，因此不存在图像配准问题。

（4）光子计数 CT：光子计数探测器通过计算离散光子的相互作用及每种能量下单个光子的

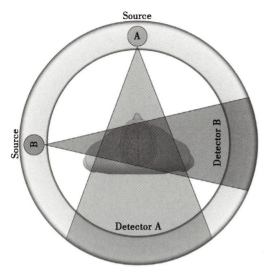

图 2-17 双源 CT 结构

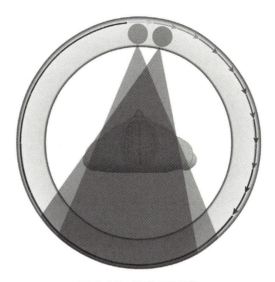

图 2-18 能谱 CT 结构

吸收程度,实现多能量 CT。光子计数探测器具有能谱分辨能力,它可以将 X 射线管产生的能谱进行分段计数,同时得到不同光子能量下的投影数据。该技术无须使用闪烁晶体,从而解决了 X 射线探测的时空分辨率的限制。光子计数 CT 与常规双能量 CT 设备相比的潜在优势包括:对比噪声比增加、空间分辨率更高、物质分解能力更好及辐射剂量更低。但目前光子计数 CT 临床应用经验有限。

（5）序列扫描双能量 CT:序列扫描成像技术,即 CT 成像系统不发生改变,而采用两次旋转扫描成像,一次采用高千伏(如 140kV)的 X 射线,一次采用低千伏(如 80kV)的 X 射线。两次成像数据在图像数据空间匹配,进行双能减影。

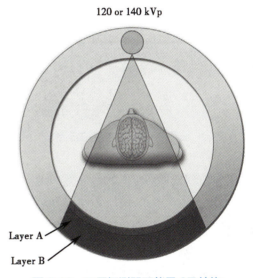

图 2-19 双层探测器双能量 CT 结构

（四）根据功能和范围分类

1. 综合性 CT 目前,医院内大多安装的 CT 均为综合性 CT。综合性 CT 可满足人体绝大部分器官的扫描成像。

2. 专用 CT 专用 CT 可完成特定器官或组织的扫描,比如牙颌专用 CT、耳鼻专用 CT、乳腺专用 CT 等。

（李小虎 陈 敏）

第三节 MRI 技术

一、MRI 技术的基本原理和概念

（一）MRI 基本概念

MRI 全称为磁共振成像(magnetic resonance imaging,MRI),其中的共振是我们所熟知的一种物理现象。当物质处于与其固有频率相同的振动环境中时就会发生共振。共振时,能量从一个振动的物体传递到另一个物体,而后者以前者相同的频率振动。当原子核处于与其固有频率相同的外部振动中时,原子核会从外界吸收能量。如果能量与进动频率相同,原子核将会吸收能量从而发生共振。在磁场中,原子核的共振使其磁化矢量进行切割磁感线运动,产生感应电流。对感应电流进行识别转换,就可以获得相应组织的 MRI 信号。利用原子核在强磁场内发生共振现象产生信号,将其重建为图像,即为磁共振成像技术。

(二)MRI 设备的主要组成部分

MRI 设备的主要组成部分包括磁体系统、梯度系统、射频系统、计算机和数据处理系统以及其他辅助设备(图 2-20 至图 2-23)。

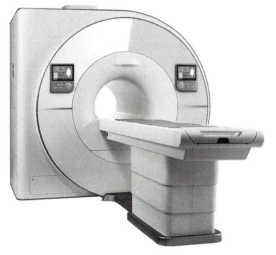

图 2-20　MRI 扫描主机部分

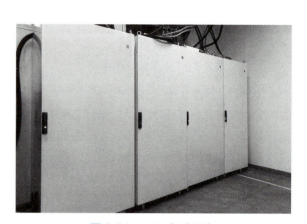

图 2-21　MRI 机房设备

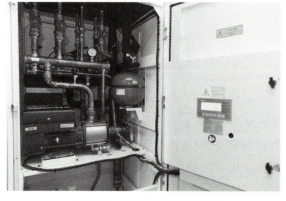

图 2-22　MRI 设备水冷系统

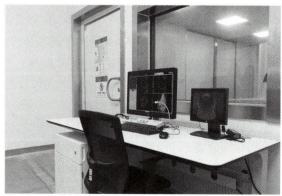

图 2-23　MRI 操作台

1. 磁体系统　即主磁体,是 MRI 设备的最基本构件之一,其作用是提供原子核磁化所需要的静磁场(static magnetic field),即磁共振扫描仪的主磁场,一般用 B_0 来表示。评价磁体系统最重要的技术指标为主磁场场强、磁场均匀度和磁场稳定性。主磁场场强一般用特斯拉(tesla,T)来表示,一定范围内提高主磁场场强有助于提高图像的信噪比(signal-to-noise ratio,SNR)。由于制造误差,任何磁共振扫描仪所产生的主磁场 B_0 都不能达到绝对均匀,磁场的不均匀性可以用任意单位的百万分之一(ppm)来表示。不同成像序列对成像区域磁场的均匀性有着相应的要求,高均匀度的磁场有助于提高图像信噪比,减少成像伪影(特别是磁化率伪影)。磁场稳定性则可以分为时间稳定性和热稳定性,时间稳定性反映磁场随时间而变化的程度,热稳定性则反映磁场随温度而变化的程度,磁场稳定性差,会影响到最终获得图像的成像质量。

2. 梯度系统　是指用于产生梯度磁场的相关构件,用于获得成像物体的空间信息,进行空间定位及编码;也可作为特定成像的选择,产生用于梯度回波序列的梯度回波。梯度系统一般由 3 个互相垂直的梯度线圈构成,每组梯度线圈由 2 个电流方向相反的同轴线圈组成,可以分别产生 X、Y、Z 三个方向的梯度磁场,每个梯度磁场在磁场方向上产生一个叠加于静磁场的梯度场强。梯度磁场场强在单位长度内呈均匀线性变化,即梯度场强(mT/M)= 梯度场两端的磁场强度差值 / 梯度场的长度。由于原子核的进动频率仅取决于原子核自身的种类及其暴露于磁场的强度(见下文"MRI 工作基本原理"部分),在进行空间编码时,3 个互相垂直的线性变化的梯度磁场会使梯度方向上原子核的进动频率和相位发生相应的线性变化;根据处于磁场中不同位置的原子核相位与进动频率不同这一特点,我们可以进行后续的层面与层厚选择、频率编码及相位编码,从而获取组织的空间信息。

3. 射频(radio frequency, RF)系统　是 MRI 设备中实施射频激励并接受和处理射频信号的功能单元,由射频发射系统、射频线圈及信号接收系统组成。要产生 MRI 图像,必须对系统施加额外的能量,这种能量是以一种短时间、高强度的与氢质子共振频率相同的电磁波形式传播的,称为射频脉冲(RF pulse)。射频线圈主要由发射线圈及接收线圈组成,其中发射射频脉冲的设备称为射频发射线圈,接收射频脉冲的设备称为射频接收线圈,有的线圈则可同时作为发射线圈及接收线圈使用,称为两用线圈。射频线圈有很多种,根据功能可以分为刚刚提到的射频发射线圈、射频接收线圈及两用线圈;根据检查部位可以分为头线圈、体线圈及表面线圈,其中体线圈一般安装在机器内部,多为发射线圈,而表面线圈则位于体表,紧贴成像部位,多作为接收线圈存在。此外,还存在全容积线圈、部分容积线圈、体腔内线圈及相控阵线圈等。相控阵线圈由多个子线圈单元与多个数据采集通道组成,可以大大提高图像的信噪比及采集速度,是线圈技术的一大飞跃。

4. 计算机和数据处理系统　主要用于对各系统之间的通信及运行进行控制,使整个成像过程协调一致,并满足用户的应用要求。不同厂商制造的计算机及数据处理系统构成有所不同,但主要应包括:计算机系统、脉冲控制单位、阵列处理器、图像处理器、硬盘及操作控制台。其他辅助设备则包括磁屏蔽体、射频屏蔽体、水冷系统、不间断电源及检查床等。

(三)MRI 工作基本原理

MRI 成像需要具备 3 个因素。一是外加静磁场,即磁共振扫描仪的主磁场。二是施加的特定射频脉冲,用于激发体内质子。三是用于成像的 MR 活性原子。在质量数为偶数的原子中(即质子数等于中子数),一半的质量数以一种方式自旋,另一半以另一种方式自旋,原子核本身不自旋;而在质量数为奇数的原子中(中子数略多或略少于质子数),旋转方向并不完全相同或相反,因此原子核本身自旋。我们将这种原子核本身可以自旋的原子叫作 MR 活性原子。最常用于人体磁共振成像的 MR 活性原子为质子 ^{1}H。选择质子 ^{1}H 的原因在于它在人体占比最大,并且其磁化率最高。如无特殊说明,常规提及的 MRI 都指 ^{1}H 的共振图像。近年来磁共振多核成像越来越多地用于科研和临床,包括 ^{13}C、^{31}P、^{23}Na 成像等。

人体内含有不计其数的质子,每个质子通过自旋都可以产生一个小磁场。但由于自然条件下这些小磁场的排列是随机无序的,自旋产生的磁化矢量会相互抵消,因此人体无磁性。当人体进入外磁场 B_0(即磁共振扫描仪产生的主磁场)时,体内质子产生的小磁场会从随机无序变为有序排列,这种排列仅有两种方向,与磁场方向平行且方向相同,或者与磁场方向平行但方向相反。前一种质子处于低能级,后一种质子处于高能级,前一种比后一种略多,此时会产生与磁场方向一致的宏观磁化矢量。在外磁场的作用下,每个质子在绕自身轴旋转的同时,又以外磁场 B_0(即宏观磁化矢量)为轴进行旋转摆动,这种运动方式称为拉莫尔进动(Larmor precession)或者进动;绕 B_0 进动的速度用进动频率来表示,称为 Larmor 频率。Larmor 频率的大小由拉莫尔方程确定,具体公式为:

$$\omega = B_0 \times \lambda$$

其中，ω 指进动频率，B_0 指外加静磁场，λ 指旋磁比。旋磁比为常数，只与原子核的种类有关。因此 Larmor 频率仅与原子核的种类及外加磁场的场强相关。

当对主磁场内的组织施加一个与 Larmor 频率相同的射频脉冲时，组织内的质子会受到激励，部分低能级的质子跃迁进入高能级，这种现象称为磁共振现象。一旦射频脉冲停止，这些被激发的质子会将吸收的能量逐步释放出来，使其相位及能级都恢复为原来的平衡状态，这个过程称之为弛豫。在弛豫过程中，质子会以射频信号的形式释放出能量，而这些被释放的射频信号，会被射频接收线圈接收并进行三维空间编码，再经计算机处理后重建成图像。

二、MRI 技术发展历程

（一）MRI 技术早期发展简史

MRI 技术在放射诊断领域的出现晚于 X 射线、超声和 CT。

1938 年，物理学家拉比（Rabi）（图 2-24）通过分子束方法发现，在磁场中的原子核会沿磁场方向呈正向或反向有序平行排列，而施加无线电波之后，原子核的自旋方向会发生翻转。这是人类关于原子核与磁场以及外加射频场相互作用的最早认识。凭借这项研究，拉比于 1944 年被授予诺贝尔物理学奖。1946 年，物理学家 Bloch 和 Purcell 将这一研究拓展到了固体和液体，几乎同时各自独立发现了著名的核磁共振（nuclear magnetic resonance，NMR）现象，两位科学家因此共同获得了 1952 年诺贝尔物理学奖。1971 年，物理学家 Damadian 发现磁共振弛豫时间可以用于鉴别健康组织和恶性肿瘤，预示了磁共振未来在医学方面的广阔应用前景。

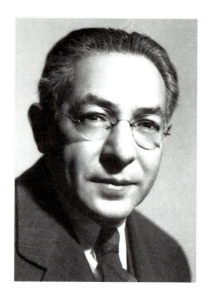

图 2-24 物理学家拉比

1973 年，Lauterbur 在 *Nature* 杂志发表论文，揭示可以使用核磁共振来产生图像，这个成像方法当时被命名为"zeugmatography"。随后，在 1977 年，Mansfield 发现，利用快速切换的磁场梯度可以更快地形成图像，并将这一技术称之为回波平面成像（echo-planar imaging，EPI）技术；同年他首次成功地对活体进行了手指的核磁共振成像。2003 年，诺贝尔生理学或医学奖被授予这两位专家，以表彰他们在 MRI 技术领域所做出的杰出贡献。

1977 年，Damadian 的团队建造了世界上第一台全身 MRI 设备，命名为"Indomitable"。1984 年，在美国，第一台医用 MRI 设备获得 FDA 认证，MRI 设备开始走向商业化。从此以后，MRI 逐渐在全世界被推广应用，推动了放射诊断学的巨大发展。需要指出的是，在很长一段时间，MRI 都被称为核磁共振。由于大多数人不了解核磁共振检查的原理，核磁共振的叫法容易造成对放射性核素的联想，所以为了缓解民众尤其是患者对于放射学核素的担忧，美国放射学会推荐将核磁共振（NMR）改名为磁共振（MR），这一医学术语沿用至今。

（二）中国 MRI 设备发展史

MRI 技术出现以后，很快便吸引了中国科技界和医学界专家的注意力。他们敏锐地认识到，MRI 等高科技医疗器械不能完全依赖进口，中国应该自主研制 MRI 系统。1982 年，原国家科学技术委员会组织了 MRI 技术开发研究课题，开启了中国 MRI 事业发展的新篇章。1984 年，MRI 获得 FDA 正式批准应用于临床；1985 年，中国引进第一台常导型（0.282T）MRI 设备。1987 年，中国引进首台超导型（0.6T）MRI。1986 年 12 月 20 日，中国生产出首个合格单元磁块；1987 年 5 月 15 日，中国首台永磁型磁共振成像仪诞生。1992 年，中国首台超导 MRI 系统研发成功。近年来，多家国内 MRI 企业都进入了超导 MRI 系统的研发和生产行列。2007 年，中国 1.5T 超导 MRI 问世，2014 年中国首台自主知识产权的 3T 超导 MRI 问世。2016 年，我国首台正电子发射断层成像 MR（PET/MR）问世（图 2-25）。2021 年，中国自主知识产权 5T 磁共振成像系统投入临床使用。至此，中国 MRI 企业完全掌握了 MRI 系统相关核心技术和制造工艺，技术和产业化水平已达国际先进水平。

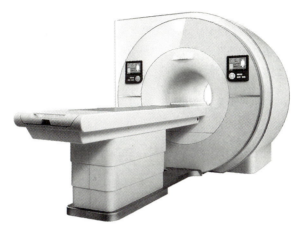

图 2-25　中国首台 PET/MR 扫描主机
外形与 MRI 主机类似。

三、MRI 设备种类

（一）根据磁场的产生方式分类

MRI 设备根据磁场的产生方式不同，可以分为永磁型和电磁型两种。

永磁型的磁体一般由铁磁性材料制成，最常用的材料为铝、镍和钴及其合金。它的磁场强度衰减极慢，几乎永久不变，其造价和维护费用相对较低，无水电消耗，并且可以设计成开放式、大口径，可以改善受检者舒适度，尤其适用于患有幽闭恐惧症的受检者。但是永磁体缺点也很明显：热稳定性差，对安装环境要求较高；磁场强度低，一般低于 0.3T；磁场均匀性差，设备重量大。

电磁型的主磁体是利用导线绕成线圈，根据电流产生磁场的原理设计的。根据电磁感应原理，电流（运动电荷）通过长直导线时，周围会产生磁场；产生的磁场强度与通过导线移动的电流量成正比；多个导线螺旋缠绕，所产生的磁场会相互叠加，从而产生更大的磁场。绕行的线圈越多，通过的电流越大，我们就能获取越高的场强。根据导线材料的不同，电磁体又分为常导电磁型和超导电磁型两种。常导电磁体的线圈是由高导电性的金属导线或薄片绕制而成，通常选用的金属为铜。电磁体只有当线圈通电时才能产生磁场，消耗的电能比较大，维护费用也比较高。电流通过线圈时会因阻力而生热，需要进行冷却。常导电磁体的磁场场强也比较低，一般低于 0.4T。超导电磁体的线圈由超导材料制成，利用超导材料在低温下零电阻的特性，将超导线圈置于制冷环境中，只要通一次电，电流便持久地在线圈内流动，产生恒定磁场。超导电磁体具有高磁场场强和高均匀度的优点，在临床应用广泛。目前临床主流使用的 1.5T 和 3.0T 的 MRI 设备均属于超导电磁体。

（二）根据磁场场强分类

MRI 设备根据磁场场强的不同，可以分为超低场、低场、高场及超高场。①超低场：磁场强度 <100mT；②低场：0.25T≤磁场强度 <1.0T；③高场：1.0T≤磁场强度≤3.0T；④超高场：磁场强度 >3.0T。一般来说，场强越高，获取图像的信噪比就越高；在保证一定信噪比的前提下，图像的采集时间就越短，一些特定的磁共振技术也得以更好地实现。但对安全性的顾虑限制了超高场强磁共振在人体的应用。最初，FDA 规定的临床 MR 扫描仪磁场强度最高为 2T；直至 2004

25

年,FDA 磁共振诊断设备风险调查发现,4T MR 是用于 1 月龄小儿的极限,8T 是用于任何年龄人群的极限。此后,高场 MRI(主要为 3T)扫描仪迅速发展。目前中国常规使用的 MRI 设备磁场场强为 0.2~3.0T,主流使用的 MRI 设备的场强为 1.5T 和 3.0T。

（三）根据设备用途分类

MRI 设备根据用途的不同,可以分为临床型和科研型。顾名思义,临床型 MRI 设备指临床实践中使用的 MRI 设备,主要用于临床诊断、评估和治疗,大多为 3.0T 或 3.0T 以下场强。科研型 MRI 设备指科学研究中所用到的 MRI 设备,通常为 3.0T 以上场强的设备,也包括专用于动物的 MRI 设备。注意部分设备也可兼具科研和临床用途,比如少数可兼顾科研和临床的 7.0T 设备,或者同时可以兼容人体线圈和动物线圈的设备等。

（李春媚　陈　敏）

第四节　超 声 技 术

一、超声技术的基本原理和概念

（一）超声诊断仪器的主要组成

超声诊断仪器一般由超声探头、主机以及显示器组成;其中最关键的部分是超声探头。

1. 超声探头　也被称作换能器,其核心材料为压电晶体,能通过逆压电效应(电能转换成机械能)产生超声波,通过皮肤传入体内,接收组织反射的回波信号后,再经过压电效应(机械能转换成电能)还原成电信号。

2. 主机　一方面驱动探头,另一方面将接收的电信号放大并通过多种复杂变换形成图像信号,最终经显示器呈现在我们面前以供诊断。

3. 显示器　主要用于呈现最终的图像信息,其分辨率一般要求高于超声成像的分辨率,目前主流产品是液晶显示屏。

（二）超声成像基本原理

超声成像是利用超声波在人体中传播时的信号变化来进行成像。位于人耳听觉范围的声波频率为 20~20 000Hz,高于或低于这个频段的声波不能被人耳听见。频率高于 20 000Hz 的声波被称为"超声波"。正如前文所述,压电效应与逆压电效应的发现是超声成像的基础。经逆压电效应产生的超声波在通过人体时产生的回波信号,可以被提取、分析后进行成像。随着技术的进步,逐渐由一维超声成像信息的展示发展到二维、三维甚至四维信息的全面显示,同时也由振幅信息的提取(灰阶超声)慢慢发展到速度信息的提取(多普勒超声)、谐波信息的提取(超声造影技术),甚至硬度信息的提取(弹性成像技术),从而使得超声成像系统能够为临床诊疗提供更加丰富的影像信息。

二、超声技术发展历程

（一）国际超声诊断发展简史

1942 年,奥地利科学家 Dussik 率先使用 A 型超声探测颅骨,了解骨质变化,从而拉开了超声诊断的序幕。1949 年,Dussik 使用 A 型超声通过穿透式方法探测脑室获得成功,是超声应用于人体探测的首例,但由于技术限制而未能推广应用。1951 年,美国科学家 Wild 和 Reid 利用反射式 A 型超声获得了人体乳腺癌图像。1954 年,Hertz 和 Edler 研制成功 M 型超声心动仪,用于心脏疾病的诊断。1956 年,Donal 首次利用 A 型超声获得了胎儿顶叶直径的测量数据。从此 A 型超声诊断开始推广普及。1965 年,Lallagen 首先使用多普勒法探测胎儿心脏以及某些血管疾病。1972 年,荷兰 Bom N 研制成功电子线性扫描 B 型成像仪,从此进入了超声图像诊断的新阶段。1973 年,Bom N 率先报道了其使用多阵元探头实时超声显像仪的诊断成果。20 世纪 80 年代以来,超声诊断技术发展迅猛,主要得益于微电子计算机图像处理技术的飞速发展,使得超声诊断仪体积日益缩小,图像质量日益提高。近年来,超声医学成像新技术层出不穷,如造影成像、弹性成像等技术都在临床上得到了应用,取得了很好的效果。

(二)中国超声诊断发展史

我国的超声诊断研究开始于 1958 年,早期发展几乎与国际同步。中国超声诊断始于上海,发源于上海市第六人民医院。当时,上海市第六人民医院医学情报室安适先生查阅文献后,发现国外有用工业超声探伤仪(A 型超声)诊断疾病的报道,在朱瑞镛院长的支持下,联合江南造船厂吴绳武工程师,于 1958 年 12 月一起探索应用 A 型超声探查人体获得成功(图 2-26);1959 年 1 月 27 日在新民晚报发表了"用超声波探查癌肿"的消息。为了更好、更快地发展超声医学,上海市第六人民医院牵头成立了上海超声诊断协作组(图 2-27)。中国超声诊断核心奠基人周永昌教授也在此时期加入协作组,在他卓有成效的领导下,该协作组在短短的两三年内创造了许多我国第一:1960 年 1 月 3 日正式公开发表第一篇超声诊断系统性论文(《中华医学杂志》1960 年第 1 期);第一部超声诊断学著作《超声医学》出版;第一篇超声诊断系统性论文大会报告。此后,超声诊断迅速在国内普及(上海协作组举办的多次全国学习班起到了关键性作用)。中途由于受"文化大革命"的影响,超声技术一度停滞。改革开放以后,随着国际交流的日益频繁以及国外仪器引入中国市场,中国超声事业蓬勃发展。

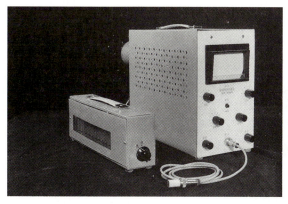

图 2-26 中国第一台自主研发的 A 型超声诊断仪(江南 1 型)

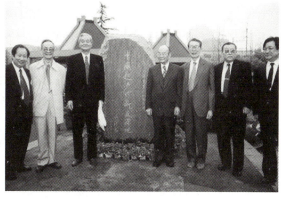

图 2-27 中国超声诊断发源地纪念碑落成仪式(上海市第六人民医院)
左三为中国医学超声创始人应崇福先生,右四为中国超声诊断创始人安适先生,右三为中国超声诊断重要奠基人周永昌先生。

(三)超声诊断新技术及发展趋势

随着超声工程、材料以及人工智能技术的迅猛发展,超声诊断技术层出不穷,向功能成像、三维成像、分子影像、微型化、智能化、多模态融合以及诊疗一体化等方向快速发展,并出现多种突破传统超声禁区的新技术,如穿骨超声技术、超声超分辨率微血流成像技术(ultrasound super-resolution microcirculation imaging,USRmi)等。

1. 功能成像 包括①超声弹性成像技术:用于测量组织弹性大小。②超快速多普勒血流成像技术:用于对脑神经传导过程中血流变化实时成像。③超声超分辨率微血流成像技术:国内学者郑元义等在国际率先报道了通过对超声造影录像中单个移动的微气泡信号的手动定位实现微血流速度测定及向量表示。最近法国国家重点实验室 Tanter 教授、英国帝国理工学院汤孟兴教授等采用人工智能对成千上万不同流速、不同方向、不同大小的微气泡信号的追踪,实现了对微血流流速、管径、扭曲度、分布等的定量与定性评估，分辨率突破了传统超声半波长的分辨率极限，因此被称为超分辨率微血流成像，为多器官系统微血流的评估提供了一种极具前景的微血流功能评估技术。④大血管功能评估：通过人工智能（AI）技术实现对血管搏动性、硬度等血管功能的评估与动态监测。⑤其他：如空间向量血流技术（V-flow）、最大投影成像（MIP）等微血流评估技术也快速发展。

2．三维成像 包括①实时四维超声：在三维超声成像的基础上，实现了实时成像，已在多器官系统应用，未来将随着计算机运算速度的进步，有望进一步提高在实时状态下的时间与空间分辨率。②三维超声造影成像：可以反映肿瘤或器官系统的整体空间三维血管分布，随着技术的成熟，未来在肿瘤治疗评估、诊断与鉴别诊断等方面将发挥重要作用。③超声断层成像技术：也被称为超声CT，是指应用超声成像技术重建物体内部（横断面）信息的技术，目前超声CT成像主要有透射型和反射型两种，图像重建也有射线理论（几何声学理论）和衍射理论（波动声学理论）两种。目前已实现乳腺、四肢及其他部分器官的断层成像，未来将向着与人工智能技术的结合方向快速迈进。

3．分子影像 已由最初基于靶向超声对比剂用于血管内靶标显像的血管内超声分子显像技术，朝着可穿过血管内皮细胞的纳米超声分子探针针对血管外靶分子的显像技术方向发展。纳米超声分子探针的类型分为两种，即纳米级微气泡和液态纳米粒。针对液态纳米粒显像效果差的缺点，又延伸出基于声致相变（acoustic droplet vaporization，ADV）、光致相变（optical droplet vaporization，ODV）及磁致相变（magnetic droplet vaporization，MDV）等利用声、光、磁等物理场激发液态纳米粒的液→气相转变形成微米级气泡的方法，其中磁致相变由中国学者率先提出。

4．微型化 包括①掌超：国际上，GE公司率先研发出了手掌大小的超声（简称掌超），最近几年国内工程技术快速跟进，逐渐引领掌超研发，已有10余家厂家研发了掌超产品，并进一步随着柔性超声探头的出现，进一步有望向可穿戴性超声发展，用于疾病的监控。②血管内超声：主要用于冠状动脉早期病变的诊断，病变性质判断、病变评估及监测，在辅助诊断冠状动脉粥样硬化方面有很大价值。此外，还用于指导冠状动脉粥样硬化性心脏病的介入治疗，包括治疗方案的选择、器具大小的选择、介入治疗的终点选择及效果评估与预后。

5．智能化 人工智能技术与超声影像技术的融合非常迅猛，超声诊断已快速向智能化方向迈进，已出现了多款智能化超声诊断设备如甲状腺、乳腺等智能化诊断设备。此外，心脏、血管的智能化追踪，以及前面提到的USRmi技术均是智能化与超声技术密切结合，向智能化诊断方向发展的代表性工作。

6．多模态融合 超声影像与CT、MRI等其他影像技术的多模态融合技术发展非常迅速，起到了优势互补的作用。未来，随着容积超声特别是超声断层成像技术的进一步发展，与其他影像技术的融合将更加密切。

7．诊疗一体化 超声既可以显像诊断，还可在超声影像实时监控下进行治疗。其中超声影像监控下的高强度聚焦超声（high intensity focused ultrasound，HIFU）治疗技术已在子宫肌瘤方面成熟应用，未来将在多器官肿瘤及相关疾病治疗方向拓展；而低强度聚焦超声（low intensity focused ultrasound，LIFU）或者低强度脉冲超声（low intensity pulse ultrasound，LIPU）未来将在脑超声无创调控、肿瘤增效治疗以及靶向药物递送方面发挥重要作用。

三、超声诊断设备种类

（一）按超声诊断设备体系分类

1．A型超声诊断仪 为幅度调制型超声诊断仪，其将回声信号以振幅形式显示：纵坐标代表回声信号的强弱，横坐标代表回声的距离，由于其仅能显示单一方向的一维信息，现已基本淘汰。

2．M型超声诊断仪　为活动显示型，在A型超声波基础上增加了时间信息（本质仍为一维超声），其垂直方向以回波幅度调制声束各扫描点的亮度，水平方向代表扫描时间，从光点的移动及其状况来观察检测脏器的深度与病变情况。M型超声诊断技术特别适用于观察脏器的运动情况，目前仍应用于心脏超声日常诊断。

3．B型超声诊断仪　为辉度调制型超声仪，同时也是显示二维信息的超声诊断仪。B型超声仪将A型超声仪的幅度调制显示改进为辉度调制显示，其显示的亮度代表回声信号强弱；B型超声诊断仪诊断的基础是界面声阻抗差；探头发射的声束按顺序扫查，在显示器垂直方向的时基扫描与声束同步，以构成一幅二维切面声像图。当这种二维图像的更替频率达到足够高的速度时，我们就能够看到连续活动的影像，故又称为实时灰阶二维B超成像。

4．D型超声多普勒诊断仪　为差频示波型，是利用多普勒频移原理检测脏器血流移动的技术，最常应用于人体血流动力学的评估。可分为连续波多普勒（continuous wave Doppler，CWD）检测技术和脉冲波多普勒（pulsed-wave Doppler，PWD）检测技术两种。前者需要两个换能器（一发一收），多用于检测高速血流，其缺点在于牺牲了距离选通能力；后者采用脉冲间隔发射与接收回波信号，具有距离选通能力，同时取样容积大小可调。

5．超声断层成像技术　也被称为超声CT成像，是指应用超声成像技术重建物体内部（横断面）信息的技术，目前超声CT成像主要有透射型和反射型两种，图像重建也有射线理论（几何声学理论）和衍射理论（波动声学理论）两种。目前已实现乳腺、四肢及其他部分器官的断层成像。

6．其他　C型、F型、全息超声等。

（二）按以获取信息的空间维度分类

1．一维　A型、M型、D型。

2．二维　B型。

3．三维　能显示组织器官的立体信息。也属于辉度调制型超声，目前仅能做到将三维信息以平面显示出近乎立体效果，尚不能真正实现立体显示。三维超声成像技术可以分为三维重建技术及动态三维技术两大类。三维重建是静态成像，动态三维成像分为实时三维和非实时三维成像两类。三维重建根据其成像数据的采集方法分为两类：①自由臂式，由医师手持探头扫查，获得系列二维超声图像，再通过相应软件的处理，重建得到三维结构。这种方法对操作者要求很高。②采用容积探头，即探头固定于某一机械装置上，由机械带动探头扫查。这种方法便于操作及应用，但由于扫查速度最多达到20帧/s，故仅能做到准实时三维显示。三维超声的显示方法也有很多种，常见的有①表面成像：主要显示感兴趣结构的立体形态、表面特征及空间关系。②透明成像：主要显示实质脏器内部结构的三维成像，如血流分布情况等。③多断层显像：可以提供某一脏器某一方向连续切面，类似CT。

4．四维　即实时三维成像技术，该技术依赖于二维矩阵探头。该类探头灵敏度极高，造价也极为昂贵：一个探头上阵列了数千乃至上万的晶片，这些晶片按矩阵排列（例如64×64矩阵排列，含4 096个晶片）。这些晶片可通过相控阵技术控制，同时发射与接收，从而实现真正意义上的实时三维超声图像，也就是四维超声（含时间因素）。

（三）按超声波形分类

1．连续波　连续波超声多普勒。

2．脉冲波　A型、B型、M型。

（四）按成像原理分类

1．回波幅度成像　A型超声（幅度调制型）、B型超声（辉度调制型）、M型超声（运动显示型）。

2．回波频移信号成像　脉冲波多普勒（PWD）及连续波多普勒（CWD）两项技术前文已述。

CDFI彩色多普勒技术：多普勒成像是指应用多普勒效应得到人体血流或组织的运动速度信息，并将其在平面上的分布状况以灰阶或者彩阶的方式形成的运动速度分布图。而在二维超声图上叠加多普勒成像图,可称之为彩色血流图。以后在此基础上又陆续发展出能量多普勒技术以及有方向的能量多普勒技术,能量多普勒检测低速血流能力较之一般多普勒技术更强。其核心原理是多普勒技术、动目标显示技术、自相关技术、彩色数字扫描转换以及彩色编码技术。

(五)按物理特性分类

1.回波式 A型、M型、B型、D型等。

2.透射式 超声显微镜及超声全息成像系统。

透射式超声成像是利用不同组织结构声学性能的差异,用超声成像方法来生成高放大倍率、高反差的超声图像的装置。其分为激光扫描法超声显微镜、吸收式超声显微镜以及布拉格衍射成像法超声显微镜等。主要用于显示拟观察介质材料的微细结构。

（郑元义　陈　敏）

第五节　核医学技术

一、概　述

(一)基本概念

核医学(nuclear medicine)是核科学技术在医学中的应用,是研究核科学技术在疾病诊治及生物医学研究的一门学科。根据应用的目的不同,分为临床核医学和实验核医学。临床核医学是利用放射性核素示踪技术(radionuclide tracer technique),借助于放射性核素及其标记化合物(labeled compound)在人体内的靶向分布实现功能影像(functional imaging)诊断和靶向治疗(targeted therapy)。临床核医学分为诊断核医学(diagnostic nuclear medicine)和治疗核医学(therapeutic nuclear medicine)。诊断核医学根据放射性示踪剂是否引入体内,分为体内诊断和体外诊断。前者包括放射性核素显像(radionuclide imaging)及脏器功能测定(非显像方法),后者主要是指体外(in vitro)放射免疫分析(图2-28)。

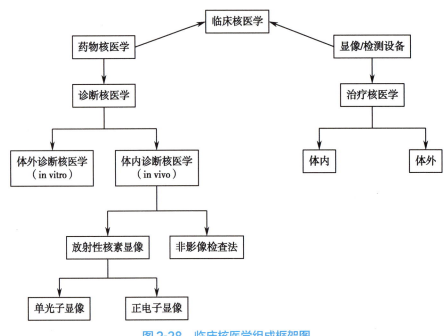

图2-28　临床核医学组成框架图

（二）核医学影像的特点

核医学功能影像是以放射性核素示踪技术为基础，以放射性浓度为重建变量，以组织摄取功能的差异作为诊断依据。核医学影像检查，首先需要将含有微量放射性核素的放射性药物、也称之为示踪剂（tracer）或者显像剂引入到体内，基于示踪剂的特性、借助于人体组织或者器官的自身功能，实现示踪剂在体内的靶向分布。之后靶向分布于人体内的示踪剂发射出 γ 射线并穿透人体组织，被体表的核医学显像仪器的探测装置所接收，经过计算机处理形成可视化的影像。所获得的影像重点反映相关器官或组织的血流、功能、代谢或受体密度及分子水平等方面的相关信息，还兼有部分器官或组织的位置、形态、大小等解剖学结构的相关信息。

（三）核医学功能影像与 X 射线或 CT 影像的区别

核医学功能影像与 X 射线或 CT 影像具有以下区别：①射线来自引入体内的放射性示踪剂，非外置射线。②示踪剂的分布是基于人体自身功能得以实现，有别于外置射线穿透人体组织过程中衰减后所获得的解剖影像。③核医学影像反映的是功能性改变，能够早期发现病变，但是功能异常表现与疾病间没有一一对应关系，诊断疾病需要结合临床信息。④进入体内的示踪剂是全身分布，即使采集全身功能影像也无须增加放射性示踪剂的用量，只需扩大图像采集范围。

脏器功能测定是利用核素示踪方法获得机体或器官血流、生理或生化等功能参数的检测技术，多以时间 - 放射性曲线（time-activity curve，TAC）形式反映脏器功能的变化，是一种非显像检查法。

核医学功能影像的获得，是通过核医学显像设备接收在体内靶向分布的放射性药物所发射出的射线，经过计算机处理后获得。所以，核医学显像设备和放射性药物共同组成了核医学影像的基石。

二、核医学影像设备

核医学显像的设备主要由探测器、检查床、操作台和计算机系统组成。探测器是最为核心的组成部分，决定了成像设备的主要性能参数，如灵敏度、分辨率等。根据所接收的在体内分布的放射性药物中放射性核素发出射线种类不同，将核医学影像设备分为单光子显像设备和正电子显像设备，以及融合影像设备。单光子发射计算机断层成像（single photon emission computed tomography，SPECT）和正电子发射断层成像（positron emission tomography，PET）统称为发射型计算机断层显像（emission computed tomography，ECT）。

（一）单光子显像设备

引入体内的放射性药物中所包含的放射性核素在衰变过程中发出 γ 光子，为体表的单光子显像设备的探测器晶体所接收，每个单一的 γ 光子即转化为一个有效信号。

单光子显像设备普及率高，所用放射性核素易于获得，且半衰期相对较长。例如，临床广泛使用的放射性锝（^{99m}Tc），其半衰期为 6.02h。根据获得图像的种类，单光子显像设备分为平面显像的伽马相机（gamma camera）和断层显像的 SPECT。临床实践中 SPECT 为主流设备，兼有单光子断层显像和平面显像的功能。

（二）正电子显像设备

在体内分布的放射性药物所包含的放射性核素发射出正电子，在行进数毫米的过程中，俘获 1 个电子后发生湮灭，产生方向相反（180°）的一对能量为 511keV 的 γ 光子，两个方向相反的 γ 光子在几纳秒之内同时为探测器晶体所接收，即产生一个有效信号。光子为探测器捕捉后，经计算机处理后获得可视化的图像。

PET 多使用短半衰期正电子核素标记的示踪剂进行显像，获得人体代谢及功能相关信息。应用最为广泛的发射正电子的放射性核素是氟 -18（^{18}F），其半衰期为 108min，湮灭辐射后发出 γ 光子的能量为 511keV。

（三）融合影像设备

传统核医学影像主要体现功能影像，解剖信息有限。随着技术的进步，核医学显像设备与CT、MRI等影像设备置于同一机架内共同组成融合影像设备，通过一次性检查同时获得核医学功能影像、CT或者MRI的解剖影像，以及二者的融合图像，成为新一代核医学影像设备的主流。例如单光子发射计算机断层成像/计算机断层扫描（single photon emission computed tomography/computed tomography，SPECT/CT）和正电子发射断层成像/计算机断层扫描（positron emission tomography/computed tomography，PET/CT），以及正电子发射断层成像/磁共振成像（positron emission tomography/magnetic resonance，PET/MR）等。融合影像设备中CT或者MRI所发挥的作用体现在：一方面是发挥衰减校正的作用，改善核医学图像质量；另一方面CT或MRI影像提供解剖信息和部分诊断信息，拓展了核医学影像的诊断价值，因此，融合影像实现了"1+1>2"的价值。

三、核医学影像设备的发展简史

核医学影像设备的发展经历了50余年，核心技术主要在欧美等发达国家，近十年来国内核医学影像技术发展迅速，部分国产核医学影像设备已经与国际先进技术同步，甚至于领跑。

1. 单光子显像设备的发展简史　1951年，Cassen等研制出第一台逐点打印获得脏器放射性分布图像的扫描机（scanner）；1958年，Anger研制出第一台伽马照相机（γ camera），开启了核医学动态采集的新纪元。1962年，Kuhl发明了发射型重建断层技术，为SPECT和PET的发明奠定了基础，该项技术被应用到X射线穿透型断层重建就产生了CT。

1976年，Keyes发明了通用型SPECT；同年，Jaszczak发明了脑专用SPECT。自此核医学步入到了断层影像时代，实现了在平面显像的基础上，有选择性地进行局部SPECT图像采集并获得三维图像信息。与平面显像相比，SPECT图像明显地提升了核医学影像诊断的敏感度，还在一定程度上提高了图像的空间分辨率和空间定位能力。正电子显像设备价格昂贵，临床应用受到限制。1998年推出了首台具有正电子符合线路功能的SPECT。虽然所获得的图像质量远不如具有环形探测器的PET，但是在当时还是缓解了PET在临床中获得不易的状况。平面显像和SPECT显像是针对某种特定物质（显像剂）的功能影像，由于解剖信息有限而制约了其自身的发展和临床应用。

首台商品化的SPECT/CT一体机是于1999年推出的"鹰眼（Hawkeye）"系列产品。该款设备是双探头SPECT，具有复合线路功能，配备有X射线管管电流仅为2.5mA的非诊断CT置于同一机架内。非诊断CT对SPECT图像（尤其是符合线路显像）进行衰减校正并提供大致的解剖定位。低容量CT和SPECT图像采集时间均较长，图像均会发生形变，共同的形变和低质量的图像使得两种图像的配准在形式上表现得"较好"。之后该款设备升级为配备4排CT的一体机，但是其主要优势依然体现在低剂量方面。后来推出的一款配备有平板CT的SPECT/CT也是定位于此。

2004年推出的Symbia系列是一体化双探头SPECT/CT成像系统，其中诊断CT排数可供选择。之后相继推出的Precedence系列和Discovery NM/CT系列，均提供了可供选择的不同档次的诊断CT。为了满足对心血管疾病诊治的需求，还有一款双探头SPECT与64排诊断CT为一体的SPECT/CT机，主要用于心肌灌注显像与CT冠状动脉血管造影的融合。无论是配备非诊断CT还是诊断CT的SPECT/CT一体机，对于位置固定的器官，如骨骼、颅脑等部位的图像融合可以实现高精度的融合；对于受呼吸、胃肠蠕动等生理因素的影响，持续发生运动的器官，如胸骨、肋骨、肺部、肝脏等，其CT图像与SPECT图像的配准同样也难以达到高精准程度，只是为综合诊断提供了些诊断CT信息和价值有限的SPECT诊断信息。其原因在于目前广泛使用的SPECT/CT一体机，实质上SPECT与CT是先后分别采集，只是在二次采集过程中患者体位保持一致而已。鉴于此，2014年推出的xSPECT系列产品，改变了以往融合图像是以SPECT图像为标准，而是以高分辨率CT图像为标准，使得配准的精度明显提高。该款设备新增半定量分析功能,可以像 PET 一样计算 SUV 值,使 SPECT/CT 融合影像又步入到了一个新阶段。

传统的 SPECT 配备碘化钠晶体,由于探测效率低使得采集速度慢。早期配备有碲锌镉(cadmium zinc telluride,CZT)半导体探测器的心脏专用机应用于临床,可谓是核医学发展史上的又一个里程碑。借助于其具有探测效率高、采集速度快等方面的优势,使用很低剂量的显像剂就可以获得高质量的图像。但是,过高的成本制约了该项技术的推广。2018 年,发布了一款配备有 CZT 晶体的双探头 SPECT/CT,同期推出了另一款环形探测器的 SPECT(/CT),环形探测器由 12 个可伸缩的配备有 CZT 晶体的探测器组成,探测器可以最大限度地贴近受检者体表,明显地提升了探测效率,使得图像质量明显提高。

2017 年,可变角双探头 SPECT 投入临床使用,其部分性能指标优于进口同类产品。

2. 正电子显像设备的发展简史　20 世纪 70 年代,核医学影像设备进入了快速发展阶段。1974 年,推出了商业化的正电子发射横轴断层仪(positron emission transaxial tomography,PETT)。1976 年,Kuhl 和 Alavi 完成了首个人体 FDG SPECT 图像;同年 12 月,Phelps、Huang、Hoffman 和 Kuhl 等共同完成首次 FDG PET 显像。1998 年,Townsend 等首次实现了人体 PET/CT 成像。之后,随着技术的进步,PET/CT 探测器逐渐从传统的光电倍增管转变为半导体的硅光电倍增管,使得探测效率大幅提高。同时,探测器的纵向视野逐渐增大。

1996 年,Cherry 和 Marsden 提出了将 PET 和 MR 整合为一体的理念,面临的挑战是要克服 MR 磁场对 PET 成像系统的干扰。年后,Cherry 团队成功构建了同步采集的小动物 PET/MR 成像系统。2010 年推出了首款 PET/MR 成像系统,是在 PET/CT 检查床的另一侧安装一台 MR,完成 PET/CT 检查后,受检者无须移动,通过检查床的旋转让受检者进行 MR 检查。同年推出了使用雪崩光电倍增管的一体化 PET/MR 成像系统。2014 年,推出硅光电倍增管的 PET/MR 成像系统,使得 PET 的探测效率明显提升。

进入 21 世纪,中国核医学影像设备制造异军突起。2017 年,推出了国产的硅光电倍增管的 PET/MR 成像系统,在复旦大学附属中山医院完成临床验证并获准上市,其整体性能得到普遍认可。2019 年 4 月,推出了全球首台纵向视野为 194cm 的 PET/CT 成像系统并安装在复旦大学附属中山医院,经过大量的探索性临床应用,其实用价值得到国际同行的高度关注。超长纵向视野 PET 的优势主要体现在:一个床位扫描完成全身成像、全身实时动态显像、不足 1min 的快速采集、不足 37MBq 超低剂量显像等。2020 年推出的最新款临床前 PET 空间分辨率可达到 0.5mm。

时间分辨率是 PET 系统的重要参数,2019 年 5 月推出最快飞行时间(TOF)的 PET/CT,其时间分辨率仅为 214ps。2021 年 5 月宣布研发出 190ps 业内最高时间分辨率的芯片,有望使 PET/CT 性能实现新的突破。

四、放射性核素和显像剂发展简史

1896 年,贝克勒尔(Becquerel)发现铀(^{238}U)的天然放射性,打开了核物理学的大门;1897 年,居里(Curie)夫人将一种神奇的射线命名为"放射性"。1924 年,Hevesy 等首次利用放射性铅(^{210}Pb)和铋(^{210}Bi)在动物体内进行示踪研究。1930 年,Lawrence 发明了医用回旋加速器(cyclotron),开启了生产人造放射性核素的新纪元。1934 年,Joliot 和 Curie 应用人工核反应堆生产出放射性核素。1938 年发现了放射性同位素锝(^{99m}Tc)。20 世纪 70 年代,钼(^{99}Mo)-锝(^{99m}Tc)发生器(generator)研制成功并广泛应用,为核医学显像的推广和临床应用打下了坚实的基础。1976 年,^{18}F-FDG 首次用于人体试验,1994 年获得 FDA 批准。由于其广泛应用于肿瘤、心血管系统和神经系统的显像,被现代核医学的创始人之一 Wagner 教授誉为"世纪分子",也将核医学的发展引入了新时代。2014 年,第一个药物级锗(^{68}Ge)-镓(^{68}Ga)发生器的上市,有力地推动了 ^{68}Ga 标记的显像剂的临床应用。

(石洪成　陈　敏)

33

第六节　放射治疗技术

一、放射治疗发展简史

1895 年 11 月，德国物理学家伦琴（Röntgen）发现了可以穿透人体的 X 射线。1896 年 3 月，美国芝加哥医学院学生 Grubbe 尝试利用 X 射线治疗一位晚期乳腺癌患者，标志着放射治疗的开端。1896 年贝克勒尔（Becquerel）发现放射性核素铀，1898 年居里夫妇发现了放射性核素镭，这些物理学上的发现为放射治疗奠定了最基本的元素。

此后，放射治疗在设备研发、物理和生物技术方面取得了快速发展。1913 年研制成功了 X 射线管，可控制射线的质和量。1922 年生产了首台深部 X 射线治疗机，使得晚期喉癌患者得以治愈。1934 年，Coutard 建立了分割照射的方式并沿用至今。20 世纪 30 年代建立了物理剂量单位伦琴，50 年代的研究发现了氧效应在放射治疗敏感性中的重要性。这些进步为放射线有效运用于临床放射治疗提供了技术保证。

1951 年，第一台钴 -60 远距离治疗机问世，从此开创了高能放射线治疗深部恶性肿瘤的新时代。20 世纪 50—70 年代，医用直线加速器（linear accelerator，LA）开始投入临床使用，标志着放射治疗形成了一门完全独立的学科。50 年代开始探索利用质子和重离子射线进行临床治疗。到 20 世纪 90 年代质子放疗技术逐渐成熟，美国洛马琳达大学（Loma Linda University）医学中心建成了全世界第一个质子治疗中心。

放射线给予技术也在不断进步，从早年的近距离治疗逐步发展为以体外照射为主的放疗。外放射治疗先是采用二维同中心照射技术。20 世纪 70 年代建立了三维治疗计划系统（treatment planning system，TPS），使放射治疗进入了三维适形放射治疗（three dimensional conformal radiation therapy，3D-CRT）时代。80 年代出现了更为精确的调强放射治疗（intensity-modulated radiation therapy，IMRT），以及基于直线加速器的立体定向放射治疗（stereotactic radiation therapy，SRT）。21 世纪后，放射治疗进入了图像引导放射治疗（image-guided radiation therapy，IGRT）时代。

我国的肿瘤放射治疗始于 20 世纪 30 年代，上海镭锭医院设有一个独立的放射治疗科。1949 年中华人民共和国成立时，全国约有 5 家医院拥有放射治疗设备。改革开放以来，我国放射治疗事业快速发展。1986 年中华放射肿瘤学会成立，并于 1987 年创刊了《中华放射肿瘤学杂志》。到 2015 年 12 月，全国放疗单位数量增长到 1 314 家，放疗从业人员已达到 52 496 人。现阶段我国不仅实现了利用各类放射治疗技术手段进行治疗，并且拥有自主研发制造包括产生质子射线的回旋加速器在内的各类放射治疗设备的能力。

二、放射线抗肿瘤治疗基本原理

（一）放射线对生物体的作用

放射线可与介质原子相互作用而发生能量转移，但其对生物体的效应并非仅由单纯的物理能量转移所致，还有因射线作用于介质产生的激发和电离，继而作用于生物大分子的继发效应。电离辐射所致的损伤分为辐射的直接损伤与间接损伤。

1. 电离辐射的直接作用　粒子或光子的能量被 DNA 或具有生物功能的其他分子直接吸收，可使生物分子发生化学变化，并导致机体损伤，电离辐射的这种作用称为直接作用。电离辐射可直接作用于核酸大分子，引起碱基的破坏、单链或双链断裂及交联等效应的发生；对蛋白质的直接作用引起侧链变化、化学键断裂、空间结构改变等；辐射亦可直接破坏生物膜的分子结构，干扰细胞器的正常功能。

2. 电离辐射的间接作用　辐射的能量向生物分子传递时，通过扩散的离子及自由基起作用，而产生的生物学效应称为电离辐射的间接效应或间接作用。在辐射与生物体作用时形成大量自由基，这些自由基与生物分子如蛋白质、核酸、酶等作用，致使生物体的功能、代谢与结构发生变化。辐射产生的总效应主要是自由基引发的间接作用所致。

（二）放射线对细胞的作用

1. 放射线诱导的 DNA 损伤及修复　细胞受射线照射后，DNA 发生单链或双链断裂损伤。对于完整的 DNA，单链断裂易于修复，对细胞几乎没有杀灭作用；而 DNA 双链断裂则不易修复，被认为是电离辐射在染色体上的关键损伤，可导致细胞发生突变或死亡。

2. 放射线诱导的细胞死亡　染色体 DNA 不可修复的损伤是放射线诱导细胞死亡的主要原因。在临床放射生物学的研究中，判定细胞是否存活的标准为细胞是否具有再增殖的能力。辐照致细胞死亡与细胞再繁殖完整性丢失是肿瘤放射生物学的基本原理，后者是放射治疗可治愈结局的重要依据。

3. 放射敏感性与细胞周期　哺乳动物细胞的繁殖和分化通过有丝分裂时，各时相的长短取决于不同的细胞。不同时相放射敏感性差别甚大：M 期和接近 M 期的细胞对放射线最为敏感，S 期（尤其是 S 期后期）细胞对放射线最为抵抗，如果 G_1 期足够长，则在 G_1 期早期细胞存在放射抵抗，而在 G_1 期后期则转变为放射敏感。通常认为 G_2 期细胞亦对放射敏感。

4. 放射线引发肿瘤免疫效应　放射线不仅引起细胞死亡和炎症反应，还可以诱导释放和恢复肿瘤免疫抗原、引发远隔抗肿瘤免疫反应、维持肿瘤特异分子免疫性等。然而放射线激活免疫效应的重要问题是剂量 - 效应关系，最佳剂量和分割方案仍在研究之中。

（三）放射生物学模型及其影响因素

为了定量分析辐射的细胞效应，将照射剂量与细胞生存率的对数作图，获得细胞存活曲线。细胞存活曲线是表达照射后细胞存活比率与照射剂量的相互关系。如按照线性坐标来对细胞存活曲线作图，它们的关系呈"S"形曲线，然而如果以半对数坐标来描述细胞存活曲线则基本呈线性状态，从而使我们能对辐射生物效应进行定量分析。分析细胞存活曲线一般应用以下数学模型：

1. 单靶单击模型　单靶单击模型指一次击中导致被击中细胞失活的细胞存活曲线。其特点是只有 1 个参数——D_0 值，即平均致死剂量。评价肿瘤细胞放射敏感性的指标以 D_0 为标准，通常认为，$D_0 \leq 1.8\text{Gy}$ 为放射敏感，$D_0 \geq 3.0\text{Gy}$ 为放射抗拒，$1.8\text{Gy} < D_0 < 3.0\text{Gy}$ 为中度放射敏感。

2. 多靶单击模型　假定失活事件的必要条件是细胞内多个靶被同时击中，最终的失活状态对应着 n 次击中，并且产生生物效应的必要条件是达到细胞内 n 个数量靶的失活。其数学表达式是：

$$S = e^{-D/D_1}\left[1 - (1 - e^{-D/D_0})^N\right]$$
$$\log N = D_q/D_0$$

其参数的意义如下。① D_1：曲线的初始斜率倒数，反映低剂量区的放射敏感性。② D_0：曲线的指数部分斜率的倒数，即为平均致死剂量。③ D_q：准阈剂量，定义是将曲线的直线部分反向延长与 100% 存活率水平线交点对应的剂量，其值的大小反映肩区的大小，D_q 值小代表亚致死性损伤修复能力小，很小剂量即可使细胞进入指数杀灭。④ N 值：定义是将曲线的直线部分反向延长与存活率轴相交的交点值，早期称为细胞内的敏感区域数——"靶数"，低等生物实验发现 N 值刚好等于其染色质微粒数，但对于大多数细胞，生物效应较复杂，难以确定明确的靶数，故称其为外推数。任意两个参数可在一定程度上反映细胞的放射敏感性。

3. 线性二次模型　线性二次模型假设细胞失活由不可修复的 DNA 双链断裂引起。一个细胞通过两种方式被杀死：某一带电粒子径迹中产生的致死性损伤或不同粒子径迹间的亚致死性损伤相互作用产生的致死性损伤。

当两种杀灭细胞成分相等时，该剂量即为细胞线性二次模型的 α/β 值（α 为致死性杀灭的参

35

数, β 为包含有修复的杀灭参数), α/β 值越小, 曲线越弯曲, 高剂量的效应越大。实际上, 大多数哺乳动物细胞的存活曲线符合线性二次模型, 并且大多数癌细胞和快更新正常组织的 α/β 值大, 慢更新或不更新正常组织的 α/β 值小, 高剂量时损伤更大。

4. 电离辐射生物效应的影响因素

（1）线性能量传递（linear energy transfer, LET）：被用于描述粒子射线经过生物体时入射轨迹的电离密度, 定义为带电粒子在单位长度上所产生的平均能量, 单位是 keV/μm。对于给定的带电粒子而言, 通常能量越高, LET 越低, 因此生物效应越低。从临床角度考虑, 界定高 LET 射线和低 LET 射线的区别主要根据不同射线的辐射生物效应, 具有高 LET 射线生物学特点称之为高 LET 射线, 如快中子、重离子等; 反之则称之为低 LET 射线, 如 X 射线、质子、γ 射线等。

（2）相对生物效应（relative biological effectiveness, RBE）：是用来定量比较在产生相同生物效应时不同射线剂量差别的参数。其计算公式为：RBE =（相同生物效应基础上）参考射线的剂量 / 被测试射线的剂量。通常作为参考的低 LET 射线是 250kVp X 射线或 γ 射线。对于某种特定的放射类型而言, RBE 值不是固定的, 很多因素能影响 RBE 值的大小。当 LET 值增加到约 100keV/μm 时, RBE 亦随之增加; 如 LET 值超过 100keV/μm 时, 由于细胞的过度杀灭反而导致 RBE 的下降。

（3）氧效应：细胞对低 LET 射线照射的反应与组织间含氧量关系极为密切, 富氧情况下射线对细胞的杀灭远大于乏氧情况。增加氧含量可增强辐射所致的损伤, 因此分子氧可充当剂量调节剂。用于测量氧的放射增敏作用的参数为氧增强比（oxygen enhancement ratio, OER）, 其定义为：达到相同生物效应时, 在乏氧情况下所需的剂量 / 含氧情况下所需剂量。对于低 LET 射线, 单次大剂量照射 OER 可达 3.0 左右。但在分次剂量较低时, ORE 值会下降。

（四）分次放射治疗的生物学基础

1. 现代放射治疗的生物学基础：从"4R"到"5R"学说　随着放射生物学及相关学科研究的发展, 形成目前临床上放射治疗的常规方式：每次照射 2Gy, 每天 1 次, 每周 5 次。所奠定的分次放疗的生物学基础称之为"4R", 后来在此基础上增加了放射敏感性（radiosensitivity）, 因此从"4R"到"5R"学说。

（1）细胞放射损伤的再修复（repair）：实验室证据显示并经临床证实, 无论是肿瘤细胞还是正常组织的细胞, 在经放射后能对其受到的损伤进行修复, 主要包括亚致死性损伤修复和潜在性致死性损伤修复。

（2）细胞周期内时相的再分布（reassortment）：细胞经放射后会导致细胞周期时相出现重新分布, 照射后处于对射线敏感时相的细胞被杀灭, 存活的细胞（即处在对放射相对抵抗时相的细胞, 如 G_1、S 期细胞）, 经几小时后能重新进入细胞周期中的不同时相, 其中包括再次进入放射敏感的细胞周期。

（3）氧效应及乏氧细胞的再氧合（reoxygenation）：在肿瘤内存在乏氧细胞群, 它们对射线具有抗性。在分次放疗中, 经一次放射后由于富氧细胞被大量杀灭, 剩余大量乏氧细胞, 这时因细胞内氧供情况改善, 能导致乏氧细胞内氧浓度增加而增加乏氧细胞的放射敏感性。

（4）再群体化（repopulation）：放射治疗期间细胞一方面会产生死亡; 另一方面, 组织和肿瘤内的干细胞分裂速度加快, 导致细胞增殖速度增加。这种现象随着放疗时间延长愈来愈明显, 特别是增殖快的组织和肿瘤。

（5）放射敏感性（radiosensitivity）：根据"4R"理论, 修复和再增殖过程将会使细胞对射线更为抵抗, 而再分布和再氧合的过程会使细胞对射线更为敏感。不同肿瘤组织与正常组织对放射的效应很大程度上取决于细胞内在放射敏感性。

2. 影响分次放疗治疗生物学效应的因素

（1）总疗程（时间因素）：肿瘤和正常组织细胞在经过细胞毒药物治疗或放射线照射后, 可以引发细胞分裂加速,这一现象被称为加速再增殖。当治疗总疗程超过 4 周,如需达到相同肿瘤控制率,则需增加每天的照射剂量以克服肿瘤细胞加速再增殖的影响。短疗程放疗适合增殖比较快或 α/β 比值较高的肿瘤,对于潜在倍增时间约为 5d 或放射敏感性中等的肿瘤,必须缩短总的治疗疗程。而总疗程的长短对增殖较慢的肿瘤影响不大。

(2)分次剂量:晚反应组织对分次剂量改变的敏感性大于早期反应组织,降低照射分次剂量时,要达到相同的生物效应,晚反应组织所需增加的总剂量比早期反应组织更多。超分割方案中,晚期效应的耐受剂量比早期效应增加更多,即晚反应组织的辐射耐受性增加。在给予每次大剂量照射时,晚反应组织可能出现更为严重的晚期并发症。在晚期效应中起决定性作用的是分次剂量的大小,在早期反应组织中起决定性作用的是总疗程的长短。

(3)分次照射间隔时间:由于早期反应组织的半修复期很短,仅约 30min,而晚反应组织的半修复期可长达数小时,因此在考虑间隔时间长短时必须以晚反应组织的完全修复为基准,否则会产生严重的晚期并发症。

(4)非常规分割:分次剂量大小和总疗程时间长短对早期效应和晚期效应的影响并非"各自为政",而是相辅相成的。分次剂量缩小时可能会增加总疗程时间,而总疗程时间的缩短需增加分次剂量或增加分次照射的频率。

三、设　备　种　类

(一)放射源的分类

常用的放射源主要有 3 类:放出 α、β、γ 射线的放射性同位素;不同能量 X 射线的治疗机和加速器;产生电子束、中子束、质子束、负 π 介子束以及其他重粒子束的各类加速器。

(二)常用的放射治疗设备

在临床肿瘤治疗中使用的放疗设备主要有近距离治疗设备、X 射线治疗机、钴 -60 治疗机和加速器。X 射线治疗机主要用于体表放疗,对浅表病变具有一定优势。钴 -60 治疗机由放射性同位素 ^{60}Co 衰变释放出高能 γ 射线为放射源,平均能量为 1.25MeV,用于治疗深部肿瘤。医用电子直线加速器是采用微波电场将电子加速到高能的装置,产生的电子束可用于治疗表浅部位肿瘤,或令电子轰击靶,产生用于治疗深部肿瘤的 X 射线。

(三)常用的照射方式

放疗可分为近距离照射和外照射。近距离照射是利用人体的自然腔隙内或者使用插植技术使放射源在体内进行照射。外照射,即体外远距离照射,放射源位于体外一定距离,对人体肿瘤病灶进行照射,包括二维放疗(2D)、三维适形放疗(3D-CRT)、调强放疗(IMRT)、图像引导放疗(IGRT),容积旋转调强放疗(VMAT)等。

(章　真　陈　敏)

第七节　介入治疗技术

一、介入放射学的概念和发展简史

(一)介入放射学的概念

介入放射学(interventional radiology)是在医学影像设备的引导下,利用经皮穿刺或体表自然孔道的路径,引入导管、导丝、球囊导管、支架、引流管等相关介入器材,对各种疾病进行微创诊断和治疗的一门新兴学科。

（二）国际发展简史

介入放射学的发展历程与诊断性血管造影技术、影像诊断设备以及心血管外科技术的革新与发展密切相关。1923 年，血管造影术首次成功用于人体。1953 年，瑞典 Seldinger 医生首创的 Seldinger 技术，成为介入放射学发展史上的重要里程碑。此后的几年，随着影像增强器、快速换片机和高压注射器等的出现以及穿刺针、导丝和导管的改进，诊断性血管造影术在心血管疾病中得以广泛应用，操作所致创伤和并发症明显减少、死亡率明显降低，为心血管疾患的经皮经导管治疗技术开辟了新的途径。20 世纪 60 年代，被称为"介入放射学之父"的美国放射科医师多特（Dotter）（图 2-29）首次提出利用非外科性技术在进行影像诊断的同时治疗疾病的设想，采用同轴 Teflon 导管的经皮腔内血管成形术（percutaneous transluminal angioplasty, PTA）。1967 年，美国介入医学家 Margulis 首次在美国放射学杂志上提出 "Interventional Diagnostic Radiology"，即"介入诊断放射学"概念，而"Interventional Radiology"，即"介入放射学"概念是 1976 年由 Wallace 等在 *Cancer* 杂志上正式提出。

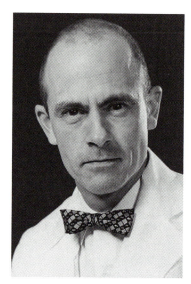

图 2-29 "介入放射学之父"多特

随后，介入治疗技术进入飞速发展的时代。20 世纪 70 年代，经导管动脉灌注 / 溶栓术（transcatheter arterial infusion/fibrolysis，TAI/TAF）、经导管动脉栓塞术（transcatheter arterial embolization，TAE）及经皮腔内球囊血管成形术（percutaneous transluminal balloon angioplasty，PTBA）等介入技术相继应用于临床。自 20 世纪 80 年代以后，随着具有实时显像功能的血管造影设备，特别是数字减影血管造影设备的应用，以及近年来随着具有介入路径图和 CT 功能的平板探测器血管机的推出，各种介入治疗新器材、新材料，如不同用途导管、导丝、管腔内支架、栓塞材料、药物等的不断创新、优化和完善，介入治疗技术获得了迅猛发展，应用领域不断扩大，治疗效果获得进一步提高。例如对实体性肿瘤的治疗，对肝硬化门静脉高压消化出血的肝内分流术治疗，动脉导管未闭的封堵器治疗，胸及腹主动脉瘤的覆膜支架治疗，胃肠道狭窄的支架治疗以及器官出血的栓塞治疗等，均获得了较佳的治疗效果。随着介入放射学的快速发展，国际上相继创建出版了多种专业学术期刊，并相继成立了国际性介入放射学专业学术团体。时至今日，介入技术已成为继内科治疗和外科治疗之后的第三大临床治疗手段。

（三）国内发展简史

我国的介入治疗技术起步较晚，但发展迅速。老一辈介入放射学家林贵、刘子江等在设备及器械落后的情况下，克服重重困难，为中国介入放射学发展拉开序幕。1973 年上海第一医学院中山医院在国内首先报道经皮穿刺插管术行选择性冠状动脉造影的试验。随后的几年里，国内的介入放射学先驱们相继开展了肾动脉造影、血管狭窄扩张等介入诊疗的尝试。1979 年，原上海第一医学院中山医院放射科林贵教授在国内率先开展了选择性血管造影诊断原发性肝癌的研究，于《中华放射学杂志》发表了《选择性血管造影诊断原发性肝癌》，标志着我国介入放射学事业的开始。1981 年刘子江教授开始主办全国性的介入放射学习班，为我国介入医学事业的发展奠定了基础。1986 年，北京阜外医院戴汝平、刘玉清等在《中华放射学杂志》发表了 10 例肾动脉狭窄行 PTA 术，7 例获得成功。1988 年，李彦豪、李树新提出 BCS 血管造影诊断与分型。1992 年，徐克等采用 Z 形支架完成国内首例肝硬化消化道出血的 TIPS 治疗，并于 1993 年在《中华放射学杂志》发表论文。这些国内介入放射学专家在开创、发展介入治疗方式、方法的同时，连续举办了多次介入放射治疗技术学习班，培养了一批又一批介入放射学医师。20 世纪 90 年代，卫生部颁布了介入治疗常用的设备和器材相关文件，确立了介入放射学在临床治疗中的重要地位。

并且由于大批海外学者回到国内,以及国内外频繁的学术交流,我国与先进国家间介入诊疗技术差距逐步缩小。同期中华医学会放射学分会成立了介入放射学学组,并创办了相应专业期刊,许多省、市和自治区也相继在中华医学会的名下创建了介入放射学学组或介入医学分会并定期召开介入放射学学术大会。目前,国内介入放射学的发展已日臻完善、规范,已经能够独立开展国际上最先进的介入诊疗技术,各级介入放射学医师经常在国际学术大会和国际专业期刊上发表高水平的学术论文,而且逐步掌握了许多独立自主研发介入诊疗产品的核心技术。介入领域的技术、理念等的进步,将进一步促进我国介入放射学事业的发展。

二、介入治疗常用的成像技术和器材

(一) 介入治疗常用的成像技术

介入治疗常用的成像技术一般指介入治疗的影像引导技术,通常包括数字减影血管造影(digital subtraction angiography,DSA)、CT、超声、磁共振等。DSA 一般是介入治疗的专用成像技术,本节重点介绍。

DSA 是 20 世纪 80 年代兴起的一种医学成像技术,是计算机与常规 X 射线血管造影相结合的一种新的检查方法。对全身各部位血管性病变、肿瘤性病变的诊断和介入治疗均具有不可替代的重要作用。DSA 的基本原理是将注入对比剂前后拍摄的两帧 X 射线图像经数字化输入图像计算机,通过减影、增强和再成像过程把血管造影影像上的骨与软组织影像消除来获得清晰的血管影像,而把数张这样的减影图像动态播放,就形成了动态血流影像。医生在进行介入治疗时,将导管插入到病变部位的血管,利用 DSA 血管造影,可以清晰地观察到病变部位血管的形态变化、血流速度变化、器官或肿瘤内部的血流供应情况等。旋转 DSA 成像设备已应用于临床,能使 X 射线管做旋转运动或多轨迹运动,可实现三维血管造影的减影影像。DSA 有助于显示心脏和大血管及其分支,对诊断和治疗血管狭窄、闭塞、动脉夹层、动脉瘤以及动脉发育异常非常有帮助。在良恶性肿瘤的经导管栓塞治疗中,DSA 在肿瘤供血动脉的确认、肿瘤血供以及栓塞效果评价等方面具有非常大的价值。

(二) 介入治疗常用器材

介入治疗过程中需使用很多专用器材,用于血管和非血管管腔疾病的治疗(表 2-3)。

表 2-3 血管介入常用器材及用途

器材	用途
穿刺针(access needle)	是介入操作的基本器材,用于建立穿刺通道。血管穿刺针一般较短,用于穿刺表浅动脉或静脉。非血管穿刺针较长且针芯和外套管均为金属制成,便于穿刺较深位置的器官
导管鞘(sheath)	是导管、导丝、球囊导管、支架的输送通道
导管(catheter)	具有不同用途及规格,选用不同内外径尺寸、长度、尖端形态以及带侧孔的导管是成功实行血管插管和进行介入诊疗的首要条件
导丝(guide wire)	用于引导导管或选择性插管
球囊导管(balloon catheter)	头端带有可膨胀球囊,可在狭窄的血管或非血管管腔以及实质脏器内建立通道
支架(stent)	在病变血管或非血管管腔处经球囊导管扩张成形后置入,以保持管腔通畅
下腔静脉滤器(inferior vena cava filter)	分为永久型滤器和可回收滤器,预防下肢深静脉血栓脱落引发的肺栓塞
栓塞剂及封堵器材	对某些心血管的正常管腔或异常通道进行机械性堵塞,阻断血流。根据作用时间分为生物可降解(暂时性)栓塞剂和永久性栓塞剂;根据其性状和形态分为液体栓塞剂、颗粒栓塞剂和机械栓塞材料等
引流管(drainage catheter)	引流囊肿、脓肿或某些非血管管腔阻塞后的淤积体液

三、介入技术的发展与应用

（一）血管性介入基本技术

1. Seldinger 技术 1923 年，Seldinger 医生发明此技术，是建立血管管腔与外界通道的一项最基本的介入技术。操作技术是利用带套管的穿刺针穿刺血管，而后拔出针芯，沿套管送入导丝，再交换导管鞘，建立血管治疗通道。1974 年，Driscoll 对 Seldinger 穿刺法进行了改良，他以不带针芯的穿刺针直接经皮穿刺血管，当针尖穿透血管前壁，进入血管腔，有血液从针尾喷出时，插入导丝、导管。改良穿刺法因不穿破血管后壁，发生血肿等并发症的机会就更少，被称为改良的 Seldinger 技术。Seldinger 技术也被扩大应用至非血管经皮穿刺的介入操作，如经皮胆道穿刺、肾盂造瘘等。

2. 经皮血管造影术 血管造影最早出现于 20 世纪 30 年代中期，1923 年，Berberich 和 Hirsh 首次在人体上做了血管造影检查。1931 年，Forsmann 报告了心脏的 X 射线造影。目前的血管造影术是利用导管插入指定的血管或其分支，注入对比剂使其显影，需要 Seldinger 技术、导管插管术、DSA 技术等的组合应用。血管造影除对血管病变进行诊断性造影外，还可根据造影结果制订下一步介入治疗方案。常用的血管入路包括动脉入路和静脉入路：常用的动脉入路包括经股动脉和桡动脉入路；静脉入路包括股静脉入路和颈静脉入路。

3. 经皮腔内血管成形术（percutaneous transluminal angioplasty，PTA） 已广泛用于全身各部位的动脉或静脉系统狭窄 / 闭塞性疾病的介入治疗。1964 年，多特首次采用不同口径的 Teflon 导管（8F 导管外套 12F 导管）扩张股动脉成功地治疗了 1 例下肢缺血患者，开创了经皮腔内血管成形术的先河。日新月异的球囊导管替代了最初不同管径的导管，其基本原理是通过球囊扩张，使血管管腔狭窄改善或消失，以达到血管扩张成形的目的。

4. 经皮血管内支架置入术（percutaneous intravascular stent implantation） 始于 20 世纪 80 年代，是在导丝的引导下，将支架释放在狭窄或闭塞的血管处，主要用于 PTA 术后血管夹层及血管弹力回缩或直接用于狭窄闭塞程度较重的血管病变的介入治疗，是对 PTA 治疗的重要补充，可提高血管介入治疗术后的中远期通畅率。

5. 经导管血管栓塞及封堵术（transcatheter vascular embolization and closure） 在我国应用已有 30 余年的历史，是将人工栓塞材料或装置经导管注入或放置到靶血管内，使之发生闭塞，中断血供或封堵血管瘘口，以达到控制出血、减少血供或治疗肿瘤性病变的目的。其临床应用包括止血、血管畸形栓塞、肿瘤栓塞、器官灭活等几方面。

6. 经导管动脉灌注术（transcatheter arterial infusion，TAI） 始于 1921 年，Beichroder 首次尝试将药物注入动脉来治疗产妇的脓毒血症。随着介入放射学的发展，现将导管选择性插入靶血管内，经导管注入血管活性药物或化疗药物以达到局部治疗的目的。经导管血管活性药物灌注术主要用于血管收缩以控制组织器官的弥漫性动脉性出血。经导管化疗药物灌注术可使肿瘤局部化疗药物浓度增高，而将外周血药浓度降低，提高局部疗效，减少化疗药物的全身性毒副作用。

7. 经导管溶栓术（transcatheter directed thrombolysis） 始于 1994 年，Semba 报道了 21 例下肢深静脉导管溶栓临床研究，其治疗方式是将导管置于血栓性病变血管内，局部灌注溶血栓药物，使局部溶栓药物浓度增高，从而提高溶栓效果，减小全身副作用。适用于动脉内急性血栓形成、急性深静脉血栓形成、急性肺栓塞等的介入治疗。

（二）非血管性介入基本技术

1. 经皮穿刺引流术 经皮穿刺引流术是常用的非血管操作技术，是指通过经皮穿刺的方式将引流管置入阻塞性扩张的生理性管道或病理性腔隙中，进行引流治疗的技术。主要包括经皮经肝胆道引流术、脓肿或囊肿引流术、经皮造瘘术等。

2．球囊扩张成形术 球囊扩张成形术在非血管管腔的应用比较广泛，包括食管、胃肠道、胆道、气管、输尿管等一切生理腔道狭窄性疾病，利用不同直径的球囊导管进行扩张，使其恢复通畅和排泄功能。球囊扩张成形术一般用于良性狭窄或阻塞性病变，如贲门失弛缓症、食管 - 胃吻合口狭窄、胆肠吻合口狭窄、输尿管和尿道的瘢痕性狭窄、输卵管阻塞等。

3．支架置入术 非血管支架置入技术的探索比血管内支架更早，早在 1977 年，Arkinson 就利用圆形塑料管治疗不能手术切除的食管肿瘤。支架置入术的原理是利用金属支架持续向外的膨胀力支撑管腔，解除梗阻。人体非血管管腔支架置入后易刺激管腔黏膜增生，中远期再狭窄的发生率很高，因此一般适用于恶性病变引起的非血管管腔梗阻，如胆管癌或胰头癌所致的梗阻性黄疸，食管癌所致的食管梗阻，胰头癌或腹腔淋巴结转移癌所致的十二指肠梗阻，结直肠癌引起的结肠梗阻，肺癌引起的气管受压或侵犯等。此外，也常用覆膜支架封堵管腔瘘口，如食管气管瘘等。

4．经皮肿瘤消融术 20 世纪 70 年代现代影像学技术问世后，影像引导的肿瘤消融也随之出现，是指在影像设备引导下，将消融针插入肿瘤内部，利用物理效应对肿瘤进行加热或制冷，从而灭活和消除肿瘤的治疗方法。依据物理原理不同可分为射频消融（radiofrequency ablation，RFA）、微波消融（microwave ablation，MWA）、冷冻消融（cryoablation）、不可逆电穿孔（irreversible electroporation，IRE）等。以射频消融为例，其针尖部位可发射射频电磁波，使得周围组织内的离子产生高频振荡，产生 80℃ 以上的高温，导致肿瘤和周围组织发生凝固性坏死。肿瘤消融术一般应用于直径较小的实体肿瘤，如肝癌、肾癌、肺癌等。

5．放射性粒子植入术 放射性粒子植入术来源于近距离放疗技术，又称组织间近距离放射治疗（interstitial brachytherapy），是指将 ^{125}I 等放射性核素制成放射性粒子，通过穿刺针植入肿瘤内部，对肿瘤细胞进行持续的低能 γ 射线照射，使肿瘤细胞发生凋亡。将多枚粒子按照一定的空间排布植入肿瘤，可实现对肿瘤的适形性照射，其优点是局部放射剂量高，对周围正常组织影响小。放射性粒子植入治疗前列腺癌在美国等国家已成为标准治疗手段。在我国，除前列腺癌，放射性粒子植入术也应用于头颈部肿瘤、肺癌及恶性骨肿瘤等。

6．经皮椎体成形术（percutaneous vertebroplasty，PVP） 由 Deramond 于 1984 年发明并首次应用，1987 年法国医师 Galibert 首次应用于椎体血管瘤的治疗，1994 年美国首次报道将 PVP 应用于骨质疏松性椎体骨折的治疗。该技术是指通过经皮插入椎体的穿刺针注入骨水泥以达到加固病变椎体和缓解疼痛的微创介入治疗技术，适用于椎体原发及转移性恶性肿瘤、部分椎体良性肿瘤（如血管瘤等）、骨质疏松伴压缩性骨折，特别是伴有病变椎体疼痛的患者。

（邵海波 陈 敏）

第三章　医学影像学的临床应用

X射线、CT、MRI以及超声技术具有各自不同的常用术语、检查方法、适应证以及禁忌证。核医学技术主要包含单光子和正电子显像技术,前者分为静态采集、动态采集、平面显像和断层显像,后者多以融合显像的形式使用。放射治疗分为根治性放疗、辅助和新辅助放疗以及姑息性放疗。放射治疗的计划和实施是一个多方面的复杂过程,直接关系到治疗质量和疗效,应注意放射防护。介入治疗分为血管性及非血管性介入技术,具有广泛的临床应用价值。

第一节　X射线技术

医学X射线检查是指利用X射线对受检者进行照射,从而获取医学影像信息的检查方法。医学X射线检查方法分为普通检查(X射线透视与摄影)、造影检查和特殊检查。其方法的选择,应该在了解各种X射线检查适应证、禁忌证和优缺点的基础上,根据病变特点和临床需求,提出一个最优的X射线检查方案。

一、X射线检查方法

(一)X射线普通检查(conventional radiography)

1. 拍摄位置　X射线摄影时,X射线中心线投射于被检者检查部位的方向称为X射线摄影方向。结合X射线检查时被检者身体的姿势,临床上常见的X射线检查位置有后前位、前后位、斜位、侧位、轴位及切线位。①后前位:X射线中心线从被检者后方射向前方(图3-1)。②前后位:X射线中心线从被检者前方射向后方。③斜位:X射线中心线从被检者身体一侧前方或后方射向身体另一侧后方或前方。④侧位:X射线中心线从被检者身体一侧射向身体另一侧。⑤轴位:X射线中心线方向与被检器官长轴平行或近似平行投射。⑥切线位:X射线中心线与被检肢体局部边缘相切,与探测器垂直投射。

2. 图像解读　人体组织结构存在着一定的密度差异,导致X射线通过人体组织结构后在胶片上形成明暗黑白不同的图像。X射线穿过低密度组织时,X射线被吸收的少、剩余的多,胶片感光多,呈现黑色影像,反之呈现白色影像,介于两者之间的呈现灰色影像。黑影、灰影、白影分别对应组织的低、中、高密度结构。

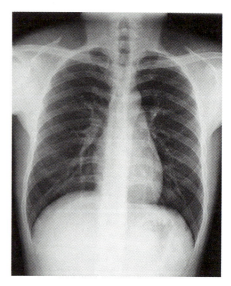

图3-1　胸部后前位X射线图像

(二)X射线造影检查(contrast radiography)

人体组织有相当部分只依靠自身的密度、厚度、原子序数的差异不能在普通摄影检查中显示,此时,可将原子序数高于或低于该组织结构的物质引入器官或组织间隙,使之产生对比影像,即 X 射线造影检查,这种被引入的物质称为对比剂(contrast medium)。

1. 对比剂分类　按对比剂的原子量和比重可分为两大类:

(1)阳性对比剂:原子序数高、比重大的物质,如钡剂、碘剂,钡剂常用的有硫酸钡干粉、硫酸钡混悬剂;碘剂按在溶液中是否分解为离子分为离子型对比剂和非离子型对比剂;按分子结构分为单体型对比剂和二聚体型对比剂;按渗透压分为高渗对比剂、次高渗对比剂和等渗对比剂。

(2)阴性对比剂:原子序数低、比重小的物质,如气体,常用的有 CO_2。

2. 对比剂引入体内的方法

(1)直接引入法:通过人体自然腔道、病理性瘘管或穿刺方法,将对比剂直接引入受检组织器官。如:口服钡剂检查、T 管造影、逆行肾盂造影等。

(2)间接引入法:对比剂先被引入某一特定组织或器官内,后经吸收并聚集于某一器官内,从而使之显影。其包括吸收性与排泄性两类。吸收性如淋巴管造影;排泄性如静脉胆道造影、静脉肾盂造影和口服法胆囊造影等。前二者是经静脉注入对比剂后,对比剂聚集于肝、肾,再排泄入胆管或泌尿道内。后者是口服对比剂后,对比剂经肠道吸收进入血液循环,再到肝胆并排入胆囊内,即在蓄积过程中摄影,现已少用。

(三)X 射线特殊检查(special radiography)

X 射线特殊检查包括体层摄影、软线摄影及其他摄影,如放大摄影、荧光摄影以及记波摄影等。

1. 体层摄影(tomography)　普通 X 射线片是 X 射线投照路径上所有影像重叠在一起的投影总和。一部分影像因与其前、后影像重叠而不能显示。体层摄影则可通过特殊的装置和操作获得某一选定层面上组织结构的影像,而不属于选定层面的结构则在投影过程中被模糊掉。体层摄影常用于明确 X 射线片难以显示、重叠较多和处于较深部位的病变。多用于了解病变内部结构有无破坏、空洞或钙化,边缘是否锐利以及病变的确切部位和范围;显示气管、支气管腔有无狭窄、堵塞或扩张;配合造影检查以观察选定层面的结构与病变。

2. 软线摄影　采用能发射软 X 射线的 X 射线管,用于检查软组织,特别是乳腺的检查。与通常 X 射线设备中的 X 射线管不同,乳腺 X 射线管选用钼靶(图 3-2)和 / 或铑靶,而非钨靶。钼、铑靶产生的 X 射线波长比钨靶长,符合软组织的吸收特征,所以可产生较高的对比度及良好的细节空间分辨率。

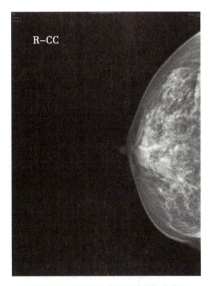

图 3-2　乳腺钼靶 X 射线成像

3. 其他摄影　主要有:①放大摄影,是采用微焦点和增大人体与影像接收介质距离以显示较细微的病变;②荧光摄影,是在荧光成像基础上进行缩微摄片,主要用于集体体检;③记波摄影,是采用特殊装置以波形的方式记录心、大血管搏动,膈运动和胃肠蠕动等。

随着 CT 等现代成像技术日益普及,以上特殊检查方式中,只有乳腺摄影检查还在临床应用。

二、X 射线检查的适应证和禁忌证

X 射线检查具有简便、有效、经济等优点,是临床广泛应用的检查方法。

(一)X 射线检查适应证

1. 颅脑及四肢　主要用于外伤、发育、关节以及某些全身疾病的骨改变等的检查。软组织内的钙化和金属异物也可以在普通检查中清晰显示。

2. 胸部　主要用于检查肺部炎症、肿瘤及胸部外伤等。

3. 腹部　主要用于观察尿路的病变，如不透光结石或异常钙化阴影。也可以作为造影检查的对比照片，同时可检查急腹症等病变。值得注意的是除急腹症外，腹部摄片均应先做好清洁肠道的准备，以消除肠道内容物的干扰。若观察肠腔内气液平面或腹腔内游离气体时，一般应采用站立位摄片。

4. 乳腺　主要应用有：①25岁以下女性一般不作乳腺X射线摄影；35岁以上女性，无论临床怀疑良性或恶性病变，都需要进行X射线摄影检查；25~35岁女性，临床怀疑恶性病变者，需进行乳腺X射线摄影检查；若临床怀疑良性者，首选超声检查。②正常人群普查：40岁以上女性每年除进行乳腺健康体检外，还应拍摄双乳头尾位和内外斜位乳腺X射线摄影一次。体检时选择相对相同的医院、固定的设备对病变连续观察非常有意义，尤其是对高危人群的普查。③一侧乳腺癌手术后，对侧乳腺通常每年进行一次乳腺X射线摄影检查；保乳术后的患乳可以选用乳腺X射线摄影或超声、增强磁共振检查。④立体定位穿刺或放置定位金属钩丝：对于细小微钙化或临床触诊定位困难的乳腺病变，术前放置定位金属钩丝帮助临床医生准确定位，减少不必要的损伤。

（二）X射线检查禁忌证

X射线检查相对安全，但因其辐射性，相对禁忌证如下：

1. 儿童及婴幼儿　①儿童处于生长发育期，应特别注意对非照射部位的防护。②对不合作的儿童及婴幼儿应做好肢体的固定，必要时需陪护人员帮助，并做好陪护人员的防护工作。③对较小的婴幼儿，特别是需精确体位时，可要求对患儿进行适当的镇静处理。④由于婴幼儿不能对疼痛和不适做出明确的反映，对婴幼儿肢体摆放时应注意动作轻柔，尽量采用患儿自然体位，对一些头颅特殊体位不作硬性规范规定，原则是结合临床，最大限度地显示病变，达到诊断需要。⑤根据不同的部位及病变范围，合理使用X射线限束器，控制照射野。⑥根据儿童不同的部位摄影，合理选择使用或不使用滤线栅、滤线器。

2. 极度躁动且不能配合完成检查的患者　若此类患者必须进行X射线检查时，应由临床医生给予镇定后，完成X射线检查。

（三）对比剂使用适应证和禁忌证

1. 碘对比剂　一般无须进行碘过敏试验，除非产品说明书注明特别要求。有多中心研究结果显示，小剂量碘过敏试验无助于预测离子型和非离子型碘对比剂是否发生不良反应。使用碘对比剂前，须与患者或其监护人签署"碘对比剂使用患者知情同意书"。碘对比剂给药途径有血管内及血管外两种方式。

（1）血管内使用碘对比剂的适应证和禁忌证

1）适应证：按照产品说明书确定的剂量范围和适应证范围，尽量避免短时间内重复使用诊断剂量的碘对比剂。如果确有必要重复使用，建议两次碘对比剂重复使用间隔时间≥7d。

2）绝对禁忌证：有明确严重甲状腺功能亢进表现的患者不能使用含碘对比剂。建议：①使用碘对比剂前，一定要明确患者是否有甲状腺功能亢进。②甲状腺功能亢进正在治疗康复的患者，应咨询内分泌科医师是否可以使用含碘对比剂。如果内分泌医师确认可以使用碘对比剂，建议使用能满足诊断需要的最小剂量，并且在使用碘对比剂后仍然需要密切观察患者的情况。注射含碘对比剂后2个月应当避免甲状腺核素碘成像检查。

3）应慎用碘对比剂的情况：主要包括①肺及心脏疾病：包括肺动脉高压、支气管哮喘、心力衰竭。对这些患者，建议使用次高渗对比剂或等渗碘对比剂，避免大剂量或短期内重复使用碘对比剂。②分泌儿茶酚胺的肿瘤：对分泌儿茶酚胺的肿瘤或者怀疑嗜铬细胞瘤的患者，建议在静脉注射含碘对比剂前，在临床医师指导下口服α及β肾上腺受体阻滞剂；在动脉注射含碘对比剂前，在临床医师指导下口服α及β肾上腺受体阻滞剂及静脉注射盐酸酚苄明注射液阻滞α受体功能。③妊娠和哺乳期妇女：孕妇可以使用含碘对比剂。妊娠期间孕妇使用对比剂，胎儿出生后应注意其甲状腺功能。目前资料显示碘对比剂极少分泌到乳汁中,因此使用对比剂不影响哺乳。④骨髓瘤和副球蛋白血症:使用碘对比剂后容易发生肾功能不全。如果必须使用碘对比剂,在使用对比剂前后必须补液,对患者进行水化治疗。⑤重症肌无力:碘对比剂可能使重症肌无力患者症状加重。⑥高胱氨酸尿症:碘对比剂可引发高胱氨酸尿症患者血栓形成和栓塞,应慎用。⑦肾功能正常患者:使用对比剂前不必停用二甲双胍,但使用对比剂后应在医生的指导下停用48~72h,复查肾功能正常后可继续用药;对于肾功能异常的患者,使用对比剂前48h应暂时停用二甲双胍,之后还需停药48~72h,复查肾功能结果正常后可继续用药。

（2）血管外使用碘对比剂的适应证和禁忌证

1）适应证:①窦道或瘘管造影;②其他体腔造影:关节腔造影、子宫输卵管造影、间接淋巴管造影、胆道T管造影、逆行胰胆管造影、消化道口服对比剂等。

2）绝对禁忌证:①既往对碘对比剂有严重过敏反应者;②明显的甲状腺功能亢进;③有严重的局部感染或全身感染,可能形成菌血症的患者;④急性胰腺炎患者,经内镜逆行胰胆管造影（ERCP）禁止使用碘对比剂。

（3）针对碘对比剂不良反应处理措施

1）预防:①建议使用非离子型碘对比剂;②不推荐预防性用药（目前尚无确切的证据表明,预防性用药可以降低过敏反应或不良反应的发生概率）;③患者注射对比剂后需留观30min后才能离开检查室。

2）建立应急通道:建立与急诊室或其他临床相关科室针对碘对比剂不良反应抢救的应急快速救援机制,确保不良反应发生后,临床医师能够及时赶到抢救现场进行抢救。

3）不良反应的处理措施:①对于轻微的不良反应,根据情况给予对症治疗。②对于需要使用药物治疗的不良反应,及时呼叫临床医师参与处理。③对于出现气管、支气管痉挛、喉头水肿或休克等症状者,应立刻通知临床医师参与抢救。临床医师到现场前,影像检查室的医护人员应判断患者的意识和呼吸情况、保证患者呼吸道通畅,必要时使用球囊通气;如果患者心跳停止,应迅速进行体外人工心脏按压,并根据具体情况适当给予急救药品。

2. 钡类对比剂　检查前3d禁用铋剂及钙剂。

（1）适应证:食管、胃、十二指肠、小肠及结肠的单对比和气钡双重对比造影检查。

（2）禁忌证:①有使用钡剂不良反应既往史;②急性胃肠道穿孔;③食管气管瘘;④疑有先天性食管闭锁;⑤近期有食管静脉破裂大出血;⑥咽麻痹;⑦有明确肠道梗阻。有以上禁忌证的患者,可以考虑使用水溶性碘对比剂。

（3）慎用钡剂的情况:①急性胃、十二指肠出血;②习惯性便秘;③结肠梗阻;④巨结肠;⑤重症溃疡性结肠炎;⑥老年患者（如必须检查,建议检查后将肠道钡剂灌洗清除）;⑦孕妇及哺乳期妇女（用药安全性尚缺乏资料）。新生儿及儿童,应减少用量（根据产品说明书标出的安全剂量）。

（4）不良反应的处理措施:①胃肠道活动能力下降,鼓励患者口服补液;②误吸:大量误吸需要立即经过支气管镜清洗,同时胸部理疗并预防性应用抗生素。

3. CO_2 对比剂　应用如下:

（1）适应证:部分碘对比剂禁忌者,肾功能不全或对碘对比剂有不良反应而需造影检查的患者。

（2）禁忌证:右向左分流的先天性心脏疾病。

（3）慎用 CO_2 检查的情况:①肺通气功能不良（肺动脉栓塞,严重肺气肿等）,但吸氧能维持正常血氧饱和度者;②试验性注射 CO_2 后表现不能耐受者。

（4）不良反应的处理措施:①血管内注射 CO_2 后出现一过性血氧饱和度降低,可让患者暂时休息或予以吸氧,待血氧饱和度恢复正常后再次造影检查;②腹部脏器造影过程中可有一过性腹部不适,短暂休息可缓解;③腹部实质性脏器经皮穿刺可能出现脏器包膜下血肿或出血,应予以检测血压、止血、补液等对症处理。

三、X射线摄影技术常用术语

（一）计算机X射线摄影（computed radiography，CR）系统

采用可重复使用的成像板代替增感屏-胶片组合作为载体，经X射线曝光，用激光扫描成像板所得潜影信息，通过光学系统收集和放大，计算机采集，得到数字化影像的X射线摄影系统，简称CR系统。

（二）数字化X射线摄影（digital radiography，DR）系统

采用数字化X射线影像探测器技术实现X射线摄影的一种医学成像装置。它的影像直接从影像探测器读出，通常由X射线发生装置、数字化X射线影像装置和机械辅助装置组成，简称DR系统。

（徐小萍）

第二节 CT技术

一、CT检查方法

CT检查有多种方法，在实际应用中须根据临床具体需要进行选用。

（一）平扫检查

平扫（plain scan）是指不用对比剂（不包括应用胃肠道对比剂）的扫描，临床工作中常规先行平扫。有很多病变平扫即能诊断，如急性脑出血、支气管扩张、肝囊肿和肾结石等；然而，另有很多疾病在CT平扫上虽能显示，但难以定性诊断，甚至有些疾病在CT平扫上不能显示。

（二）对比增强检查

对比增强（contrast enhancement，CE）检查是经静脉注入水溶性有机碘对比剂后再行扫描的方法，常简称为增强检查。其中，水溶性有机碘对比剂应用的注意事项同X射线造影检查。当平扫显示病变而未能明确诊断、或可疑异常、或未显示异常而临床和其他辅助检查提示有病变时，均应行增强检查。增强检查时，正常组织结构及病变由于其内含碘对比剂，因而在CT图像上表现为较亮的高密度，称之为强化。通过病变有无强化以及强化的程度和方式等，有助于定性诊断。

增强检查根据对比剂注入后的扫描延迟时间和扫描次数，分为以下方法：

1. 普通增强检查 常用于颅脑疾病的诊断。

2. 多期增强检查 于供血的不同时期对被检器官行多次完整容积扫描，能够动态观察病变强化程度随时间发生的变化，有利于定性诊断，主要用于胸部、腹部、盆部疾病的诊断。

3. CT血管成像（CT angiography，CTA） 用于血管病变的诊断，如肺动脉栓塞、主动脉夹层等（图3-3）。

4. CT灌注成像（CT perfusion imaging，CTPI） 通过分析被检器官及其病变的各种灌注参数图，能够反映毛细血管水平的微循环和血流灌注状况，属于功能成像。目前用于急性梗死性疾病，例如脑梗死、肺梗死的诊断；也用于肿瘤性病变的诊断及恶性程度评估、治疗后改变与复发鉴别等方面的研究。

（三）图像后处理技术

螺旋CT获取的是容积数据，应用计算机软件能够进行多种图像后处理，获得新的显示方式以供观察和分析。应当明确，并非每例患者的CT检查均需采用这些后处理技术，而是根据需要进行选用。

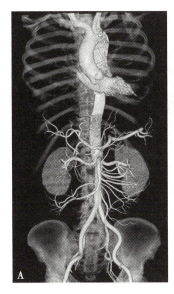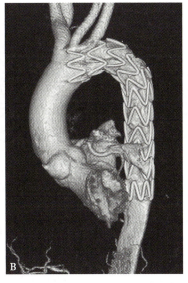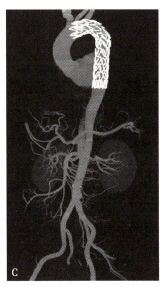

图 3-3　胸主动脉 CTA 重建图像

1. 二维显示技术　①薄层面重组：能够提高图像的空间分辨率，有利于微小病灶的显示。②多平面重组（multiplanar reformation，MPR）：包括冠状位、矢状位及任何方位的图像重建，有助于确定病变位置及毗邻关系。③曲面重组（curved planar reformation，CPR）：能够整体显示弯曲走行的结构，例如冠状动脉。

2. 三维显示技术　①最大密度投影（maximum intensity projection，MIP）：可于不同方位上整体观察高密度结构，例如增强后的血管。②最小密度投影（minimum intensity projection，minIP）：可于不同方位上整体观察低密度结构，例如支气管树。③表面阴影显示（shaded surface display，SSD）和容积再现（volume rendering，VR）：两者均能三维显示复杂结构的全貌，立体感强。其中，VR 技术还可赋予伪彩和透明化处理，形象逼真。上述三维显示技术主要用于立体显示心血管和骨骼系统以及与毗邻结构的关系。

3. 其他后处理技术　包括 CT 仿真内镜（CT virtual endoscopy，CTVE）、各种结构分离技术、肺结节分析技术、骨密度分析技术、心功能分析技术和冠状动脉分析技术等。

（四）CT 能谱检查

CT 能谱检查能够提供：①扫描层面的各种单能量 CT 图像；②测量各个单能量图像上同一部位组织结构或病变的 CT 值，进而获取能谱 CT 值曲线，常简称能谱曲线（spectral curve）；③扫描层面物质（例如水和碘）密度的 CT 图像，此即物质分离技术。如此，能为病变的检出和诊断提供更多的信息。

目前，能谱 CT 检查已用于提高图像的显示能力（如门静脉的显示），消减金属伪影和虚拟平扫（即仅行增强检查，利于物质分离技术，能够同时获得类似平扫的 CT 图像）以及病变（尤其是肿瘤性病变）的诊断与鉴别诊断的研究中。

二、CT 检查的适应证和禁忌证

（一）适应证

CT 图像由于具有密度分辨率高、组织结构无重叠等特点，因此有利于病变的定位定性诊断，在临床上应用十分广泛。CT 可用于全身各脏器的检查，对疾病治疗方案的确定、疗效观察和预后评价等亦具有重要的参考价值。

1. 颅脑　CT 检查对脑出血、脑梗死、颅脑外伤、颅内感染、颅内肿瘤、脑先天性畸形、脑萎缩、脑积水等疾病具有较大的诊断价值。脑血管 CTA 可以获得精细、清晰的血管三维图像，对于脑动脉主干及主要分支狭窄和闭塞、脑血管畸形、脑动脉瘤的诊断具有较大价值。

2．头颈部 CT 检查对眼眶和眼球良恶性肿瘤、眼肌病变、乳突及内耳病变、鼻窦及鼻腔的炎症、息肉及肿瘤、鼻咽部肿瘤尤其是鼻咽癌、喉部肿瘤、甲状腺肿瘤、颈部肿物以及颈动脉（图 3-4）等疾病均有较好的显示能力。多平面重组、容积再现等后处理技术可以从任意角度、全方位反映病灶的位置、大小、形态、密度及相邻组织器官的改变，对外伤、肿瘤等疾病显示清晰、逼真，可以有效地指导临床治疗。

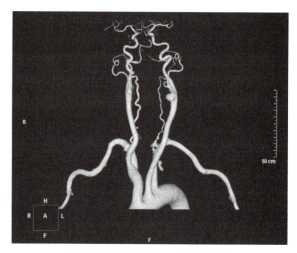

图 3-4　颈动脉 CTA 重建图像

3．胸部 CT 检查对肺部肿瘤、炎性疾病、间质性病变、肺气肿、支气管扩张、肺先天性疾病等均有较好的诊断价值。胸部 CT 对纵隔疾病的准确诊断也具有不可取代的价值，可显示心包疾病、主动脉瘤、大血管壁的钙化以及纵隔肿瘤等。冠状动脉 CTA 可以清晰显示冠状动脉的走行、斑块及狭窄情况，对临床评价冠心病和进行冠脉介入治疗的评估有重要的价值（图 3-5）。

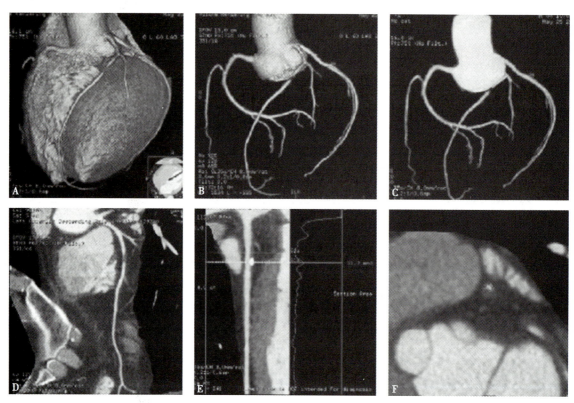

图 3-5　冠状动脉 CTA 重建图像

4．腹部和盆腔 CT 检查对于肝、胆道系统、脾、胰腺、肾、肾上腺、输尿管、前列腺、膀胱、腹腔及腹膜后病变的诊断，具有一定优势。对于明确肿瘤病变的位置、大小、与邻近组织结构的关系以及周围区域淋巴结有无转移等亦有重要的提示作用。对于炎症性和外伤性病变也能较好显示。

5．脊柱和骨关节 CT 检查对椎管狭窄、椎间盘突出、脊柱退行性病变、脊柱外伤、脊柱结核等疾病具有较大的诊断价值。但对脊髓及半月板的病变显示不如 MRI 检查敏感。对骨肿瘤病变，CT 检查可显示肿瘤的内部结构和肿瘤对软组织的侵犯范围、程度，弥补 X 射线片的不足。

（二）禁忌证

CT 检查没有绝对禁忌证，但是有些情况不宜做 CT 检查，如妊娠妇女、婴幼儿以及病情极其危重随时有生命危险的患者等。另外，急性出血病变不宜进行 CT 增强或者造影的检查。对碘对比剂过敏者不宜进行 CT 增强或造影检查。行 CT 检查时应注意防护甲状腺、生殖腺和眼等对放射线敏感的部位。

三、CT 技术常用术语

（一）CT 值（CT value）

CT 值是测定人体某一局部组织或器官密度大小的一种计量单位，通常称亨氏单位（Hounsfield unit，HU）。CT 值代表 X 射线穿过组织被吸收后的衰减值。为了定量衡量组织对于 X 射线的吸收率，亨斯菲尔德（Hounsfield）定义了一个新的标度"CT 值"，其单位为 HU。CT 值不是一个绝对值，而是一个相对值，不同组织的 CT 值各异，且在一定范围内波动。骨骼的 CT 值最高约为 1 000HU，软组织的 CT 值为 20～70HU，水的 CT 值约为 0HU，脂肪的 CT 值为 -20～-100HU 以下，空气的 CT 值约为 -1 000HU。正常人体不同组织、器官的 CT 值如表 3-1 所示。

表 3-1 正常人体组织、器官的 CT 值

类别	CT 值/HU	类别	CT 值/HU
水	0	脾	50～65
脑脊液	3～8	胰腺	45～55
血浆	3～14	肾	40～50
水肿	7～17	肌肉	40～80
脑白质	25～32	胆囊	10～30
脑灰质	30～40	脂肪	-20～-100
血液	13～32	钙化	80～300
血块	64～84	空气	-1 000
肝	50～70	骨骼	+1 000

注意：CT 值非恒定数值，它不仅与人体内在因素如呼吸、血流等有关，而且与 X 射线管电压、CT 装置、室内温度等外界因素有关。

（二）窗宽和窗位（window width and window level）

窗宽（window width，WW）是指 CT 图像上的显示灰阶所包含的 CT 值范围。窗宽内的组织结构按其密度高低，从白到黑分为 16 个灰阶供观察对比。例如：窗宽选定为 80HU，则其可分辨的 CT 值为 80/16＝5HU，即两种组织 CT 值的差别在 5HU 以上即可分辨出来，因此窗宽的大小直接影响图像的对比度和清晰度。窗位（window level，WL），又称窗中心，是指窗宽的中心位置。在固定窗宽下，窗位的变化也会影响图像 CT 值的变化范围，类似于坐标原点，表示 CT 值浮动的中心值。一般将欲观察组织或者病变的 CT 值作为窗位，如窗位定为 70HU，窗宽为 85HU，其包含 CT 值范围为 -15～+155HU。数学公式表达如下：

$$CT 值 = WL \pm WW/2$$

选择不同的窗宽和窗位可获得各种不同组织结构的灰阶图像，合理地调节窗宽和窗位能增强有用信息的显示。

（三）伪影（artifact）

伪影是 CT 成像过程中，因机器或人体本身等因素的影响产生的被检体不存在而图像显示出来的假象。实质上伪影通常指图像上与实际解剖结构不相符的密度异常变化，涉及 CT 机部件故障、校准不够及算法误差甚至错误等原因，要消除此类伪影，需根据图像伪影的形状、密度变化

49

值及扫描参数等进行具体分析。常见的伪影有运动伪影、交叠混淆伪影、硬化伪影、部分容积效应伪影、螺旋伪影及设备伪影等。

（四）矩阵（matrix）

矩阵是像素以二维方式排列的阵列图，与重建后图像的质量有关。在相同大小的采样野中，矩阵越大，像素越多，重建后图像质量越高。目前常用的采集矩阵大小基本为：512×512，另外还有 256×256 和 1 024×1 024。CT 图像重建后用于显示的矩阵称为显示矩阵。为保证图像显示的质量，显示矩阵等于或大于采集矩阵，如采集矩阵为 512×512，显示矩阵则为 1 024×1 024。更高的 2 048×2 048 矩阵正在临床试验中，不久也会用于最新的设备中。

（五）像素（pixel）与体素（voxel）

像素是构成 CT 图像最小的单位，等于观察野除以矩阵。像素是一个二维概念，是面积单位。体素是体积单位，是一个三维概念，其三要素为长、宽、高。若体素长和宽均为 1mm，高度或深度（层厚）为 10mm，则体素为 1mm×1mm×10mm。体素增加，层厚变厚，探测器接收到的 X 射线光子的量相对增加，噪声降低。

（六）原始数据（raw data）与显示数据（display data）

原始数据是透射 X 射线经探测器接收转变的模拟信号，经模数转换成数字信号，数字信号经计算机预处理，尚未重建成横断面图像的数据被称为原始数据。显示数据是将原始数据经权函数处理后所得到的构成组织层面图像的数据。

（七）重建（reconstruction）与重组（reformation）

原始数据经计算机特定的算法处理而得到的用于诊断的一幅横断面图像，其特定的算法处理被称为重建或图像的重建。重建技术可通过改变矩阵、视野、层厚、选择不同滤波函数或改变算法等方式进行图像处理。重组是不涉及原始数据处理的一种图像处理方法。如多平面图像重组、三维图像处理等。由于重组是使用已形成的横断面图像，因此重组图像的质量与已形成的横断面图像密切相关，尤其层厚的大小和数目。一般扫描的层厚越薄，图像的数目越多，重组的效果就越好。

（八）部分容积效应（partial volume effect）与周围间隙现象（peripheral space phenomenon）

在同一扫描层面内，CT 图像上各像素的数值代表相应单位组织全体的平均 CT 值，它不能如实地反映该单位内任何一种组织本身的 CT 值。在 CT 扫描中，凡小于层厚的病变，其 CT 值受层厚内其他组织的影响，所测出的 CT 值不能代表病变真实的 CT 值，如在高密度组织中较小的低密度病灶，其 CT 值偏高；反之在低密度组织中的较小的高密度病灶，其 CT 值偏低，这种现象称为部分容积效应。

周围间隙现象是指在同一扫描层面上，与层面垂直的两种相邻密度不同的组织，其边缘部的 CT 值也不能真实地反映其本身组织的 CT 值。密度高者其边缘 CT 值小，而密度低者边缘 CT 值大，二者交界边缘也分辨不清，这是扫描线束在这两种结构的邻接处测量互相重叠造成的物理现象。周围间隙现象实质上也是一种部分容积效应。

（九）噪声（noise）和信噪比（signal-to-noise ratio, SNR）

噪声指均匀物体的影像中 CT 值在平均值上下的随机涨落，图像呈颗粒性，影响密度分辨率，与图像质量成反比。其分为随机噪声和统计噪声，一般常指的噪声为统计噪声，用 CT 值的标准偏差来表示。

信噪比即信号与噪声之比。其比值越大，噪声影响越小，信息传递质量越好。信噪比是评价机器设备的一项重要的技术指标。降低噪声的措施主要有：增加曝光量、降低 X 射线管 - 探测器距离、增大像素、提高探测器质量以及增加层厚等。

（姜慧杰）

第三节 MRI 技术

一、概 述

MRI 应用于临床已经有近四十年的历史,尽管 MRI 属于应用比较晚的影像学技术,但这丝毫未影响 MRI 在临床诊断中重要地位的确立。目前 MRI 已经在临床诊断和评估中发挥着不可替代的优势,取代了许多传统影像诊断技术,甚至在治疗方面也开始崭露头角。

MRI 的优势包括无辐射、多方位成像、优秀的软组织对比度以及功能代谢成像等。随着 MRI 扫描设备、扫描序列以及后处理系统的发展,MRI 已经在全身多系统、多部位均得到了广泛应用,其中包括 MRI 应用的传统优势领域如中枢神经系统、软组织,也包括一开始不被看好的领域如心脏等。与此同时,它的劣势也不可忽视,包括检查时间长、检查噪声大、检查费用较高、禁忌证较多等。

二、MRI 检查方法

(一)MR 平扫检查

MRI 平扫是指不用注射对比剂的扫描,是 MRI 诊断的基础检查。MRI 平扫主要包括 T_1WI、T_2WI、弥散加权成像(diffusion-weighted imaging,DWI)及表观弥散系数(apparent diffusion coefficient,ADC)序列(图 3-6),临床上有相当一部分疾病通过 MRI 平扫即可明确诊断。在 MRI 平扫存在诊断困难时,可加扫 MRI 其他检查进行综合分析,最常用的是 MRI 对比增强检查。

(二)MR 血管造影(MR angiography,MRA)

MRA 用于评估血管情况,可以分为两类,无须注射钆对比剂的 MRA 和需要注射钆对比剂的 MRA(CE-MRA)。临床上常使用的是第一种,常用的成像方法包括时间飞跃法和相位对比法,通过血液流动特性来制造对比,其中又以时间飞跃法最为常用(图 3-7),主要用于头颈部血管以及下肢血管的评估。CE-MRA 与 MRI 对比增强一样,需要注射外源性对比剂,并使用 T_1WI 序列进行成像。无须注射钆对比剂的 MRA 其优势是无须注射外源性对比剂,尤其适合钆剂注射禁忌证患者,但是不足之处在于对血管腔的显示不如 CE-MRA 可靠,血管狭窄程度的反映也不如 CE-MRA 真实。

(三)对比增强检查

MRI 对比增强检查是经静脉注入钆对比剂后再行扫描的方法,常简称为 MRI 增强检查,注意临床进行 MRI 增强检查时常规使用的是 T_1WI 脂肪抑制序列。凡是 MRI 平扫存在疑义或诊断不明的病例,在条件允许的情况下,都应进行 MRI 增强进一步明确。MRI 增强既可以进行常规 MRI 增强,也可以进行多期动态对比增强扫描(图 3-8)。通过 MRI 增强扫描所提供的强化信息,可为诊断提供帮助。

(四)MR 水成像

MR 水成像本身为 T_2WI 序列,与常规 T_2WI 的主要不同点在于 MR 水成像使用的是一个 T_2 权重非常重的序列,需要选择很长的回波时间(time echo,TE)来实现。在水成像中,除了水以外的其他组织均表现为非常低信号甚至无信号,仅有水样结构才在图像上显影,因而称为水成像序列。这一检查方法目前在临床使用广泛,常用的检查项目包括磁共振胰胆管造影(MR cholangio-pancreatography,MRCP)、磁共振尿路造影(MR urography,MRU)(图 3-9)等。

(五)MR 波谱成像

MR 波谱成像(magnetic resonance spectroscopy,MRS)是目前进行无创性在体化学物质检测

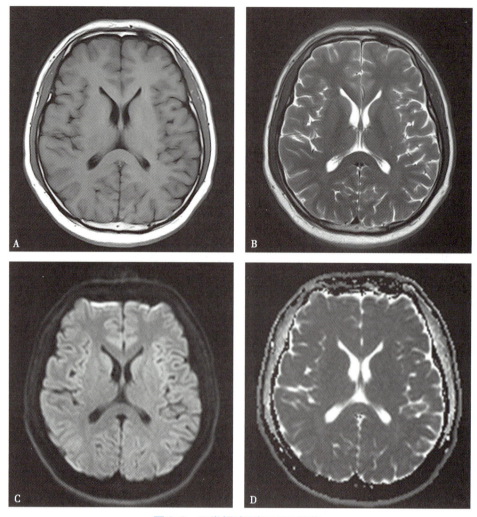

图 3-6　正常颅脑平扫 MRI 图像
A. T_1WI; B. T_2WI; C. DWI; D. ADC 清楚显示脑组织结构。

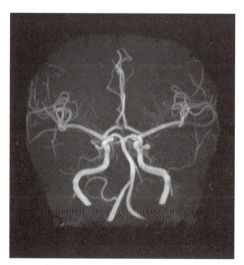

图 3-7　头部 MRA 重建图像
清楚显示头部动脉分支。

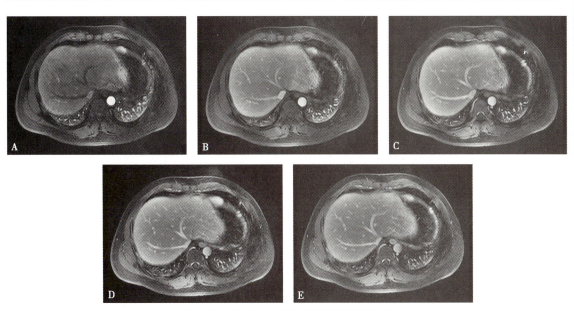

图3-8 肝脏MR多期动态对比增强图像

清楚显示增强各期肝脏的不同强化,分别为A.动脉早期、B.动脉晚期、C.门脉早期、D.门脉晚期及E.延迟期。

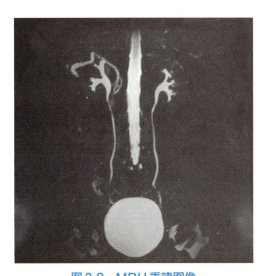

图3-9 MRU重建图像

可见肾盂、输尿管、膀胱显影,注意其余富含水的结构亦
显影,包括胆管、脑脊液及部分肠管等。

的唯一临床认可方法,可以提供组织的代谢情况。在很多疾病的发展过程中,代谢情况的改变要早于形态学和血供的改变,因此,代谢情况的评估有助于病变的早期诊断。此外,代谢情况的评估也有助于提高对疑难病例的诊断信心。目前MRS的临床应用以脑部疾病(文末彩图3-10)和前列腺癌为主。MRS的图像采集以及后处理要求都比较高,基层医院难以实施,主要以大型三甲医院和研究机构应用为主,这一点在很大程度上限制了MRS的广泛应用。

三、MRI检查的适应证和禁忌证

(一)适应证

MRI的适应证非常广泛,基本上全身各系统、各部位均可采用MRI进行检查。

1.中枢神经系统 MRI可以清晰显示中枢神经系统解剖结构,对肿瘤、感染、脑血管病、变性病、脑白质病、外伤、先天性畸形等中枢神经系统疾病均具有良好的诊断价值，对于病变范围的显示也有不可比拟的优势。

2．头颈部 MRI对眼眶疾病、眼球疾病、肌锥内病变、视神经病变、乳突及内耳病变、鼻窦及鼻腔病变、咽喉部肿瘤、甲状腺肿瘤以及颈部肿物等疾病均有较好的诊断价值。

3．腹部和盆腔 MRI对肝、胆、脾、胰、肾、肾上腺、输尿管、前列腺、膀胱、子宫、附件、腹腔间隙及腹膜后病变均具有良好的诊断价值，对于病变累及范围，尤其是肿瘤分期，具有良好的评估效果。随着MRI技术的不断改进，MRI在消化道病变的诊断和评估中也逐渐发挥重要作用，尤其是在直肠癌的术前分期和疗效评估方面。

4．骨肌系统 MRI在半月板、肌腱、韧带、骨髓、肌肉、关节、脊柱病变的诊断和评估中起着重要作用，在骨肿瘤方面也可以起到辅助诊断的作用。

5．心脏大血管 由于心脏及大血管搏动的影响，MRI在心脏大血管方面的应用一度受到限制。但随着技术的改进，MRI在先天性心脏病、心肌缺血、心肌梗死、心包疾病、大血管病变等方面已具有良好的诊断和评估作用。

6．乳腺 MRI是乳腺疾病评估的最佳影像学方法，通过平扫和动态对比增强，在乳腺疾病，尤其是在乳腺癌的诊断和分期方面具有不可比拟的优势，其缺点是对微钙化的显示不够灵敏。

7．产科 MRI可用于产科各类疾病的诊断，包括胎儿、胎盘、盆腔等的评估。但需要注意除非有明确指征，妊娠3个月内不宜进行MRI检查，妊娠期也不宜注射钆对比剂。

8．胸部 在纵隔病变的定位和定性方面很有价值，也可用于胸壁和胸膜病变的诊断。MRI对肺疾病的诊断效能不及CT，但对于肿块内部结构的显示可以弥补CT的不足，对于肿块与肺不张的区分也有优势，目前临床常规不使用MRI进行肺部疾病诊断和评估。

（二）禁忌证

MRI禁忌证较多，临床常见的禁忌证可以分为以下几类。①植入物：如有不可去除的植入物，均需详细询问植入物类型、材质等，必要时需阅读产品说明书以明确是否为MRI检查禁忌；②妊娠3个月内的早期妊娠者；③重度高热患者；④危重患者需要使用生命支持系统者；⑤幽闭恐惧症患者，如确需进行MRI检查，应给予适量镇静剂后再行检查；⑥不能配合者，如癫痫或小儿患者，应给予适量镇静剂后再行检查。

四、MRI技术常用术语

（一）序列

MRI的优势之一是多序列成像。磁共振序列，是一系列射频信号和梯度信号的结合，通过不同的结合可以得到反映不同组织特性的序列，从而全方面地评估组织特性。

（二）信号

MRI判读依赖于组织的信号，主要通过图像的灰度来进行对比。图像越白，信号越高；反之，图像越黑则信号越低。由于MRI信号没有统一的量表进行绝对值的衡量，因此在进行信号描述时，需要有参照物才能进行。例如在描述脑组织病变时，通常会以脑皮质信号作为参照物，相对于脑皮质，病变图像更白，则称为高信号；反之，如果病变图像更黑，则称为低信号。注意由于MRI为多序列成像，在不同序列上信号有可能存在不同，如在T_1WI上为低信号，而在T_2WI上为高信号。

（三）加权

加权指的是突出所强调的重点部分，即突出反映组织某一方面的特性，在磁共振序列命名中非常常见，诸如T_1加权像、T_2加权像等。之所以不直接称为T_1像、T_2像等，是因为在MR成像过程中几乎不可能得到纯粹反映T_1、T_2等单一特性的图像，只能通过对成像参数的调整，使图像主要反映T_1值或T_2值等特性，尽可能减少其他特性对图像信号的影响，例如T_1加权像主要反映的就是T_1值，即纵向弛豫的差别。

（四）弛豫

弛豫是一种物理现象。质子在外加射频脉冲的作用下，处于低能级的部分质子跃迁进入高能级；当射频脉冲消失时，质子又会逐渐恢复到施加射频脉冲前的平衡状态，从射频脉冲消失开始，到质子恢复到平衡状态，这整个过程称为弛豫过程，所需的时间叫弛豫时间。弛豫包括纵向弛豫（T_1）和横向弛豫（T_2），对应纵向弛豫时间和横向弛豫时间。

（五）钆

钆（Gd）是具有磁性的三价稀土金属，具有顺磁性的特性，目前临床 MRI 对比增强检查常规使用钆对比剂。MRI 对比增强检查时，钆对比剂通过静脉注射进入体内，在不同组织表现为不同的分布，进而使不同组织呈现不同的信号改变，临床称为不同的强化。强化模式的不同，有助于对病变性质的判断。由于游离钆具有高毒性，所有含钆对比剂均为螯合物。

（六）矢状面、冠状面、横断面

MRI 的优势之一是多方位成像，矢状面、冠状面、横断面为 MRI 成像序列的方位术语。矢状面指平行于人体长轴，从前到后的切面。冠状面指平行于人体长轴，从左到右的切面。横断面指垂直于人体长轴的切面。

（七）信噪比

信噪比（signal-to-noise ratio，SNR）是用于评估 MRI 质量的主要参数，是指图像信号强度与背景信号强度之比。只有具备良好信噪比的 MRI 图像，才能为临床诊断提供可靠的图像质量保证。

（八）伪影

在 MRI 图像里，凡是非真实存在、与实际结构不相符的影像，均可称为伪影。伪影的出现会导致图像质量下降，并干扰影像医师对图像的正确判读。在 MRI 图像采集中，应尽可能消除或者减少伪影的出现。在 MRI 图像判读中，影像医师对伪影应具备识别能力，尽可能减少伪影对图像判读造成的影响。

（李春媚　陈　敏）

第四节　超声技术

一、超声检查方法

（一）B 型超声（brightness-mode ultrasound）

B 型超声即辉度调制型超声显像模式，简称"B 超"（图 3-11）。它是利用组织界面回波和组织后散射回波幅度的变化来反映人体组织和器官的解剖形态、结构和功能方面的信息。它是临床上最常用的超声诊断技术，广泛应用于全身各器官的检查。

（二）M 型超声（motion-mode ultrasound）

M 型超声是在辉度调制型中加入慢扫描锯齿波，它是沿声束传播方向各目标的位移随时间变化的一种显示方式。临床上常用 M 型超声检测心脏，获得心脏结构与运动变化及血流信息，所以 M 型超声常称为 M 型超声心动图（图 3-12）。M 型超声也可用于其他脏器如肺部超声检查。

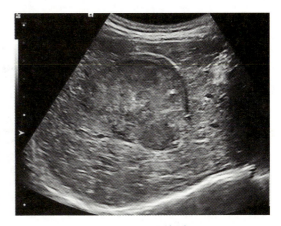

图 3-11　B 型超声

B 型超声显示肝内实性占位。

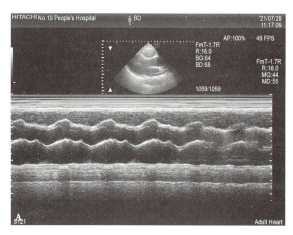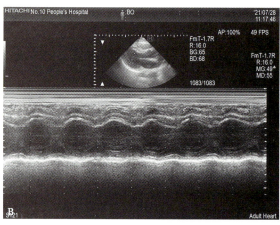

图 3-12　M 型超声

A. M 型超声测量主动脉及左房内径；B. M 型超声测量左心室各径线。

（三）多普勒超声（Doppler ultrasound）

也称为 D 型超声，主要包括彩色多普勒血流成像（color Doppler flow imaging，CDFI）和频谱多普勒血流模式超声，后者又包括脉冲波多普勒（pulsed-wave Doppler，PWD）、连续波多普勒（continuous wave Doppler，CWD）和高脉冲重复频率多普勒（high pulse repetition frequency Doppler，HPRF Doppler）。该技术主要用于观察人体血流（或组织）运动的速度、方向和时相等信息（文末彩图 3-13）。

（四）三维超声（three-dimensional ultrasound，3DUS）

该技术分为静态三维成像和动态三维成像。其基本原理是二维图像的三维重建和显示，目前主要应用于胎儿畸形筛查以及心脏等各系统器官、病灶的立体显示（图 3-14）。

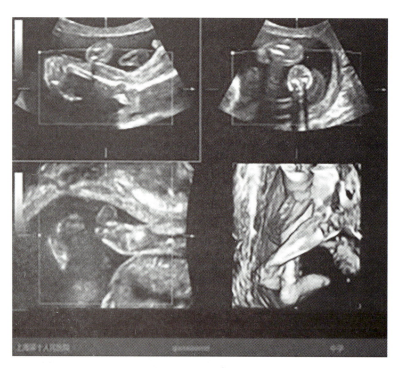

图 3-14　三维超声（胎儿下肢）

（五）超声造影（contrast-enhanced ultrasound，CEUS）

超声造影的基本原理是在血液中加入与血液声阻抗值截然不同的介质（主要为对比剂 - 微

泡）以增强血液的散射。超声对比剂随血流进入到器官、组织、病灶中，在对比剂特异性成像模式下增强感兴趣区的信噪比，常用于肿瘤良恶性及囊实性鉴别、组织器官及病灶血流灌注的评价、引导肿瘤穿刺活检及瘤内注药、肿瘤局部治疗后疗效评价等。

（六）超声弹性成像（ultrasound elastography，USE）

超声弹性成像是基于不同组织及病灶硬度差异，采集和分析组织在受到外源性或内源性力的作用下产生形变和回复过程中的系列信息，之后进行成像和分析的超声技术。弹性成像对判断各器官硬度的变化、鉴别肿瘤的良恶性具有一定价值，恶性肿瘤通常较硬，而良性肿瘤通常较软。目前主要用于肝、甲状腺、乳腺及前列腺等脏器疾病的诊断。弹性成像可分为应变式弹性成像和剪切波弹性成像。

二、超声检查的适应证和禁忌证

（一）适应证

超声由于实时、操作简便、分辨率高、安全无辐射等特点，广泛应用于人体各系统脏器疾病的诊断和治疗。

1. 颅脑 由于颅骨的阻挡，超声在成人颅脑病变的应用有局限性，但由于新生儿颅骨未发育完全、超声便于床旁检查和无辐射等优势，超声诊断新生儿颅脑病变具有较大的临床价值。超声可以经新生儿前囟、颞囟和乳突囟观察颅内情况，主要适应证有颅内出血、缺氧缺血性脑病和脑积水，也可辅助诊断某些先天畸形、脑肿瘤等疾病。

2. 心脏、大血管 超声可用于检查先天性心脏病、心脏瓣膜病、感染性心内膜炎、心肌病、心包疾病、冠状动脉粥样硬化性心脏病、心肌梗死及其并发症等。在大血管方面，超声可用于评估腹主动脉瘤、动脉夹层、腹主动脉-髂动脉狭窄闭塞性疾病、下腔静脉综合征、动静脉瘘等。

3. 外周血管 超声常用于颈动脉、上下肢动脉血流情况、动脉硬化及斑块的评价，如诊断急性动脉血栓闭塞、四肢静脉血栓、多发性大动脉炎、四肢动静脉瘘、血栓闭塞性脉管炎等。

4. 肝脏 超声在肝脏疾病诊治中的应用非常广泛，其可用于测量肝脏大小，观察肝脏形态和位置，诊断肝脏局灶性及弥漫性病变。超声可以诊断的肝脏局灶性病变，包括肝脏良恶性肿瘤（肝血管瘤、肝局灶性结节性增生、肝细胞癌、肝内胆管细胞癌等）、肝脏囊性病变（肝囊肿、多囊肝、肝脓肿、肝棘球蚴病、肝内胆管囊性扩张等）；可以诊断的弥漫性病变：脂肪肝、肝炎、肝硬化、淤血肝等；超声还可用于诊断肝脏外伤、破裂、血管性疾病（门静脉高压、门静脉血栓等）。另外，可在超声引导下进行肝脏介入性诊断和治疗。

5. 胆道 超声可用于诊断胆囊及肝内外胆道疾病，包括炎症、结石、肿瘤、异物、积气等。在胆囊疾病如胆囊结石、急慢性胆囊炎、胆囊息肉、胆囊腺肌增生症及胆囊癌，胆道疾病如肝内胆管结石、肝内外胆管扩张、化脓性胆管炎、胆道蛔虫病、胆道积气、先天性胆道闭锁等的影像诊断中，超声均是首选的方法。

6. 胰腺 超声常用于诊断胰腺急慢性炎症、胰腺真性或假性囊肿、胰腺良恶性肿瘤（胰腺癌、胰腺囊腺癌、胰腺神经内分泌肿瘤等）。

7. 脾 超声可用于评估脾的大小及脾血管情况，诊断脾局灶性病变如脾囊肿、脾良恶性肿瘤，评估脾感染性疾病、脾血管病变、脾外伤（包括术后及恢复期随访），以及诊断副脾等。

8. 泌尿、男性生殖系统

（1）肾脏：超声可用于诊断肾脏先天性疾病（肾脏缺如、重复肾、融合肾、多囊肾等）、肾结石、肾积水、肾囊性占位性病变、肾实性占位性病变（肾良、恶性肿瘤）、肾脏感染性疾病（肾脓肿、肾结核等）、慢性肾功能不全等。超声也可用于引导肾实质及肿瘤穿刺活检、肾积水造瘘、肾囊肿穿刺硬化治疗等。

（2）输尿管：超声可用于诊断输尿管狭窄、输尿管结石、输尿管囊肿、输尿管肿瘤等疾病。

（3）膀胱：超声可用于评估膀胱容量，诊断膀胱结石、膀胱肿瘤、膀胱憩室、膀胱异物及凝血块等。超声引导下膀胱穿刺造瘘可用于急诊尿潴留患者引流。

（4）前列腺：超声可用于诊断前列腺良、恶性病变（前列腺增生、前列腺癌等），也可用于辅助诊断前列腺炎症等。超声引导下前列腺穿刺活检在诊断前列腺癌方面具有重要价值。

（5）精囊：超声可用于评估精囊大小、张力、精囊壁等情况，辅助精囊炎的诊断。

9. 胃肠道　超声可用于诊断肠套叠、急慢性阑尾炎等，也可用于辅助诊断胃肠道良恶性肿瘤（胃肠间质瘤、胃癌、肠癌等）、梗阻性疾病（肠梗阻、贲门失弛缓症、先天性肥厚性幽门狭窄以及其他原因的幽门梗阻）、胃溃疡、胃下垂、胃底静脉曲张、急性胃扩张、胃穿孔等疾病。

10. 腹膜及腹膜后器官　超声可用于诊断腹膜炎、腹腔及腹膜后囊肿、腹腔及腹膜后脓肿、淋巴瘤、腹腔内出血、腹膜及腹膜后原发性肿瘤（腹膜间皮瘤、大网膜肿瘤、肠系膜肿瘤等）和继发性肿瘤（腹膜转移癌、腹膜假黏液瘤等）。

11. 胸部　超声可用于诊断胸腔病变如积液、气胸等，肺部疾病如周围型肺肿块、肺实变及肺炎，胸膜病变以及膈肌病变等。同时可在超声引导下进行穿刺活检及胸腔积液穿刺引流。

12. 浅表器官　超声能清晰地显示浅表器官的内部回声、边界以及血流灌注等情况，对浅表器官疾病的诊断有重要价值。

13. 肌肉骨骼系统　超声对肌肉、肌腱、周围神经及关节等有较高诊断价值，常见的如诊断肌肉或肌腱的急慢性炎症病变及损伤病变、神经卡压综合征、外源性损伤等，关节周围韧带、滑囊、肌腱等附属结构急慢性损伤及炎症病变，关节腔本身的急慢性炎症及损伤等病变的诊断与鉴别诊断。另外超声对于类风湿关节炎、痛风性关节炎、银屑病关节炎、强直性脊柱炎关节病变等全身免疫性疾病的辅助诊断及疗效评估均有较高的应用价值。

14. 皮肤　超声可用于皮下肿物检查（含触及肿物、外观改变、感觉异常等情况），皮肤创伤检查（含损伤范围评估、异物残留检查、瘢痕及修复评估等情况），皮肤肿瘤性疾病的良恶性鉴别，评估皮肤恶性肿瘤的累及范围及临床分型分期（含肿瘤厚度、周边软组织浸润、皮肤附属器累及、深部组织累及、淋巴结转移、器官转移等），评估炎性疾病对皮肤的累及程度及窦道形成、积液等情况。超声也可用于皮肤疾病治疗前治疗方案的制订，用于皮肤疾病治疗后的疗效评估及随访监测，以及超声引导下皮肤疾病的精准介入诊疗。

15. 妇科　超声可用于诊断和评估各类子宫、卵巢、输卵管的疾病。子宫方面的疾病包括子宫的先天缺如、先天畸形、手术后改变、子宫肌瘤、子宫腺肌病、子宫内膜息肉、子宫内膜占位、宫腔粘连、宫腔积液等，超声既可用于观察病变的大小、位置、数量，也可用于观察病变的回声和形态学异常。卵巢方面，超声可以用于观察卵巢大小、卵巢占位，检测卵泡发育情况。输卵管方面，超声可以用于观察有无输卵管积液、炎症等。

早孕期妇科超声还可以用于判断早孕的有无，排除异常情况（早期流产、葡萄胎、恶性滋养细胞肿瘤等），对宫外孕的检出也有非常重要的作用。超声也可用于评估子宫及卵巢动脉、盆腔静脉丛的异常。妇科超声也常用于引导清宫术、宫内介入手术等。

16. 产科　超声在产科方面的应用有着不可比拟的优势，可用于正常妊娠的评估，胎儿大小测量，胎儿结构观察，宫内附属物如胎盘、羊水、脐带的评估，宫颈的评估、子宫肌层厚度的评估，子宫动脉的评估等。超声对异常妊娠的诊断（先天性胎儿畸形、死胎、胎儿宫内生长迟缓、前置胎盘、脐带绕颈、妊娠合并盆腔肿块等）具有重要的诊断价值。

（二）禁忌证

超声检查一般无禁忌证，如存在局部皮肤损伤，需保证探头无菌方可进行检查。出现以下特殊情况需禁止或延后超声检查：①伴有严重出血倾向、穿刺路径无法避开大血管及重要器官时，不宜实施介入性超声诊疗操作。②对伴有严重心脏疾病如心力衰竭、心律失常、心肌梗死急性期，有食管静脉曲张，食管狭窄，剧烈胸痛、胸闷或剧烈咳嗽不能缓解者，血压过高、过低的患者禁止实施经食管超声检查。③对未婚女性，伴有阴道炎、阴道出血、先天性阴道闭锁者不宜行经阴道超声检查。④对伴有严重腹腔感染、肛管及直肠狭窄、直肠或乙状结肠内异物未取出、严重心肺疾病与功能不全、严重痔疮者不宜行经直肠超声检查。

三、超声技术常用术语

（一）回声（echo）

是指超声波在人体组织内传播的过程中，遇到障碍物产生的反射或背向散射信号。超声声像图上回声主要分为强回声、高回声、等回声、低回声、弱回声、无回声等（图3-15）。

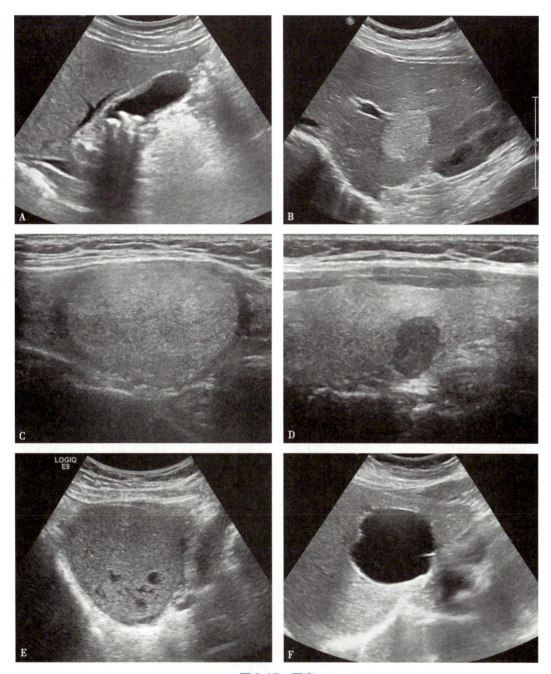

图 3-15　回声

A. 强回声（胆囊结石）；B. 高回声（肝内良性结节）；C. 等回声（甲状腺结节）；D. 低回声（甲状腺结节）；
E. 弱回声（卵巢巧克力囊肿）；F. 无回声（肝囊肿）。

（二）边界（boundary）

是指组织器官或病灶与周围组织的分界，包括边界清晰或边界模糊。

（三）形态（shape）

是指组织器官或病灶的形状。形态可分为规则和不规则形，规则形包括圆形、椭圆形等；不规则形包括分叶状等。

（四）边缘（edge）

是指组织器官或病灶与周边交界处的特征，包括边缘光滑和不光滑。病灶边缘可以呈现一些特殊的表现，如声晕、高回声环、毛刺样等。

（五）纵横比（anteroposterior to transverse diameter ratio，A/T）

纵横比是指病灶前后径与左右径的比值。纵横比是鉴别甲状腺、乳腺等浅表器官肿块良恶性的重要特征之一。

（六）钙化（calcification）

是指病变或组织内部出现钙盐沉积，声像图上表现为强回声，粗大钙化者后方多有声影，微小钙化后方回声可正常。需要注意的是，不是所有的强回声都是由钙化引起。

（七）声影（shadowing）

在声波传播途径中，声束经过具有较强衰减系数的介质，如气体、骨骼、结石等，该物体后方无声波反射的信号传回，表现为物体后方出现条形无回声区（图3-16）。

（八）透声性（sonolucency）

透声性是指声波穿透物体的情况，多用于描述充满液体的囊性结构或管腔结构。透声性较好时，声波能很好地透过组织或病变，组织内部呈无回声、其后方回声因增益补偿而增强；透声性差时，声波不能很好地透过组织或病变，反射回来的声波较多，组织内部呈有回声的实性表现，其后方回声不增强。

（九）囊性（cystic）

是指病灶内部为液体，多表现为无回声区。常见于囊肿，但不仅限于囊肿。

（十）实性（solid）

是指病灶内为实体结构。

（十一）混合性（mixed）

是指病灶内为多种成分混合，如兼具囊性和实性成分。

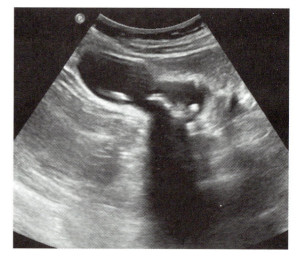

图3-16 声影
胆囊结石后方声影。

（徐辉雄）

第五节 核医学技术

核医学技术包含单光子显像技术和正电子显像技术。核医学检查需要将放射性药物即示踪剂引入人体内，由于放射性药物的化学量很低，发生过敏的概率很低，而且一旦发生多表现为面部潮红的轻微症状，无须特殊处理。但由于存在微量放射性，因此对于孕妇和哺乳期妇女，要进行充分的风险评估后方可进行检查。

一、单光子显像的临床应用

单光子显像因其设备普及率高，所使用放射性核素及其标记的放射性药物易于获得，在很多疾病的诊断与疗效评价中发挥着不可替代的作用，因此在临床上应用广泛。例如，核素心肌灌注显像，在诊断心肌缺血、评价危险度分层和疗效评价等方面发挥着无可替代的作用；骨显像是肿瘤骨转移筛查的首选方法。核医学显像主要是功能性诊断与评价，基于临床对不同疾病诊断和评估的需求，选择不同的核医学检查项目进行检查。

根据采集图像方式，放射性核素显像分为静态采集和动态采集；平面显像和断层显像。动态显像可以是一次连续的采集，也可以是多次静态显像的组合。断层显像可以是独立的采集方式，也可以是在平面显像基础上的进一步检查。

（一）动态采集

注射放射性的示踪剂后即刻采集局部组织或者器官的动态图像。X 射线或者 CT 造影所使用对比剂为高密度的碘制剂，而核素动态采集所使用的示踪剂是以靶向分布到组织或者器官的示踪剂，因此动态采集早期反映血供信息，随着时间的推移，逐渐以反映显像剂被组织或者器官的摄取过程为主；动态采集所获得的图像只是反映血流分布状态，而且为连续扫描。动态采集对于技术要求高，例如，需要"弹丸"注射、注射点不能有外渗，确认采集部位并将病灶置于探头的中心视野，在"弹丸"注射后即刻开始采集等。

根据目的不同，动态采集持续的时间各异。根据使用目的不同，动态采集可以分为以下几类：

1. 基于局部动态采集的功能测定　这是临床使用广泛的检查方法。如肾小球滤过率检查、唾液腺功能检查以及胃排空试验等。通过长时间的动态采集获得一组连续的动态图像，在图像上以靶组织或者靶器官为感兴趣区勾画其轮廓，获得相应组织或者器官的时间 - 放射性曲线，反映其血供和功能的变化。如肾小球滤过率测定图像。注射显像剂（^{99m}Tc-DTPA）即刻连续动态采集 25min，通过分别勾画双肾轮廓和确认主动脉管腔的位置，分别获得双肾的功能曲线。

2. 基于局部动态采集观察血供或者血流　在注射显像剂后几分钟的动态采集，观察局部组织或者器官的血供，如骨肿瘤患者局部的动态显像；或者是观察血管是否具有血液外渗，如消化道出血显像等。局部动态显像需要结合平面（静态）显像对病变进行分析。

（二）静态显像

静态显像是核医学传统、经典的显像项目，因所用的显像剂不同，具有不同的内涵。其检查过程是通过静脉注射显像剂后，经过一定时间的在体内的分布和靶器官的吸收，再进行静态显像。静态显像往往作为病变筛查的手段，根据显像剂分布的差异作为评价异常的根据。为了获得更多有价值的信息，多再进一步进行断层图像采集。根据图像包含的范围不同，分为局部静态显像和全身静态显像。局部静态显像是探头所覆盖视野内的平面影像，如甲状腺平面显像（图 3-17）、肺通气 / 灌注显像的平面影像等。全身静态影像，是通过检查床匀速移动通过探头的采集视野，完成全身图像采集，如骨扫描等。为了获得高质量的图像，静态显像要求探头尽可能地贴近人体，从而最大限度地采集，提高放射性计数的采集效率，减少其他部位的散射干扰；采集的计数一定要充分。

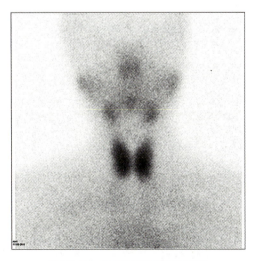

图 3-17　正常甲状腺静态显像

（三）断层显像

是探头围绕人体某一特定部位旋转一定的角度进行采集以获得足够的信息量，经过计算机处理后获得断层图像。每次所采集的范围就是探头所能覆盖的范围，越是接近探头视野中心位置的图像质量越好。断层显像克服了平面影像系重叠影像之不足，可以更加敏感地发现病变。但是核医学影像是功能影像，而且注射的放射性药物剂量有限，体内发射出的射线量比较低，所获得的图像缺乏必要的解剖信息和标识，因此，图像采集计数充分，是获得更多解剖信息的方法之一，融合影像是获得功能与解剖影像的最佳模式。

临床上应用断层显像有两种情形，一种是核医学的影像检查就是以断层形式体现，如心肌灌注显像和脑血流灌注显像，就是以断层图像显现；另一种是在平面显像发现疑似病变的基础之上，再进行断层图像采集，通过对平面与断层图像的综合分析来诊断疾病。核医学断层显像，经过计算机处理重建出横断面、矢状面和冠状面图像（图3-18）。在进行图像分析时，需要对3个断面的图像进行综合分析评价，而不是仅凭单一断面图像异常就能够确定为病变，需要排除假阳性可能。

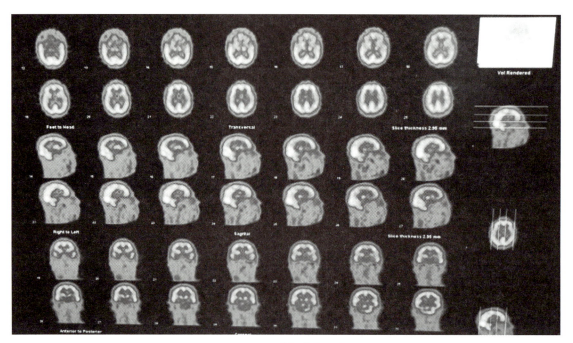

图3-18 头颅灌注显像

二、正电子显像的临床应用

单纯的正电子显像只有专用PET还在使用，如乳腺专用PET成像仪，而用正电子进行全身显像者多以融合显像的形式使用。其主要原因在于没有衰减校正图像使得图像质量欠佳，而且缺乏必要的解剖信息。

单器官专用PET成像仪的优势在于采用特殊的结构设计，使得靶器官与探测器能够密切接触，获得局部的高质量图像，例如乳腺专用PET采用俯卧位采集，使得乳腺自然下垂与检查床上的凹槽相适应；其不足之处是解剖定位信息不充分，由于注射到体内的显像剂是全身分布的，并没有因为是局部图像采集而减少放射性药物产生的辐射剂量，而且其检查流程与全身PET检查相同。

（石洪成）

第六节 融合成像技术

随着技术的进步,融合影像设备,如SPECT/CT,PET/CT 和 PET/MR 等成为核医学影像学检查在临床应用中的主流设备,其优势体现在核医学功能影像与 CT 或者 MR 等解剖影像的优势互补,实现各自单独检查都无法实现的价值,即"1+1>2"的效能。融合影像设备中,CT 或者 MR 的价值体现在两方面,一是通过衰减校正技术改善核医学的图像质量,另一方面是通过 CT 或者 MR 影像提供解剖定位和诊断信息。融合影像设备的临床应用,在图像采集、影像解读等多方面,对相关人员提出更高的要求,不仅要掌握相关设备的性能,更为重要的是要充分了解其整合优势,并在临床实践中得以充分发挥。

一、SPECT/CT 的临床应用

SPECT/CT 是基于单光子显像基础上的融合影像设备,具有设备普及率高,临床应用广泛的特点。SPECT/CT 是在单光子平面显像基础上的进一步扩展应用,多数情况下通过平面显像确定进行融合影像采集的部位,然后分别采集 SPECT 和 CT 图像,CT 可以根据需要选择诊断级 CT 或者非诊断级 CT,所采集的原始数据经过计算机处理获得 SPECT 图像和 CT 图像以及二者的融合图像。与常规 CT 采集方法不同,核医学融合影像设备中的 CT 多采用连续扫描的方式,所获得的图像能够高质量地显示冠状位和矢状位图像,满足与相应断面 SPECT 图像的融合要求。根据所使用显像剂的不同、自身需求不同,可以有不同的适应证选择。针对临床常规检查项目,SPECT/CT 具有优势的应用领域简介如下:

(一)骨显像

骨平面显像(图 3-19)系重叠影像,多方面的原因使得其难以充分显示病变的微小细节,易于导致漏诊或误诊。在以下几方面,推荐常规使用 SPECT/CT 检查,其中包括对于鼻咽癌患者疑似颅底受累者,SPECT/CT 可以解决因解剖结构复杂而使得颅底病变难以显示的困境;骨平面

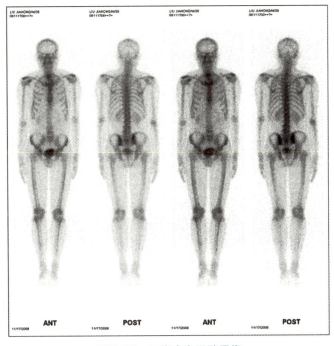

图 3-19 正常全身骨骼显像

显像没有发现异常,但是查体发现有明确的压痛点,SPECT/CT可以显示显像剂聚集不明显的病灶;假体植入术后疑似假体松动或者感染者、骨肿瘤术后疑似复发者、评价移植骨存活状况者、评价骨转移灶的动态变化者以及制订肿瘤骨转移病灶的放疗计划者,SPECT/CT可以发现显像剂轻微聚集异常的病灶,有助于早期、精准地发现和显示病灶。

(二)心肌灌注显像

首先借助于CT进行衰减校正以改善SPECT心肌图像质量;其次借助于同机CT获得的钙化积分或CT冠状动脉血管成像,提高对冠心病心肌缺血诊断和危险度分层的准确性(图3-20)。

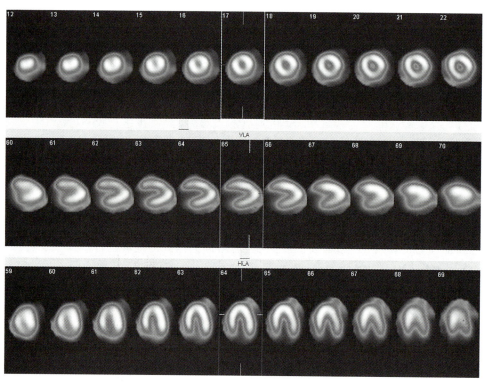

图3-20　正常心肌灌注成像

(三)脑血流灌注显像或者受体显像

借助于同机诊断CT影像,鉴别是器质性病变所导致的功能异常,还是单纯非器质性病变的功能异常。

(四)甲状旁腺显像

弥补单纯SPECT显像缺乏解剖信息之不足,借助于SPECT与诊断CT图像的结合,提高诊断的灵敏度和特异性。

(五)甲状腺显像

疑似胸骨后甲状腺或者异位者、自主性高功能腺瘤的诊断,需要抑制试验前、后的影像对比者,借助于CT图像提供诊断信息、准确解剖定位并借此勾画感兴趣区,实现在SPECT图像上更加准确的半定量分析。

(六)异位胃黏膜显像或消化道出血显像及肾皮质显像

借助于CT图像提高诊断的灵敏度和特异性,提供解剖定位。

(七)^{125}I粒子显像

借助于CT图像提供精确的解剖定位,利于粒子植入后的剂量验证,对于发生游走的粒子亦有帮助。

（八）肺通气灌注显像

借助于屏气采集的诊断 CT 图像，发现肺组织的器质性病变，准确鉴别功能性病变与继发于器质性病变的功能性异常；通过 CT 提供解剖信息，提高勾画感兴趣区的准确性，进而可以细化评价该区域的通气或者是灌注功能，为后续治疗提供参考信息。

（九）^{131}I

治疗分化型甲状腺癌过程中，其平面显像所见与甲状腺球蛋白或者甲状腺球蛋白抗体等化验结果不一致，疑似有转移灶者；平面显像发现颈部以外的放射性聚集，且难以确定其性质时；发现颈部淋巴结转移，为后续外科手术提供信息者。

（十）肾小球滤过率测定

具有腹膜后肿瘤或者肾脏形态/位置异常者、BMI 指数不正常者，借助于 CT 图像测量肾脏深度。

二、PET/CT 的临床应用

PET/CT 是正电子发射型计算机成像与 CT 融合影像。与单光子显像和 SPECT/CT 不同，PET/CT 显像所获得的是断层图像，没有平面图像；断层图像涵盖的常规范围是从颅底至股骨中段，即所谓的全身 PET/CT 检查，必要时进行从颅顶至足底的真正的全身显像。PET/CT 所使用的含有发射正电子核素的放射性药物进行诊断，由于注射到人体内的放射性活度很低、同时放射性药物中的载体化学量很低，因此罕有过敏反应发生，需要关注的就是对射线敏感人群，如孕妇、哺乳期妇女等。

PET/CT 临床应用广泛，主要用于肿瘤的诊断、分期、再分期、疗效评价与原发灶寻找，发热原因待查，神经系统疾病诊断，心肌缺血诊断与心肌活力评价等领域。PET/CT 检查的流程与方法相对复杂，因所使用的显像剂不同而异。在检查流程的全过程中，任何一个环节的质量控制都至关重要，否则将会对图像质量和诊断的准确性造成影响。以目前临床上广泛使用的显像剂 ^{18}F-FDG 进行肿瘤显像为例，其检查的流程和检查方法的关键要素简介如下：

（一）注射前的准备

1. 检查前严格控制血糖 检查前 6h 内禁食及禁饮含碳水化合物的饮料，停止静脉输注含葡萄糖的溶液，禁服药物糖浆、含糖衣的药物等。药物注射前检测指尖血糖，血糖控制在不高于 11mmol/L（约 200mg/dL），否则有影响图像质量的风险。

2. 糖尿病患者的血糖控制 检查前空腹至少 4h，以保证较低的血糖水平和胰岛素水平。检查前若发现血糖高，优先使用口服降糖药，并在口服降糖药至少 4h 后行 PET/CT 检查；对于怀疑胃肠道病变者，检查前应停用二甲双胍至少 2d。必须使用胰岛素者，首选速效胰岛素，皮下注射（15min 进入血液，60min 达峰，作用持续 2～4h），在注射胰岛素 4h 后注射 FDG；使用短效胰岛素者（皮下注射后 30min 进入血液，2～3h 达峰，作用持续 3～6h），可在 6h 后注射 FDG 进行 PET/CT 检查。检查前不推荐使用中效胰岛素（作用持续 12～18h）和长效胰岛素（作用持续约 24h）控制血糖。糖尿病患者到检后，需尽快安排检查以免出现低血糖。

3. 现场实测患者的身高、体重等信息 避免人为因素导致误差。

4. 收集患者近期的相关资料 如超声、CT 和 MRI 等影像学检查资料，若患者最近 1 周内做过钡剂检查且体内有大量残留者，则延期进行显像或洗肠后再进行显像；实验室检查项目包括肿瘤标志物、血常规、肝肾功能、胸腔积液及腹腔积液化验结果及其他相关检查结果；胃肠镜及活检检查，需记录活检部位、范围、组织病理类型、分级及免疫组化类型。

5. 根据病史信息对一些特殊患者在扫描时进行相应调整 脑转移或可疑病变患者，头颅 PET 扫描 5～8min；颅底、鼻咽部或颈部病变的患者进行头颈部加宽床位扫描；四肢部位病变或腋窝、腹股沟病变怀疑四肢来源，比如黑色素瘤，扫描范围应包括相应肢体。

6. 按照标准计算剂量 按照 3.7～4.44MBq/kg 给药标准计算所要给予的 ^{18}F-FDG 剂量，避免选择在具有病变的一侧肢体注射。

（二）注射后的管理

1. 注射后休息 注射后患者应安排在安静、舒适温度的环境中休息；避免因不停走动、一直讲话或者是打电话，导致肌肉摄取大量显像剂而影响疾病诊断。

2. 注射后饮水 注射后要适度饮水，一方面可以加速排泄未被摄取的显像剂，减少患者的辐射剂量；另一方面，可以降低血液中的放射性本底，提高图像质量。患者饮水后，要尽可能避免污染衣物，导致采集图像时出现伪影干扰。

（三）上机检查前的准备

1. 避免体外伪影 提醒患者去除可拆卸的金属物品及装饰物。女性患者需去除胸罩或有装饰的内衣。

2. 避免尿液污染 上机器检查前排空尿液，避免具有放射性的尿液污染衣物，同时也要避免膀胱内含有大量放射性的显像剂对图像质量造成影响。

3. 止痛药的使用 具有明显疼痛症状的患者，可使用适量止痛药，以避免在检查过程中发生不自主的运动或由于疼痛难以忍受而终止检查。

4. 饮水 按照要求适量饮水，充盈胃腔。

（四）图像采集过程中的操作规范

1. 确认信息，协助患者 确认患者姓名等信息准确无误，是否按照要求进行了前期准备；协助患者保管好随身携带的贵重物品。

2. 检查体位 协助患者平卧在检查床上，保持放松状态。身体中轴与检查床的中轴线一致，尽可能保证患者的舒适度，避免在检查过程中发生移动。根据检查要求，上臂上举双手交叉抱头或下垂放在两侧身旁或腹部。

3. 呼吸训练 提示患者在检查过程中要保持平静呼吸，避免咳嗽和深呼吸，在检查过程中保持体位固定。如具有明显剧烈咳嗽的患者，最好在显像前使用适量的药物尽可能地控制相应的症状，以避免对图像质量造成明显的影响。已经明确要进行肺部薄层扫描者，训练患者深呼吸。

4. 特殊要求显像 延迟显像的患者，根据再次显像的关注点，提示患者按照要求进行准备：如膀胱显像的患者要求多喝水多排尿，并在检查前憋尿使膀胱充盈后显像；充盈胃显像的患者要求显像前尽可能多喝水将胃壁撑开。检查结束后医生现场评估所采集的图像是否满足诊断需求，是否需要额外采集。

（五）检查过程中医技护的联动

PET/CT 检查过程复杂，涉及问诊、显像剂注射、注射后候诊、图像采集和图像质量评价等多环节。所以 PET/CT 检查包括医师、技术人员、护理和护工团队在围绕着患者服务，各环节相辅相成，也相互制约。如果各环节能够联动、互动，协同推进，则有助于人员、设备和空间发挥效能的最大化。对于具有多台 PET/CT 且在超负荷运转的情况下，这一点显得更加重要。

三、PET/MR 的临床应用

目前临床上使用的 PET/MR 具有两种形式，一种是 PET 和 MR 置于同一机架内的一体化 PET/MR，另一种是 PET/CT 与 MR 通过轨道连接，呈现为分体式。一体化的 PET/MR 能够同步完成 PET 与 MR 的采集，能够实时同步显示人体代谢和功能与 MR 信号间变化，而且图像配准更加精准，因此，一体化的 PET/MR 具有明显的优势。PET/MR 检查的过程与 PET/CT 相类似，根据使用的目的不同，选择不同的显像剂。放射性药物罕有过敏，PET/MR 检查的禁忌证主要来自磁共振检查的禁忌证。PET/MR 临床应用的时间不长，其临床应用的优势依然还在探索之中，面临的挑战还很多。目前认为,PET/MR 适应证与 PET/CT 相似,只是针对不同系统的疾病更具有优势。

借助于 MRI 具有良好的软组织对比度以及多参数成像,使得 PET/MR 在一些疾病的显示和诊断方面具有一定的优势。但是,核心问题是要有更多的针对疾病的放射性分子探针,否则就与 MR 影像诊断无异。目前,PET/MR 所使用的显像剂与 PET/CT 相同,以下就 ^{18}F-FDG 临床应用的状况简介如下:

(一)PET/MR 临床应用的优势领域

1. 在中枢神经系统的应用 借助于 MR 图像的优势,对于颅内、脊髓内的病变能够充分显示,基于此可以评价病变对于 ^{18}F-FDG 的摄取状况。与 PET/CT 相比,PET/MR 对于病变的探测效率和诊断准确性明显提高。如果使用一些特异性的显像剂,对于一些疾病的诊断与评价会更加客观。

2. 在腹盆部脏器诊断中的应用

(1)在肝脏肿瘤诊断与评价中的应用:借助于 MR 图像的优势,能够显示分化良好的肝细胞肝癌,通过 ^{18}F-FDG PET 图像与 MR 图像的对比分析,可以提高对肝细胞肝癌诊断的准确性,而且还可以对其肿瘤的生物学行为及预后做出判断。对于肝内胆管细胞癌、肝门胆管细胞癌等可以敏感显示病灶及其沿肝内胆管分布的转移灶。

(2)梗阻性黄疸病因诊断中的应用:重点是通过 T_2W 图像,尤其是冠状位 T_2W 和 MRCP 与 PET 图像的融合,可以清晰显示扩张的胆道系统管道,以及梗阻点的 MR 图像信息及糖代谢的情况,借助于整合优势可以明显提高定位和定性诊断的准确性。

(3)在胰腺疾病诊断中的应用:与 PET/CT 相比,借助于 MR 图像能够更加充分显示胰腺病变及其与胰腺导管之间的关系。

(4)前列腺疾病的诊断:借助于 MR 图像能够清晰显示前列腺的结构,病灶易于显示。应用 ^{68}Ga-PAMA PET/MR 显像对于显示前列腺癌病灶及其转移灶更加明显。

(5)女性生殖系统:借助于 MR 图像的软组织对比度,能够清晰显示子宫内膜与肌层的结构,尤其是在矢状 T_2W 图像上,易于评价病灶的全貌。

3. 骨与软组织病变的诊断 PET/MR 融合影像对于骨骼病变的显示、病灶范围的确定具有明显的优势。

4. 儿童 PET/MR 没有 CT 带来的辐射,成为儿童为减少辐射剂量的一种选择。

(二)PET/MR 面临的挑战

PET/MR 的优势在于软组织分辨率高、具有多参数成像,但同时带来的挑战是肠道疾病诊断困难,多参数成像使得成像时间明显延长。如何恰当地发挥 PET/MR 的整体优势,恰到好处地选择成像序列以合理地减少图像采集时间,目前依然在探索中。

(石洪成)

第七节 放射治疗技术

一、肿瘤放射治疗分类

放射治疗作为肿瘤局部治疗手段,具有不可替代的作用。约 70% 的肿瘤患者在病程的不同时期因不同的适应证而需要接受放疗,部分肿瘤可由放疗治愈。临床肿瘤放疗的原则是最大限度地消灭肿瘤,同时尽可能地保护正常组织和器官,从而达到控制肿瘤、延长患者生存时间、提高患者生活质量的目的。按照放疗的目的,可以分为根治性、辅助性和姑息性放疗。

（一）根治性放疗

根治性放疗是以根治肿瘤为目的，通过给予肿瘤组织致死剂量的照射，使肿瘤缩小、消失，达到临床治愈的效果。主要适用于以下情况：①肿瘤生长局限且无远处转移；②肿瘤生长在重要器官或邻近重要器官，手术切除将严重影响重要器官的功能或无法彻底切除；③肿瘤对放射线敏感，放疗能有效控制或消灭肿瘤；④部分早期肿瘤患者因合并症等原因不能耐受手术治疗；⑤一些局部晚期肿瘤因侵犯周围正常组织而难以手术根治，也可采用放射治疗达到根治目的。根治性放疗要求肿瘤病灶的照射剂量必须达到根治量，并且要将潜在的肿瘤转移区域也包括在内，因此肿瘤的照射范围大、剂量高。

长期以来，放射治疗作为根治性治疗方法，已广泛应用于头颈部肿瘤、早期霍奇金淋巴瘤和皮肤癌的治疗，使患者得到治愈或获得长期生存。鼻咽癌是典型的以放疗为主且获得较高根治性治疗的代表。对于不能手术或不能耐受手术的食管癌、肺癌、肝癌、前列腺癌和宫颈癌等，根治性放疗可达到与手术治疗相当的效果，而且能够保留器官功能，显著提高患者生存质量。对于一些通常以手术为首选的早期肿瘤，若患者无法耐受手术，根治性放疗是一种有效的局部治疗手段。美国 MD Anderson 肿瘤中心总结了 2004—2014 年 1 092 例早期非小细胞肺癌（T1～2N0M0，第 7 版）患者接受立体定向放疗治疗后的长期随访结果，显示 3 年生存率达 59.7%，5 年生存率 44.8%。目前认为立体定向放疗是不能手术或拒绝手术的早期非小细胞肺癌患者的标准治疗。

（二）辅助和新辅助放疗

在多数情况下，单纯放射治疗并不能取得满意的效果，需要与手术治疗和 / 或化疗联合以提高疗效，即辅助性放疗，其广泛地用于局部非早期患者，或者希望提高患者局部控制率的治疗。根据辅助性放疗与手术的关系，可将其分为术前、术中和术后放疗。术前新辅助放（化）疗在肿瘤综合治疗中的发挥越来越重要的作用。

1. 术前放疗　在手术前对肿瘤进行放射治疗，降低局部肿瘤分期，将难以彻底切除或无法切除的病灶转化成可手术切除的病灶，提高手术切除率，降低术后的局部复发率，提高正常组织或器官功能的保全率。主要用于局部非早期肿瘤如直肠癌、宫颈癌等的术前放疗。

2. 术中放疗　用于在手术切除肿瘤后或手术暴露不能切除肿瘤的情况下，于术中对肿瘤、瘤床及其邻近淋巴引流区等采用电子束进行单次大剂量的照射，肿瘤照射剂量高，可保护或避开非照射组织。不仅可以提高局部控制率，放疗不良反应也较轻。目前主要用于手术难以彻底切除的肿瘤治疗，例如胰腺癌、胃癌及乳腺癌保乳治疗等。

3. 术后放疗　凡手术切缘阳性或术后病理结果提示具有局部复发高危因素的患者需要术后放射治疗，对瘤床、残存肿瘤或具有转移危险的淋巴引流区等进行挽救或预防性照射，消灭瘤床区或区域淋巴引流区可能残留的亚临床病灶。术后放疗是提高局部控制率和总生存率的重要治疗环节，如乳腺癌、肺癌、直肠癌和妇科肿瘤等的术后放疗。

（三）姑息性放疗

姑息性放疗是指以解除晚期恶性肿瘤患者痛苦、改善症状及延长其生命为目的的放射治疗，如肿瘤骨转移患者的止痛放疗、脑转移患者的全脑放疗等。临床上又可分为高姑息和低姑息两种。高姑息治疗用于一般状况尚好且预后较好的患者，所给剂量为根治量或接近根治量。低姑息治疗用于一般状况较差或肿瘤晚期，只达到减轻痛苦目的的患者，放射剂量相对较低，主要采取增加单次照射剂量，缩短治疗时间的治疗方式，快速达到缓解症状的目的。

姑息性放疗有效治疗的有力例证之一是缓解骨转移灶的疼痛，尤其是对溶骨性转移灶，放疗的止痛效果较好。在治疗后的数天至数周内，80%～90% 的患者可获得疼痛缓解，其中 40%～50% 患者可以得到完全缓解。颅内转移瘤也是姑息性放疗的常见适应证，尤其是引起颅内压升高和颅内占位有关症状的转移瘤，采用全脑放疗、立体定向放疗或两者联合使用，迅速缓解脑水肿症状。

对于肿瘤引起的压迫或阻塞症状，如脊柱转移瘤引起的脊髓压迫、肺癌或纵隔肿瘤引起的上腔静脉综合征、消化系统肿瘤引起的消化道梗阻、腹腔肿瘤引起的泌尿系统梗阻等，姑息性放疗可起到有效的缓解作用。

二、常用放射治疗技术

（一）三维适形放射治疗和调强放射治疗技术

理想的放射治疗技术应该是高剂量分布在三维方向上，与肿瘤靶区形状一致。为了达到剂量分布的三维适形，必须满足两个条件：①照射野形状与肿瘤靶区形状一致；②照射野内的剂量强度按一定要求进行调节，即根据肿瘤靶区形状和靶区周围重要器官对束流强度进行调节，以达到最佳剂量分布。满足条件①者称之为三维适形放射治疗（three dimensional conformal radiation therapy，3D-CRT），同时满足以上两个条件者称之为调强放射治疗（intensity-modulated radiation therapy，IMRT）。3D-CRT 和 IMRT 是肿瘤放疗技术上的重大革新，是计算机技术和影像学发展及放射物理剂量计算方法改进等多种技术进步的结果。

（二）立体定向放射治疗

立体定向放射治疗（stereotactic radiation therapy，SRT）是指采用立体定向技术，用多个小野从三维空间将放射线聚焦在病灶，实施单次或多次大剂量照射，在肿瘤靶区内形成高剂量，而周围正常组织受量很小。立体定向体部放射治疗（stereotactic body radiation therapy，SBRT）是 SRT 技术的拓展。1952 年，瑞典神经外科学家 Lars Leksell 首先提出立体定向放射治疗的概念，目前 SRT 技术已广泛应用于早期肺癌、肝癌、寡转移灶放疗等多种治疗策略中，具有高局部控制率、低正常组织损失的特点。

（三）放射性粒子植入

放射性粒子组织间植入是指在三维治疗计划系统指导下，将微型放射源按一定间距植入瘤体内或病变区，通过其持续发出的低能量射线达到控制或杀死肿瘤细胞的目的。其特点是肿瘤组织可以得到有效的杀伤剂量而周围正常组织受量较低，对周围组织损伤小，安全性高。适用于早期低危前列腺癌和难以手术切除或残存肿瘤的治疗，如胰腺癌术中粒子植入治疗。

（四）术中放射治疗技术

术中放射治疗（intraoperative radiation therapy，IORT）是对在手术过程中暴露出的肿瘤或瘤床进行单次大剂量（10～20Gy）的照射。术中放射治疗则由外科医师手术切除或暴露肿瘤后，将射线直接对准肿瘤、瘤床等术区进行照射，同时用特制的铅块遮挡肿瘤周围对放射线敏感的正常组织，或将其置于照射野之外，在提高局部控制率的同时避免外照射可能造成的正常组织损伤。

（五）质子和重离子放射治疗技术

肿瘤粒子放疗已有半个多世纪的历史。因其物理与生物学特性的优势，近几年来受到广泛关注且发展迅速。由于粒子放疗设备昂贵，到目前为止全球仅有几十家单位用粒子放疗治疗恶性肿瘤。现有的临床放疗经验证实，其临床适应证包括：①邻近重要器官、增殖较慢或对常规放疗抗拒的肿瘤，如腺样囊性癌；②不适合手术的Ⅰ～Ⅲ期肺癌；③颅底脊索瘤和软骨肉瘤；④原发性肝癌；⑤眼部葡萄膜和脉络膜黑色素瘤、眼眶肿瘤；脑星形胶质细胞瘤、孤立的脑转移灶、垂体瘤、脑膜瘤；⑥头颈部肿瘤如鼻咽癌、局部晚期的口咽癌；⑦前列腺癌等。

1. 质子　质子是低线性能量传递（linear energy transfer，LET）放射线，产生稀疏电离辐射。质子射线和高能 X 射线的主要区别在于它进入体内的剂量分布，当质子射线在进入体内后剂量释放不多，而在到达它的射程终末时，能量全部释放，形成所谓的布拉格峰（Bragg peak），而在其后的深部剂量几近于零。这种物理剂量分布的特点，非常有利于肿瘤的治疗和正常器官的保护。

2. 重离子 属高 LET 射线。射线进入人体后的深部剂量分布和质子类似,布拉格峰后的剂量虽然迅速降低,但是比质子要多。产生的放射损伤 70% 以上是 DNA 的双链断裂,放射损伤不易修复,而且放射损伤的产生不依赖氧的存在,故对乏氧肿瘤亦有效。

(六)其他

随着放疗技术的不断发展,呼吸门控技术(respiratory gating technology)及图像引导放射治疗(image-guided radiation therapy,IGRT)的出现使放射治疗的精确性进一步提高。其他如全身照射治疗技术(total body irradiation,TBI)、组织间插植技术和高剂量率后装治疗技术也已在临床广泛应用并取得很好的效果。

三、放射治疗计划与实施

现代放射治疗的计划和实施是一个多学科组合、多种工作人员协同、多环节和多步骤的复杂过程,其质量控制直接关系到治疗质量和疗效。

(一)临床评估

治疗前应详细了解患者的病史、体检、影像学资料、一般状况和合并症等,评估患者对放射治疗的耐受性,确定放射治疗的目的,制订治疗方案。

(二)体位固定

为保证放射治疗准确实施,患者应尽量采取舒适、重复性好且能满足治疗需要的体位。需要使用一些体位固定装置,如温塑面罩、真空垫、体架等。

(三)定位与图像采集

应用 X 射线或 CT 模拟定位机,采集患者的治疗图像;并应用激光灯等定位系统,建立治疗可复制性的标记。

(四)勾画靶区及危及器官

放疗医师根据患者病情,并考虑局部组织器官的位移及治疗设备精确性等多方面因素,综合分析后,在所采集的治疗图像上标记勾画出放射治疗区域范围及重要的正常组织器官,并根据系统误差和随机误差进行适当的外扩。

(五)治疗计划设计

放疗物理师根据医师制订的治疗方案,设计照射野方向、大小和形状、各照射野权重及处方剂量等,并优化供选择。

(六)计划评估

放疗医师及物理师对治疗计划进行评估,目的是了解肿瘤受照剂量是否满足临床要求,正常组织受量是否超过耐受剂量,治疗计划是否符合临床治疗的要求。

(七)位置验证

在治疗计划执行前及执行过程中,应对位置进行验证、配准以减少误差,避免出现错误。

(八)剂量验证

剂量验证是确认患者实际受照剂量是否与计划给予剂量相同,通常用模体代替人体测量。

(九)实施放射治疗

以上工作完成后,由放射技师在放射治疗机上对患者进行摆位,核对并校准所有参数后执行治疗。

四、放射增敏

放射治疗是恶性肿瘤治疗的有效方式之一,但是高能量的放射线在杀死肿瘤细胞的同时,不可避免地会损伤肿瘤周围正常组织。如今随着精确放疗技术的发展,不仅提高了放疗疗效,而且也减少了放射线对肿瘤周围正常组织的损害,但是仍有不少恶性肿瘤患者存在局部复发和放疗毒副作用。为了既能最大程度杀伤肿瘤细胞，又能把对肿瘤周围正常组织伤害降至最低的放射剂量，增加肿瘤局部控制率，提高肿瘤放射敏感性，"放射增敏剂"这一概念被提出。它的作用在于可不增加放射剂量，提高放疗疗效和治疗增益比。

（一）放射增敏机制

放射增敏机制的研究包括肿瘤细胞微环境，血管形成，放射所致细胞信号转导过程，DNA 损伤和细胞周期紊乱、凋亡、分化等多个非常复杂的领域：①增加射线对肿瘤细胞的原发性损伤；②减弱肿瘤细胞放射后亚致死性损伤与潜在致死性损伤的修复能力；③影响细胞周期；④细胞周期检查点；⑤促进肿瘤细胞凋亡；⑥影响信号转导通路；⑦自由基的分子靶点。

（二）放射增敏剂

目前真正应用于临床的高效低毒、价廉的放射增敏剂很少，大多数仍处于临床前期研究。

1. 传统药物 ①铂类药物：铂类药物是迄今为止唯一具有 I 类证据的放射增敏剂，包括顺铂、卡铂以及奥沙利铂；②抗代谢药物：包括氟尿嘧啶和胞苷类似物；③紫杉烷类和微管稳定药物；④拓扑异构酶抑制剂：包括拓扑替康、伊立替康和依托泊苷；⑤DNA 烷化剂。

2. 靶向药物 包括表皮生长因子受体的靶向抑制剂、人表皮生长因子受体 -2 单抗隆抗体、聚腺苷二磷酸核糖聚合酶抑制剂等药物。

3. 免疫制剂

4. 与放射相关的微小 RNA

五、放 射 防 护

放射防护是研究保护人类（可指全人类、其中一部分或个体成员以及他们的后代）免受或尽量少受电离辐射危害的应用性学科。有时亦指用于保护人类免受或尽量少受电离辐射危害的要求、措施、手段和方法。放射防护的目的是避免发生有害的确定性效应，并把随机性效应的发生概率限制到可接受水平。

（一）放射防护三原则

国际放射防护委员会（International Commission on Radiological Protection，ICRP）在 1977 年第 26 号出版物中提出，防护的基本原则包括辐射实践的正当化，辐射防护的最优化和个人剂量限值。这三项原则构成剂量限制体系：正当化是最优化过程的前提，个人剂量限值是最优化的约束条件，最优化是辐射防护的核心。

1. 实践的正当化 是指为防止不必要的照射，在引入任何伴有辐射照射的实践之前都必须权衡利弊，只有当带来的利益大于为其所付出的代价（包括对健康损害的代价）时才能认为是正当的，则该实践为正当化实践。若引进的某种实践不能带来超过代价的净利益，则不应该采取此种实践。

2. 防护的最优化 是考虑到经济和社会因素之后，使任何辐射照射应当保持在可以合理做到的最低水平。但并不是说剂量越低越好，而是在考虑到社会和经济因素的条件下使照射低到合理的程度。

3. 个人剂量限值 个人剂量限值是辐射防护权威部门建立的一个剂量水平，高于该水平的照射对个人的后果被视为不可接受的。在放射实践中，应当避免产生过高的个体照射量，保证个人所受的照射剂量不超过规定的相应限值。

（二）放射防护基本方法

放射防护的基本方法包括外照射防护基本措施和内照射防护基本措施。外照射防护基本措施包括时间防护、距离防护、屏蔽防护。内照射防护的基本措施包括降低空气中放射性核素的浓度、降低表面污染水平、防止放射性核素进入人体、加速体内放射性核素的排出。

（章　真）

第八节　介入治疗技术

一、血管性介入技术

（一）经导管动脉栓塞术

经导管动脉栓塞术（transcatheter arterial embolization，TAE）指在行诊断性动脉造影后，根据病变部位、性质、血管解剖等，采用超选择性插管技术，尽量使导管接近病变部位，在影像设备引导下缓慢注入栓塞剂，直至血流速度缓慢或完全阻断。栓塞结束后行造影复查，以观察栓塞效果。临床上常用于以下几方面：

1. 止血　栓塞治疗可控制体内多种原因导致的出血。根据器官血供特点、出血部位及出血程度选用合适的栓塞材料，以栓塞出血动脉或接近出血部位的血管为宜。

（1）外伤性出血：肝、脾、肾外伤性出血，行相应出血动脉栓塞；骨盆骨折导致大出血，经髂内动脉栓塞出血动脉；胸壁出血行内乳动脉栓塞等。

（2）医源性出血：活检术误伤血管，术后感染引起动脉炎或动脉瘤破裂出血。

（3）肿瘤出血：鼻咽肿瘤出血行颈外动脉栓塞；肺癌伴咯血行支气管动脉栓塞等。

（4）溃疡出血：胃十二指肠溃疡出血，根据出血情况进行供血动脉栓塞治疗。

（5）胃底-食管静脉曲张出血：行经颈静脉肝内门腔内支架分流术（transjugular intrahepatic portosystemic stent-shunt，TIPSS）和胃冠状静脉栓塞术进行止血，效果优于外科分流术及胃底静脉结扎术。

2. 治疗血管性疾病　用于治疗动静脉畸形（arteriovenous malformation，AVM）、动静脉瘘（arteriovenous fistula，AVF）和动脉瘤，尤其对颅脑血管性病变的治疗价值更大。

3. 治疗肿瘤

（1）术前辅助性栓塞：用于富血供肿瘤，如脑膜瘤、鼻咽血管纤维瘤等，有利于肿块完整切除、减少术中出血及转移。

（2）姑息性栓塞：用于不可切除的恶性富血供肿瘤，改善生活质量及延长寿命。肝癌栓塞治疗效果媲美于手术切除，微创且适应证广。下列情况不适用栓塞治疗：①恶病质；②严重心、肝、肾功能不全；③肝动脉-门静脉瘘患者；④门静脉主干癌栓完全阻断门静脉血流或其阻塞程度超过60%；⑤肿瘤负荷占全肝的70%以上。

（3）相对根治性栓塞：用于良性富血供肿瘤，如子宫肌瘤、鼻咽血管纤维瘤等。

4. 器官灭活

（1）内科性脾切除：脾动脉栓塞术用于解决各种原因引起的脾大、脾功能亢进，如器官移植导致的免疫抑制、继发于脾静脉血栓形成及肝硬化引起静脉曲张出血等。

（2）内科性肾切除：肾动脉栓塞术阻断肾分泌生物活性物质，用于肾动脉狭窄所致的高血压、肾病所致严重蛋白尿及恶性高血压的晚期肾衰竭等。

5. 不良反应及其处理　栓塞后综合征（post-embolization syndrome）指靶动脉栓塞后，因组织缺血坏死引起的恶心、呕吐、疼痛、发热、胃肠道功能紊乱等症状。一般给予对症处理1周内得以改善。栓塞不良反应包括感染、误栓、血管损伤、器官功能受损等，其发生与适应证选择不当、过度栓塞、无菌操作不严格、操作技术不熟练等相关。

（二）经动脉放射栓塞术

经动脉放射栓塞术（transarterial radioembolization，TARE）是指在影像导向引导下经导管向肿瘤内部注入放射性微球，通过持续低剂量辐射，杀伤肿瘤细胞的介入技术（图3-21）。

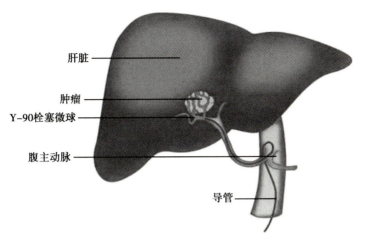

图 3-21 经动脉放射栓塞术

因 TARE 为一种近距离放疗,局部放疗剂量高,对肿瘤细胞有明显杀伤作用,外周剂量相对较小,对周围组织损伤较轻。经动脉内注入放射微球,可持续杀伤肿瘤细胞及具有部分栓塞作用,目前临床常用 Y-90 微球治疗肝癌和肝转移癌。

1. TARE 的适应证 ①中期肝癌因肿瘤过大、数目过多或门脉癌栓不适宜 TACE 治疗;②晚期肝癌有段或叶级门脉分支侵犯;③经 TARE 降级治疗而能够接受根治性治疗者;④经 TACE 或索拉非尼治疗效果不佳或肿瘤进展者。

2. TARE 的禁忌证 ①妊娠或哺乳期妇女;②肝功能明显异常(胆红素水平 $>34\mu mol/L$,转氨酶超过正常水平 5 倍);③肝肺血管分流 $>20\%$、肝 - 胃肠血管分流且无法纠正;④肾功能不足(肌酐水平 $>177\mu mol/L$);⑤外周血中性粒细胞计数 $<1.5\times10^9/L$,血小板计数 $<60\times10^9/L$;⑥严重肝外疾病,ECOG 评分 >2 分;⑦因凝血功能差、体质特殊等原因不适合介入治疗;⑧门静脉主干癌栓。

(三)经导管动脉灌注术

经导管动脉灌注术(transcatheter arterial infusion,TAI)是指通过介入放射学方法,建立由体表至动脉的通道,再经此通道注入药物到达局部治疗的一种方法。化疗药物大多是非特异性的,静脉给药全身毒副反应重,而肿瘤局部药物浓度低;而选择性动脉化疗灌注增加局部药物浓度,延长肿瘤接触化疗药物时间,减轻全身毒副反应。

1. 常用化疗药 经导管灌注的化疗药物有多柔比星、顺铂、奥沙利铂、丝裂霉素 C、氟尿嘧啶等。

2. 临床应用

(1)原发性肺癌:主要由支气管动脉供血,肿瘤血供较丰富,为经支气管动脉灌注化疗创造了可能。先行支气管动脉造影明确病变部位、血管结构等,再经导管灌注化疗药物。现常为联合用药(2～3 种药物依次给药),灌注时间为 15～30min。此外,复查时建议行增强 CT 评估肿瘤情况。现支气管动脉灌注化疗已是肺癌常用治疗手段,对于Ⅱ～Ⅲ期肺癌的客观缓解率高达 50% 以上。

(2)原发性肝癌:经肝动脉灌注化疗是肝癌的重要治疗方法之一,通常运用在晚期肝细胞癌,在肿瘤负荷大或合并血管侵犯时运用。化疗栓塞治疗也是非常重要的方法,即将化疗药物与栓塞剂同时运用,起到局部化疗同时阻断肿瘤供血动脉的作用,通常运作在中期不可手术切除的肝癌治疗中。临床目前最为常用经导管栓塞化疗肿瘤,未来将在化疗栓塞或灌注化疗的基础上进一步联合全身药物治疗。

（四）血管收缩治疗

经导管灌注加压素是治疗胃肠出血的有效方法，加压素直接作用于血管平滑肌，使血管收缩，能够有效地降低门静脉压。临床中适用于以下情况：①胃底 - 食管静脉曲张出血，灌注加压素能够控制急性出血，其成功率为 55%～95%，待病情趋于平稳，争取择期手术机会。②胃黏膜弥漫性出血经胃左动脉插管灌注，成功率 80%～90%，若胃左动脉插管困难，可直接经腹腔动脉灌注。③溃疡出血经胃十二指肠动脉插管灌注效果较差，成功率为 30%～60%。④下消化道出血经肠系膜上 / 下动脉插管灌注，成功率为 60%～75%。

（五）动脉内溶栓治疗

动脉内溶栓治疗是在静脉溶栓基础上，经导管通过动脉灌注溶栓药物直接作用于血栓处，使血栓溶解的一种有效方法。

1. 常用药物　尿激酶、链激酶是常用的溶栓药物。尿激酶无抗原性，疗效可靠，使用更广泛。此外，蛇毒、组织型纤溶酶原激活剂（tissue-type plasminogen activator，tPA）均可用于溶栓治疗。

2. 临床应用　溶栓治疗术前应密切监测出血、凝血状态，一旦出现出血相关现象，应终止溶栓治疗。

（1）冠状动脉溶栓：冠状动脉内血栓是急性心肌梗死的主要诱因，经冠状动脉灌注溶栓治疗效果显著。

（2）脑动脉溶栓：脑动脉急性栓塞经临床确诊后，可将导管置入颈内动脉或超选至大脑前动脉或中动脉的分支内注入溶栓药物。

（3）周围血管溶栓：各种原因造成的血栓均可行导管溶栓，将导管置于病变血管的前端进行灌注。现常将导管头端抵近血栓或穿过血栓内进行团注，其效果优于既往灌注方法。

（六）经皮腔内血管成形术

经皮腔内血管成形术（percutaneous transluminal angioplasty，PTA）是通过导管等器械扩张动脉粥样硬化或其他原因所致的血管狭窄或闭塞性病变的介入技术。

1. 球囊血管成形　通过充胀的球囊压力造成狭窄区血管壁内、中膜局限性撕裂。血管壁尤其中膜过度伸展及动脉粥样斑断裂，因此导致血管壁张力减退和血管腔增大。

PTA 通常适用于中等大小或大血管局限、孤立性短段狭窄或多发、分散的短段狭窄。长段狭窄或闭塞、小血管病变、溃疡性狭窄或已有钙化的狭窄或闭塞病变不应行 PTA 治疗。

2. 血管支架　血管支架通常为特殊合金制成的圆筒形支架，用于血管狭窄病变处，使其血流保持通畅。

（七）心血管疾病介入治疗

1. 冠心病介入治疗　经皮腔内冠状动脉成形术（percutaneous transluminal coronary angioplasty，PTCA）是治疗冠状动脉粥样硬化性管腔狭窄主要的介入手段。经皮穿刺动脉将球囊导管置入冠状动脉狭窄节段，扩张球囊使狭窄管腔扩大，部分需要通过支架置入、保持血流长期畅通，改善冠状动脉缺血状态（图3-22）。

（1）适应证：①冠状动脉单根或双根病变，病灶比较局限（＜20mm），未累及重要分支；②心功能良好的稳定型心绞痛，1 支或 2 支冠状动脉阻塞；③近期（＜6 个月）闭塞血管疗效

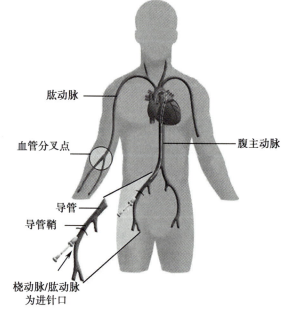

肱动脉

血管分叉点

腹主动脉

导管

导管鞘

桡动脉/肱动脉
为进针口

图3-22　经皮腔内冠状动脉成形术

优于冠状动脉旁路术后堵塞。

（2）禁忌证：①严重心、肾功能不全；②冠状动脉多支广泛性弥漫性病变；③冠状动脉完全阻塞伴严重钙化的病变；④病变狭窄程度≤50%或仅有痉挛者；⑤出血性疾病、心力衰竭或休克者。

2.心脏瓣膜疾病介入治疗 心脏瓣膜狭窄既往采取外科治疗，20世纪80年代起使用球囊导管扩张，取得较好的疗效。1982年初次报道经皮球囊肺动脉瓣成形术（percutaneous balloon pulmonary valvuloplasty，PBPV）用于肺动脉瓣狭窄是有效可行的。现使用的技术有两类：①顺行途径技术；②逆行途径技术。二十余年的临床实践证实，PBPV与外科瓣膜切开术效果相当。近年来，心脏瓣膜病介入领域取得了瞩目成就，但目前许多技术正处于研发和持续改进阶段。

（八）神经系统疾病介入治疗

1.颅内动脉瘤介入治疗 随着神经放射学的发展，特别是数字剪影脑血管造影技术的进步，使动静脉畸形、颅内动脉瘤、颈动脉海绵窦瘘等神经系统疾病避免了复杂危险的外科手术。

（1）适应证：①不可手术或手术难以接近的动脉瘤（如海绵窦段、眼动脉起始部、椎-基底动脉系统的动脉瘤）；②高龄或其他疾病不能耐受手术者；③手术夹闭失败者；④梭形宽颈动脉瘤、囊状动脉瘤。

（2）禁忌证：①微小动脉瘤；②小而宽颈的动脉瘤；③动脉瘤颈狭窄不宜行可脱性球囊栓塞。

2.脑缺血介入治疗 近年来，无创性血管成像技术CTA和MRA迅速发展，使得颈、脑动脉狭窄或闭塞得以更及时被发现。中国大部分脑缺血为血管狭窄合并血栓，局部血流完全阻断，溶栓药物经静脉难以到达血流阻断区域，不足以快速有效溶栓。

3.颅内肿瘤介入治疗 颅内肿瘤生长速度快、病程较短、容易复发，虽经外科手术、局部放疗及全身化疗，其平均寿命仅有16个月。全身化疗由于毒副作用较大，其疗效受剂量限制影响。20世纪报道的经椎动脉给药造成严重的神经毒性；21世纪初，微导管的诞生将超选择性动脉化疗推向临床。

二、非血管性介入技术

（一）经皮穿刺活检术

经皮穿刺活检术作为介入诊断手段，适用于身体各部位、多器官病变。根据所用活检针与部位病变不同，现常用的有细针抽吸活检、切割式活检及环钻式活检3种方式。

1.穿刺针 现临床使用的活检针大致可分3种。①抽吸针：如千叶（Chiba）针，针的口径较细，对组织损伤小，仅用于细胞学标本。②切割针：如Turner针、Rotex针等，口径较粗，针尖具有不同形状，可获取组织芯或组织碎块。③环钻针：如Franseen针，针尖具有尖锐切割齿，主要用于获取骨、软骨等组织学标本。

2.临床应用 经皮穿刺活检术需在影像设备引导下进行，不同于开放式和盲目活检。常用导向设备有透视、超声和CT。透视适用于肺部肿块、骨骼病变等。超声对实质器官的囊性或实体性肿物定向准确。CT导向准确，操作流程较超声复杂，常用于腹部、盆部和胸部病变活检。

细针活检的并发症少，现除颅内病变外，此技术适用于各系统、各器官的病变诊断。包括①胸部：诊断不明的肺内结节、肿块病变，或组织类型不明的恶性病变者均适用。②腹部：肝、胰、肾、腹膜后等部位性质不明病变可行经皮针活检，对胰腺癌与胰腺炎的鉴别诊断具有重要价值。③其他：骨关节、肌肉系统、盆部、乳腺、椎管内病变等均可行经皮针活检。

（二）经皮穿刺引流术

1.经皮肝穿刺胆管引流术（percutaneous transhepatic cholangial drainage，PTCD） 是在影像设备引导下，利用特制穿刺针经皮穿入肝内胆管，再将对比剂直接注入胆道而使肝内外胆管迅速显影，同时通过造影管行胆道引流（图3-23）。

（1）适应证：①肿瘤引起的恶性胆道梗阻；②深度黄疸患者的术前准备；③急性胆道感染行

急症胆道减压引流；④良性胆道狭窄、胆道重建及胆肠吻合口狭窄等。

（2）临床意义：①减压、减黄，缓解症状，改善全身情况，为择期手术创造条件；②可经引流管冲洗，可多次造影明确病情状况；③通过留置导管，灌注药物等进行溶石治疗，或化疗、放疗，进行细胞学检查等。

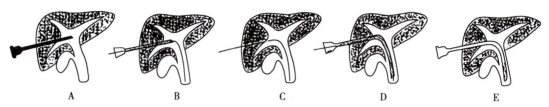

图3-23　经皮肝穿刺胆管引流术
A. 超声引导胆道穿刺；B. 置入导丝；C. 拔除穿刺针；D. 放置引流管；E. 拔除导丝。

2.经皮尿路引流术

（1）经皮肾盂造影：当上尿路梗阻在静脉尿路造影、逆行肾盂造影无法判断梗阻部位时，可采用经皮顺行肾盂造影。细针从后路穿刺患侧肾盂，先抽吸积蓄的尿液行化验检查，随后注入对比剂，观察尿路梗阻的原因与部位，判断输尿管瘘的部位与程度。经皮肾盂造影为经皮肾盂造口提供准确的定位标志，也利于经皮针活检肾组织。

（2）经皮肾盂造口术：经皮肾盂造影确诊，如适宜尿路引流治疗，首先在影像设备导向下经皮穿刺，将引流导管置于肾盂、输尿管内进行引流，灌注药物或行诊断性操作。如需经此通道作肾镜检查或取石，可用不同规格的扩张器，将通道逐步扩张，以便较粗的器械进入肾盂内便于操作。

3.其他疾病穿刺引流
囊肿、脓肿、血肿和积液均可在影像设备引导下，经皮穿刺置入引流管进行引流、抽吸。抽吸液可作细胞学、细菌、生化等项检查，以明确病变性质，或经引流管灌注硬化剂、抗生素、化疗药进行治疗。

（三）经皮肿瘤消融术

经皮肿瘤消融术利用化学消融、能量消融（热消融、非热消融）等微创技术，在影像设备（包括CT、MRI、超声）的引导下完成。消融治疗具有创伤小、疗效好、费用低、可重复、适用范围广等优势，适用于无法耐受或拒绝其他治疗的患者。目前经皮肿瘤消融术主要用于肝癌、肺癌、甲状腺良性肿瘤、胰腺癌、乳腺癌、肾及肾上腺肿瘤、骨肿瘤、颈部肿瘤等治疗，目前消融治疗最为成熟的领域是早期肝癌和肝转移瘤的运用。随着微创医学的发展，肿瘤消融治疗正在从单一器官向多器官发展；从病变小、部位安全的肿瘤向大肿瘤、危险部位的肿瘤拓展；从依靠经验消融向精准及以循证医学为依据的消融迈进；消融治疗从影像引导下向术中消融延伸；引导技术从常规定位向机器人导航方向发展。

（四）管腔狭窄扩张成形术

1.胃肠道狭窄
胃肠道狭窄既往以外科治疗为主，1982年开始使用球囊扩张治疗。适应证包括：食管狭窄、幽门良性梗阻、上消化道吻合术后吻合口狭窄、不宜手术的贲门失弛缓症等。食管灼伤后的炎症期及上胃肠道吻合术后3周内发生吻合口狭窄者不宜使用球囊扩张治疗。

2.胆道狭窄

（1）良性胆管狭窄球囊扩张术：先行经皮肝穿刺胆管造影，明确胆管狭窄的部位及程度，再将导丝放至胆管，经穿刺通道后送入球囊导管，将球囊置于狭窄段，充胀球囊扩张狭窄。

（2）恶性胆管狭窄支撑器治疗：对于不可手术的恶性胆管狭窄，目前常用支撑器引流治疗。

（赵　明）

第四章 医学影像学的最新进展与发展趋势

随着影像设备的日新月异,医学影像学正朝着精准化、数字化、网络化、智能化、微观化等多方面、新领域快速发展。精准化对影像诊断提出了检出、定量、诊断、分级、分期以及治疗决策的更高要求;数字化、网络化、智能化,成为赋能影像、推动智慧医院建设的重要驱动力;分子影像学是医学影像技术与分子生物学的创新结合,使影像诊断进入微观时代,具有广泛的应用前景;医学影像设备正朝着更快速、更清晰、更安全、更智能、更丰富的方向不断发展,在临床诊疗中发挥着越来越大的作用。

第一节 精 准 医 学

精准医学将整合医学、循证医学、系统医学、转化医学等多种医学模式融为一体,以建立更为完整的生物医学知识图谱和革新传统疾病分类学为总体目标,显著加速了现代医疗实践由传统经验医学模式向大数据与多组学知识驱动的生物 - 心理 - 社会医学模式的转变。

我国在 2015 年将精准医学纳入国家"十三五"规划中,围绕我国重大传染性疾病和慢性非传染性疾病的防诊治控需求,重点布局疾病防控模式研究、发生发展机制探索、新型生物标志物开发与转化、智能影像大数据与分子功能可视化、新型临床治疗技术研发及靶向药物创制等领域的精准化探索,以期推动国民健康水平的提升。

在精准医学高速发展的今天,恶性肿瘤、艾滋病等重大疾病的发生发展机制被进一步阐明,靶向疾病关键靶点的新药层出不穷,CRISPER/Cas9 基因编辑系统、CAR-T 细胞治疗等新一代疗法为当前临床困局带来新的希望。未来十年,医学的发展离不开精准医学的进步与实践,而医学影像作为医学技术创新与转化的前沿阵地,从影像技术、诊断及治疗 3 个学科主干正在全面与精准医学结合,并逐渐成为精准医学中不可分割的部分。本节内容将介绍精准医学的基本概念、研究对象和实践策略,利用案例介绍精准影像医学的价值与实践,并对精准影像医学的发展趋势进行展望。

一、精准医学的概念

(一)精准医学的定义

精准医学(precision medicine)是根据患者和疾病的特点有针对性地实施干预的医学模式。根据患者对某种疾病的易感性差异、患病后所表现出的生物学特性或进展模式差异以及对某种治疗的敏感性差异,将患者聚类于若干亚群中,施以能最大化获益的预防措施或治疗手段,同时避免不必要的经济负担以及潜在的副作用。

精准医学与个体化医疗(personalized medicine)存在高度重合,从概念上可以视其为后者在现代先进技术背景下的延伸,然而精准医学并非采用为每位独立个体分别量身定制药物或检诊模式的实践方式,其关注重点是存在一定相似特性的个体亚组,在组水平上归纳疾病发生、发展和治疗的共性机制,可以说是循证基础上的个体化医疗。

"精准"二字具有双重含义:①准确(accurate),精准医学实践过程中使用的精准医学方法应尽可能真实地测量患者特征,方法学上指对某一指标的测量与真实值的差异尽可能小;②精确(precise),精准医学方法应具备良好的稳健性,对同一对象的测量变异应尽可能小,方法学上指对某一指标的测量具有良好的可重复性和可再现性。

(二)精准医学研究和实践的对象

精准医学研究和实践的对象可以是个体在内源或外源性暴露因素的作用下,从基因型到宏观表型尺度上任何与疾病有关的对象。该对象通常可以发挥两种作用:①作为一种对疾病发生发展中的生物学过程或对某种治疗响应有特征性意义的生物标志物(biomarker),发挥诊断或预测作用;②作为一种与药物或治疗技术结合的位点,发挥靶点(target)作用。

常见可以发挥上述作用的精准医学研究和实践的对象包括:

1. 基因型(genotype) 指有机个体的基因序列,通常可以根据已知基因突变而归类为不同基因型,其既可以指已知的某个基因的等位基因,也可以指一组基因。基因型的变化是驱动下游生物学过程变化的始动因素,继而导致机体表型(phenotype)差异。研究基因型与疾病的关系是精准医学的关键任务之一。

2. 关键生物分子和过程 正常有机体基因组内存在海量的单核苷酸多态性(single nucleotide polymorphism,SNP),即单个核苷酸的变异。但仅有少数 SNP 位于编码区能够直接影响疾病表型,更多 SNP 位于非编码区或通过调控基因表达或下游生物学过程来产生影响。根据中心法则,基因型需要通过转录和翻译来完成从 DNA 到蛋白质的遗传信息表达,其过程还受复杂的表观遗传现象调控;表达后蛋白质的功能、蛋白质之间的相互作用以及细胞增殖、信号转导、细胞代谢活动的异常改变都可能决定疾病易感性及特性,也都可以作为精准医学的实践和研究对象。

3. 机体的功能和形态 当一群相似细胞产生同种改变时,该细胞群所发挥的功能即可发生变化,机体逐渐失去正常生理状态并进行一定代偿,当失代偿后转为病理生理状态,细胞群功能改变导致的一些分子、代谢产物的变化可以为精准医学方法所捕捉。长时间的病理生理状态导致机体原有正常的细胞、组织形态和大体形态发生异常改变。从此,精准医学研究对象的尺度逐渐由微观转向宏观。

4. 表型(phenotype) 指机体所表现出的独特性状。狭义的表型指外在的、能够被直观辨认的机体特性,例如瞳孔的颜色;然而广义的表型可以指生理或病理条件下任何可被直接观测的机体特性,上述机体的形态学特点、生物化学或生理学特性、发育特性或个体的行为学特点或临床表现都可以作为疾病的表型为精准医学研究和实践。近年来,有学者提出与表型相对的内型(endotype)概念,即不可直接测量但可以决定机体表型的功能或病理生理学机制,其设想具有特定内型的患者可以被观察到存在一组疾病表型。

5. 暴露(exposure) 是流行病学的概念,指影响或可能影响疾病发生及人群健康状态的因素,包括机体接触过的某种待测物质或具备某种待研究的特征或行为。暴露的概念非常广泛,包括个体特征、生活习惯、机体赖以生存的各种微观与宏观环境。在精准医学时代对疾病预防的迫切需求下,更为广泛的暴露测量、探究暴露对疾病发生发展的作用并对暴露人群精准施加干预措施是精准医学的重要研究和实践对象之一。

(三)精准医学的常用工具

生命科学及相关学科的技术革新是精准医学诞生的催化剂。精准医学具有极强的学科交叉特性,是医学、理学和工学 3 个学科门类及其下属十数个一级学科的交集。方法的进步是推动精准医学发展的原动力,其体现在:①将以前不可测量的表型通过新技术、新方法转化为可精准测量的显式表型;②助力新治疗靶点的研发,加速药物筛选和新疗法转化;③通过技术迭代将原有昂贵、低效的测量方法提升为经济、高通量的测量方法,从而提升其临床应用可及性。精准医学涉及的方法众多,下面选择常见的几类方法进行简要介绍:

1. 现代遗传与分子生物学技术 聚焦于遗传物质与生物分子,测序技术将生物学转化为一门数据密集型科学。从第一代 Sanger 测序技术到第二代测序（second generation sequencing，NGS）能够一次对几十万至几百万条 DNA 序列同时测序，数据通量显著提高且成本不断下降，人类基因组内蕴含的信息逐渐能够为研究者所充分解析并常规转化到临床实践中。除 DNA 测序外，在 RNA 水平研究基因表达的转录组学技术，以甲基化测序、染色质免疫共沉淀测序（ChiP-Seq）为代表的用于检测表观遗传调控的测序技术，利用质谱检测一个基因组或一个细胞表达的所有蛋白质的蛋白质组学技术等现代遗传与分子生物学技术，是精准医学探究基因型、关键生物分子和过程的有力工具。

2．生物信息学技术　测序技术进步解决了目标分子的测量，但所获的高通量数据仍需要精准解析。生物信息学（bioinformatics）是研究生物信息的采集、处理、存储、传播、分析和解释等各方面的学科，综合运用数学、计算机科学等理论和技术阐明生物数据所包含的意义。其主要研究内容包括序列对比与装配、基因识别、多态性和基因区间分析、RNA 表达分析、分子进化与比较基因组学、分子互作和分子结构预测等。

3．医学影像学技术　医学影像学技术是唯一能够在活体直接观察组织形态和功能的方法，当前应用于精准医学的模态主要为 CT、MRI、超声及 SPECT、PET 等。常规影像检查能够提供表征组织形态与结构的信息，进一步引入碘或钆剂等非特异性对比剂或功能影像技术可以反映组织灌注、弥散特性等功能信息；此外利用 ^{18}F-FDG 等特异性分子探针能够实现获得组织内靶点分子的空间分布信息或组织代谢等病理生理特性。新兴的成像模态还包括可见光、近红外光学成像以及其与传统模态的融合方法。近年来，有学者认为医学影像学技术所反映的表型并非宏观个体性状，亦非需通过显微镜观察的组织微观特点，而是介观的（mesoscopic），即介于宏观与微观之间的表型体系，其所反映出的内涵是影像学表型填补分子等微观特性与性状等宏观表型之间鸿沟不可或缺的一环。

4．基于人群的大规模队列　当前对复杂疾病风险因子的认识大多源自观察性的流行病学研究，其形式可以是精巧匹配的病例对照研究，也可以是具有长时间随访的前瞻性队列研究，后者可以获得群体中阳性和阴性个体在患病或接受某种干预前后某一个特定表型的动态变化规律，从而弱化病例 - 对照匹配过程中无法避免的偏倚，且更易与人群暴露组（exposome）特征结合。在精准医学时代，无论对疾病病因和风险的探索、对新型精准医学生物标志物的诊断效能评价，或是对某新药在真实世界中疗效的验证，都离不开依托于基于人群的大规模队列。目前已开展的基于人群的大规模队列研究中，较成功的案例有 UK Biobank、Framingham 心脏研究等。

（四）精准医学拟解决的问题

精准医学研究有两个总体目标：①构建生物医学研究的知识网络；②开发新的疾病分类方法。在真实世界实践中，精准医学拟解决的临床问题本质上仍是现代医学的 3 个核心问题，只不过加之以精准医学方法的转化，以期提供更优质、高效的解决方案：

1．精准预防　指使用生物学、行为学、社会经济学和流行病学数据来设计并实施精准的预防策略；其研究和实施的目标是某个特定的个体亚组或人群总体；其目的是通过上述预防策略来改变个体的行为，从而实现"治未病"。

2．精准诊断　指利用精准医学方法，针对疾病发生发展过程中的关键基因型或表型，设计对某种疾病或其亚型具有高度特异性的生物标志物，从而准确、可重复地实现疾病诊断。通常精准诊断靶点的确定与疾病机制的揭示相互伴行；然而将靶点转化为临床可用的诊断性生物标志物，必须同时满足对准确和精准的要求，是当前研究的重点与难点。

3．精准治疗　指寻找最有效的、伤害最小的药物或治疗手段，从而降低某特定疾病患者发生常见不良临床结局的概率，如复发或死亡。精准治疗的关键在于两方面，首先需要利用精准医学方法筛选并确定哪种药物或疗法是最匹配患者所在疾病亚组的，其次还需要考虑如何让药物能够精准递送到药物作用靶点并最大化其治疗作用。

二、医学影像学在精准医学中的价值及应用

医学影像学是精准医学研究与实践的重要一环，能够在不同尺度上对个体表型进行直观测量，上述测量通常被称为影像生物标志物（imaging biomarker）或影像表型（imaging phenotype）。精准影像学（precision imaging）指以优化疾病分类诊断、患者分层和治疗选择为目标的定量影像方法，通过建立疾病特异性的病理生理机制与定量影像表型之间的映射，建立一种生物机制驱动的、基于模型的精准医学工具。其具有 3 个基本特性。①描述性：指精准影像方法围绕健康或疾病背后的机制，基于图像定量描述机体理化特性及生理信息；②预测性：精准影像方法不只估计待测表型的绝对数量值，还关注其信度以及被测个体表型值与目标人群总体值分布的关系；③整合性：精准影像方法将时间和空间信息整合于一体，通过病理生理过程的机制模型将图像采集和图像的可解释性整合于一体，将非影像生物标志物与影像整合于一体。

在精准医学时代，精准影像的价值在于①刻画结构：无创、活体地反映机体正常解剖结构与病变的空间位置与交互关系，进一步引入成像介质精准定位分子尺度成像目标的空间分布；②反映功能：利用成像介质、生物学分子或生理过程的自身特性，以较高的时间分辨率动态观察成像目标的变化，进一步反映高级生理或病理活动的活跃水平；③将图像转化为可挖掘的数据：人类视觉对图像层次的感知能力、乃至于对复杂拓扑结构的组织和分析能力是有限的，人眼一般最多能分辨 16 级灰阶，然而单张影像的数据深度远大于人眼极限；因此可以引入计算机视觉和人工智能方法，解码图像内深度压缩的、高通量的、抽象的数据信息与机体或疾病的关系。

下面将通过实例向读者介绍精准影像在精准医学时代的应用场景与路线。

（一）疾病风险的精准预测

精准预防是精准医学拟解决的重要问题之一。病原体、环境、心理、社会因素等均有可能作为致病因子启动或加速疾病的发生发展。随着人口老龄化的加剧，当前人类疾病谱发生显著变化，心脑血管疾病、肿瘤、慢性阻塞性肺疾病、糖尿病等重大慢性非传染性疾病成为威胁我国人口健康的主要疾病。机体暴露在致病因素后，初期做出适应性代偿，此时机体内环境仍处于相对平衡的状态，并不表现出任何临床症状；随着衰老和致病因素在时间尺度上的累积，机体逐渐进入失代偿状态；长期失代偿进一步促使机体结构和功能产生病理改变，并表现为相应临床症状。因此，需要通过精准医学方法，从广泛的暴露因素中精准找出致病因子并合理干预；对于无法纠正的致病因子或已进入失代偿阶段，则需要密切观察机体变化，做到疾病的早发现、早诊断、早治疗。

精准影像方法在疾病风险预测上的价值体现于两方面，即利用精准影像方法找出传统影像方法不能体现或无法分析的影像表型，在临床前期评价疾病发生的风险；或通过设计合理的观察窗，利用精准影像方法动态监控已存在的早期病变进展情况。例如：肺癌筛查中，低剂量胸部CT 检查发现的磨玻璃密度肺结节转为实性的过程通常反映了肺泡上皮增生→不典型腺瘤样增生→原位癌→微浸润腺癌→浸润性腺癌的病理演变，上述过程多需要数十年，但少数高危患者数年即可完成。通过对 CT 图像上病变区域的定量分析，可以鉴定出反映病灶微观病理结构的一组影像生物学标志物，精准判断当前疾病进展状态，实现对恶变风险的动态定量；进一步联合肺癌暴露组特征及循环肿瘤 DNA（circulating tumor DNA，ctDNA）等基于循环基因组的生物标志物，有望实现结节恶变风险的精准预测。

（二）疾病的精准诊断

对大多数疾病而言，病理学诊断是医学诊断的"金标准"。病理学诊断常依赖于有创的组织活检，然而部分疾病由于病变位置特殊，活检操作较为困难；此外，如肿瘤等疾病具有空间和时间异质性，即不同空间位置的病变表型乃至基因型迥异，随着疾病进展和治疗干预，不同时间病灶的表型和基因型也存在动态演进，因此穿刺等活检手段因有创、组织量有限等不足，无法建立

全面的诊断。在精准医学时代，临床医生和研究者寻找活检的替代方案，在保证准确性和可靠性的前提下，利用多组学等先进技术对复杂疾病进行精准诊断。

精准影像方法凭借其 3 个基本特性，能够有效构建机制驱动、靶点明确、准确可复现的诊断性影像生物标志物。例如阿尔茨海默病（Alzheimer disease，AD）是以进行性痴呆为主要表现的中枢神经系统退行性疾病，临床上分为临床前期、轻度认知功能下降期和痴呆期 3 期，其中前者甚至可持续 15~20 年。以往 AD 是根据症状和认知功能量表建立诊断，近十年根据患者尸检和基础研究发现 AD 在遗传上是通过一组以 *ApoE* 为代表的风险基因驱动的，在组织学水平上存在 3 种基本病变，即神经元外淀粉样蛋白（Aβ）沉积斑块、Tau 蛋白异常磷酸化和神经元损伤（表现为海马区等脑组织萎缩），但想获取包含上述病变的脑活检标本非常困难。随着精准影像的发展，基于影像的生物标志物已被纳入推荐的 AD 诊断工具中，^{11}C-PiB 作为配体靶向 Aβ 的 PET 显像，可在无症状期活体现实脑内 Aβ 斑块可视化定位，其 SUV 值与尸检结果高度一致；^{18}F-THK5117 作为配体靶向 Tau 蛋白的 PET 显像描述 Tau 蛋白的空间分布，被证实与脑代谢和脑萎缩有关；高分辨结构 MRI 可定量测量特定脑区和全脑体积大小，被推荐作为 AD 神经损伤的诊断生物标志物；BOLD-fMRI 建立磁共振信号、血流动力学反应与脑神经细胞活动之间的关系，通过功能连接分析、脑网络分析等精准影像方法，能初步揭示 AD 患者脑活动与临床症状的关系。

（三）疾病的精准分类

开发新的疾病分类方法是精准医学研究的总体目标之一。在实践中，通过基因组、表型组检测鉴定了大量存在预后和药物敏感性差异的新疾病亚型，推动当前疾病分类学不断更新。例如精确测量肿瘤的基因组和表型组特征已成为中枢神经系统肿瘤、肺癌及乳腺癌等癌肿诊治的常规流程。基因组和表型检测标本以组织为佳，然而有时组织获取非常困难且受疾病异质性影响，可能捕获不到满意的组织；继而近十年来基于血液的检测手段快速进展，但其准确性和可重复性仍有待在真实患者群体中进一步确认，因此亟须拓展新的高通量检测方法，通过更便捷的手段对疾病进行精准分类。

精准影像的价值主要体现在影像表型能够对疾病整体进行活体、全面的评价，还可以通过对疾病机制有特异性的靶分子进行分子可视化成像，以实现精准分类。例如：在低级别胶质瘤治疗方案确定中，肿瘤分子分型非常重要，分子病理学上低级别胶质瘤分为 *IDH1* 突变型和 *IDH1* 野生型两类，*IDH1* 突变的患者通常预后较野生型好；后续研究发现 *IDH1* 突变合并染色体 1p/19q 杂合性缺失的肿瘤往往向少突胶质细胞瘤方向发展，预后较好，但若合并 p53 突变则可能向弥漫性星形细胞肿瘤转变，预后极差。目前检测 *IDH1* 突变的方法主要通过立体定向活检对可疑的肿瘤组织取样，再行 Sanger 法直接测序或使用 R132H 抗体进行标本切片的免疫组化染色；然而临床上经常出现患者接受度低、活检失败或结果假阴性的情况。随着 MRI 在神经系统肿瘤诊断的广泛应用，研究者首先发现"T₂-FLAIR 错配"表型，即在正常 T₂ 加权相呈完整均匀的高信号而在 FLAIR 抑水相上呈相对低信号（除高信号边缘外）的病变，能够以 100% 的特异性从其他类型的低级别胶质瘤中鉴别出 IDH 突变型星形细胞瘤，进一步研究发现其与 1p/19q 缺失也有相关性；该表型在随后多项前瞻性研究中得到证实。此外，近年利用影像基因组学技术对 T₂-FLAIR 及钆剂对比增强的 T₁ 加权图像抽取高维度抽象的数学表型，能够进一步鉴别 p53 突变 / 野生型、MGMT 突变 / 野生型等星形细胞肿瘤的分子亚型，实现无创、精准的疾病分类。

（四）疗效的精准评估

当前医学实践对治疗响应评估框架的设计是保守的，但随着治疗方法的优化，对患者治疗响应评估精准性的需求在不断上升。临床判定疗效的方法多是根据病变影像学表现、某种生物标志物的值或患者临床症状的改变而做出结论，但上述方法不同程度地存在敏感度或特异度不足、与疾病真实转归不同步等问题。在精准医学时代，大量新型高敏感度、高特异度的生物标志物被挖掘并引入疗效评估框架，获得良好的效果。医学影像学检查是临床医生评估疗效最直观、有力的工具，但单纯的病变范围测量和基于征象的诊断无法适应不断提升的疗效评估需求；通过精准影像学方法，将大量定性语义学诊断通过定量影像表型进行表征，并通过基线表型值或治疗前后表型的差值评估疗效；另一方面，进行治疗后影像 - 病理对照研究并不断挖掘新的影像表型，以克服传统影像学方法对早期响应敏感度不足的缺陷。

直肠癌是我国常见恶性肿瘤，外科手术是唯一根治方法，但其会对患者肛门功能造成不同程度的损害，影响患者的生存质量和时间。新辅助治疗（即先接受放化疗再行根治手术的治疗方法）能够使部分患者在手术前获得病理学完全缓解（pathologic complete response, pCR），即肿瘤细胞完全被射线和化疗药物清除，后续的队列研究证明这些患者会获得显著延长的无病生存时间，因此在新辅助治疗后精准评估患者是否达 pCR 是疗效评估的关键。精准影像方法在治疗前，利用 MRI 结构与功能成像，抽取多种影像生物标志物用于预测患者发生 pCR 的概率，如测量肿瘤缘距、肿瘤长度以及定量描述肿瘤对肠壁外血管的侵犯以及精准判断小淋巴结的转移状态等；在治疗后，通过开展影像 - 病理对照研究，利用表观弥散系数、灌注参数及 ^{18}F-FDG SUV 值等影像表型，精准评价病变区域是否存在细胞水平的残余肿瘤，并与治疗后肠管纤维化、胶体反应、假肿瘤改变等反应性改变相鉴别；还可以进一步利用影像组学等大数据驱动的计算机技术抽取纹理等图像特征来构建抽象的影像表型，用于表征组织特性并预测患者 pCR 的概率。目前多项研究证实上述影像生物标志物的诊断效能显著优于普通定量影像表型，期待其能够通过大样本诊断试验和真实世界研究的验证，进一步联合 ctDNA 检测等其他生物组学技术，实现对治疗响应的精准评估。

（五）预后的精准判断

医学实践中常存在同种疾病患者接受相同的治疗但预后差异显著的情况。随着精准医学的不断发展，通过患者预后差异的现象反向发现了大量疾病的新亚型和治疗的新靶点。现有对疾病预后分层的工具多数只能反映一个特定时间点的机体状态，需要探索新的具有预后判断能力的机体或疾病表型以满足临床需求，同时成为新药和新疗法开发的契机。另一方面，预后生物标志物的建立和验证都依赖于大规模专病前瞻性队列研究的开展，以利用精准医学工具对保留的生物样本进行深入挖掘分析，从而获得有价值的实践和研究线索。

利用影像学无创、可动态重复多次检查同时获取机体结构和功能信息的特性，整合大数据人工智能、多组学等精准医学方法，有望建立以精准影像表型为核心的预后生物标志物；影像预后分层工具可以是基于基线影像学检查单一时间点的，也可以是基于两次影像检查的变化来做出判断。例如：慢性阻塞性肺疾病（chronic obstructive pulmonary disease, COPD）是以气流阻塞为特征的常见慢性疾病，可以发生呼吸功能不全并伴发肺源性心脏病，导致患者生活质量和生存时间显著下降。COPD 进展缓慢，受患者自身以及环境暴露等因素综合影响预后；肺功能检查是 COPD 诊断的"金标准"，但是单凭肺通气和弥散功能参数判断预后性能不佳。研究者依托 COPD Gene 和 ECLIPSE 两个前瞻性的 COPD 专病队列，利用卷积神经网络这一人工智能算法自动分析患者基线胸部 CT 图像的肺野区域，能有效地对 COPD 患者死亡风险进行分层；但是目前这种高度黑箱的人工智能算法与患者暴露、临床特征、影像表现以及疾病机制、表型的关联尚有待进一步挖掘。

（六）治疗的精准定位

传统的肿瘤影像学检查方法以影像解剖学为基础，在实时指导治疗方面存在局限性。分子影像可利用非侵入性成像技术监测生物体内细胞、分子水平变化，通过对特异性分子改变、生物环境变化进行实时可视化呈现，可将疾病的病理改变过程机制和图像整合于一体。近年来，分子影像学向多模态发展，在治疗过程中的病变实时精准定位方面取得了很好的成果。

例如：在肿瘤外科手术中，实时术中可视引导对于完整并安全的肿瘤切除至关重要。目前应用于临床外科手术的成像指导工具除了超声成像，还有荧光成像等新兴技术。荧光成像系统是使用最佳激发波长的激光,照射荧光对比剂之后,荧光对比剂发射出特定波长荧光,再使用专门的探测器来捕捉荧光对比剂发出的荧光,用于无接触实时探测。应用荧光对比剂可以使感兴趣的器官或组织具有较高的灵敏度和对比度,能更好地从背景生物组织中区分出来。目前,吲哚菁绿和亚甲蓝是通过监管部门批准应用的近红外荧光对比剂。吲哚菁绿主要用于血流评估、前哨淋巴结定位和肝脏肿瘤成像;亚甲蓝可用于输尿管、甲状腺结节和神经内分泌肿瘤显像。分子荧光成像可用于许多与肿瘤外科手术相关的应用,如较小肿瘤病灶的检测、肿瘤边界定位和局部浸润的评估等。早期靶向荧光对比剂,大多数是由荧光染料结合被批准的治疗性抗体,已经在早期临床试验中进行了安全性和靶向成像性能评估。在头颈部鳞状细胞癌荧光成像介导的手术导航临床试验中,用荧光染料(IRDye800)标记的特异性抗体——西妥昔单抗(cetuximab)作为癌灶组织特异性探针,进行荧光分子成像介导的手术切除,能够精准指导外科手术治疗。

三、医学影像学在精准医学时代的发展趋势

我国未来精准医学的发展重点仍围绕疾病防、诊、治、控展开,主要包括7个关键任务。

(一)进一步开展大规模队列研究

这是所有精准医学子领域的共同机遇,国家级队列研究通常保留组织标本,在此基础上通过基因组测序、实验室分析、影像检查、暴露因素评估及健康或医疗结局的纵向随访,所产生海量、深层的数据可为各子领域共享。

(二)开展新一代生物组学技术研发

精准预防需要更多样、更高分辨率的表型组学和暴露组学技术用于在疾病发生前筛选干预靶点;而精准诊断与治疗需要提升当前生物组学技术的准确度和精度,同时提高检测效率、降低检测成本,并进一步拓展其临床应用范畴。

(三)精准化现有疾病防诊治控方案

需要推动全基因组方法成为了解、预防、诊断和治疗常见病与罕见疾病的常规步骤,同时确定更多靶点并开发靶向疗法。此外还需建立个体表型谱、电子健康记录(electronic health record,EHR)与基因组之间的关系,利用药物基因组学为疾病精准治疗提供遗传证据。

(四)融合大数据与人工智能技术

精准医学的数据量、数据维度、数据多态性、数据内在变异及价值大幅提升,现有方法很难满足数据挖掘需求。因此对自然语言识别、计算机视觉、知识图谱与推荐系统、复杂网络系统分析等技术领域的研发是可预见的热点方向。

(五)提高精准医学多样性和包容性

我国精准医学的研究对象以汉族人群为主,少数族裔的遗传与表型特性仍值得关注;同时精准医学研究应广泛纳入来自不同学科的研究人员,增加学科多样性和包容性,以期交叉出新的研究主题。

(六)提升数据资源整合、储存、利用

当前我国精准医学数据建设的现状是各自为战,数据缺乏顶层整合和共享,同时数据利用度特别是EHR数据的利用度显著不足,数据共享过程中的伦理评估、隐私保护、回报等缺乏有效的政策指导,在未来需要尽快补充。

(七)精准医学集成应用示范体系工程

我国精准医学发展存在显著地区差异,发展优势地区需要以疾病为主线、平衡质量与卫生经济学因素建立应用示范体系,并将其推广到基层、经济欠发达地区的医疗卫生机构中,发挥示范带头作用。

过去的10年是精准医学起步的10年,未来医学影像学将继续在精准医学中发挥更为重要的作用,医学影像学的学科交叉属性将更为鲜明,对从事医学影像学的技术人员、诊断医生的要

求必定会不断提高。从事影像工作人员在不断发展和提高自身技术水平与能力的同时，更要适应和引领精准医学的发展，最终实现提升患者关怀和保障人民健康的目标。

（叶兆祥　刘士远）

第二节　数字化与网络化

一、医学影像数字化概念

医学影像数据包含两个组成部分：①医学影像设备产生的图像数据；②根据图像数据所得出的报告结论数据。随着病例的不断增加，如何统一接口标准不同的设备以及保存查找堆积如山的胶片和病历，成为医院迫切需要解决的问题。

（一）医学影像数字化概念

传统意义的影像数字化是指通过特定的模拟信号/数字信号转换设备（简称模数转换，A/D）将模拟量（如电压、电流、频率等）通过取样转换成离散数字量的过程。而现代更广义的影像数字化则包括了以影像为中心的信息化、标准化、网络化，以及对其进行的结构化数据分析等一系列以计算机和网络为主要载体的应用。

数字化影像会产生图像信息及文本信息，然而各种影像设备以及软件厂家所产生的图像信息格式不一致，文本信息标准不统一。为了使数字化影像设备以及各软件系统数据互联互通，经过多年努力，诞生了 DICOM 标准和 HL7 标准。

（二）DICOM 标准

医学数字成像和通信（digital imaging and communications in medicine，DICOM）即国际医学影像及相关信息标准（ISO 12052），其定义了在医学成像过程中处理、存储、打印和传输信息的标准，包括质量能满足临床需要的可用于数据交换的医学图像格式和对应的网络通信协议。DICOM 是由 1982 年成立的数字图像和通信标准委员会，于 1985 年公布的第一个标准（ACR-NEMA300-1985）。于 1993 年发布的医学数字成像和通信 3.0 标准，即 DICOM3.0，目前已发展成为医学影像信息学领域的国际通用标准。DICOM 是以 TCP/IP 为基础的上层网络协议，更易于设备的互联。DICOM 标准为医学影像学的数字化、网络化打下了坚实基础。DICOM 标准包括 3 个主要构件：①符合 DICOM 标准设备间的通讯协议。②使用上述协议时所需指令及相关信息的语法及其对应语义。③符合 DICOM 标准设备数据的存储服务，如 DICOM 文件格式以及文件存储结构。

（三）HL7 标准

HL7（Health Level 7）作为一个机构，成立于 1987 年，从 1994 年起是美国国家标准学会（ANSI）授权的标准开发组织（SDO）之一，是从事医疗服务信息传输协议及标准研究和开发的非营利组织。常用的 HL7 标准是 HL7 机构开发和维护的标准化卫生信息传输协议，即医疗领域不同应用之间电子传输的协议。HL7 标准汇集了不同厂商用于设计应用软件之间接口的标准格式，允许各医疗机构在异构系统之间进行数据交互。其中第七层（level seven）指的是国际标准组织（ISO）规定的开放系统互联（OSI）7 层中的第七层（应用层）协议。HL7 的长期目标是制定一种用于医疗机构电子数据交换的标准或协议。

（四）放射信息系统

放射信息系统（radiology information system，RIS）是基于医院影像科室工作流程的任务执行过程管理的计算机信息系统，主要实现医学影像学检查工作流程的计算机网络化控制、管理和医学图文信息的共享，并可能在此基础上实现远程医疗。目前市场上的 RIS 系统被统筹用于管理医院影像科的日常工作流程，如登记、预约、报告书写、审核等环节并进行整合优化。与传统依托于纸质媒介的流程相比，RIS 具有以下优点：

1. 信息统一完整　从医院信息系统（hospital information system，HIS）交互获取到的受检者信息比传统手工登记本录入的准确性更高，信息更加完整，并且能够获取到受检者 HISID（受检者在医院使用的唯一身份编号），能够与全院统一。

2. 预约时间有效合理　临床开具检查医嘱后，RIS 根据设定号源为受检者分配该检查医嘱到指定检查室的最近时段，预约后通过信息平台告知受检者，为受检者节约了时间，检查室也得到了充分利用。

3. 报告书写规范及时　RIS 结构化的报告模板使影像科医生书写更加高效准确，避免了人为因素出现的不必要错误。报告发布后，通过与 HIS 的交互，及时将检查结果及报告信息反馈至临床，为临床诊断及治疗提供了宝贵时间。

（五）图像存储和传输系统

图像存储和传输系统（picture archiving and communication system，PACS）的概念于 20 世纪 80 年代初提出，是以数字化方式获取、压缩、存储归档、管理、传输、查询检索、显示浏览、处理、发布医学影像信息的信息系统，PACS 连接各种影像设备并在各种影像设备间传输和组织存储数据。

随着现代医学的发展，医学影像检查对于医疗诊断工作的重要性越来越大，由影像设备产生的图像数据也越来越多，使得临床医生在查找和调阅患者影像资料时困难更大，影像信息丢失时有发生。建立 PACS 的主要因素：①数字化影像设备；②计算机技术的发展。

随着计算机和通信技术的发展，PACS 相比传统医学影像管理带来了更多的便捷与优势：

1. 节约成本，便于管理　PACS 目前使用高速磁盘对数字化医学影像资料进行存储和管理，相比于传统的胶片、磁带及光盘等介质，不仅更加节约成本、环保，而且管理更加便捷、安全。

2. 简化流程，提高效率　设备在产生图像之后可以通过网络直接将影像信息传送到 PACS，医生在工作站上只需通过 PACS 即可调阅受检者影像资料及历史信息，并且在系统支持下还可完成更复杂的图像处理操作，如参数测量、三维图像重建等，相比于传统胶片，查阅更加快捷、高效及准确。

3. 资源积累，共享整合　根据国家法律规定，患者诊断和就诊数据应该至少保存 15 年。PACS 对于长期保存无失真数字化图像更加安全和高效，也为临床应用服务、数据挖掘及高校科研提供了宝贵资源。各家医院 PACS 经网络互联以后，可实现医学影像资料的整合、共享。

（六）医院信息系统

医院信息系统（hospital information system，HIS）是指利用计算机软硬件技术和网络通信技术等现代化手段，对医院及其所属各部门的人流、物流、财流进行综合管理，对在医疗活动各阶段产生的数据进行采集、存储、处理、提取、传输、汇总，加工形成各种信息，从而为医院的整体运行提供全面的自动化管理及各种服务的信息系统。

（七）HIS 与 PACS/RIS 结构

HIS 按照 HL7 标准向 RIS 发送检查请求，收到请求后，RIS 将采集到的信息通过 Worklist 服务（PACS/RIS 之间进行业务管理和信息交互的手段，将患者和检查信息从 RIS 传递到影像成像设备）自动发送到影像设备上，检查完成后，影像设备将采集到的图像匹配 Worklist 对应的信息按照 DICOM3.0 标准发送给 PACS，并将图像也按标准打印至胶片打印服务器中，此时影像报告医师即可通过查看 PACS 图像，通过 RIS 书写并审核报告，报告发布后将报告信息回传至 HIS（图 4-1）。

二、医学影像网络化概念

医学影像设备通常在医院处于不同的地理位置，如何让影像科医生快速、准确地阅览图像信息，碰到疑难杂症如何让远在千里之外的专家快速了解病情，这一系列的问题对使用者提出了更高的要求。

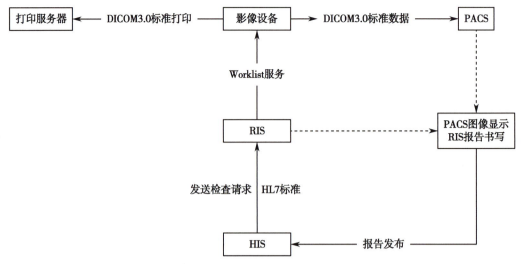

图 4-1　HIS 与 PACS/RIS 结构图

（一）医学影像网络化概念

影像网络化是指将数字化影像信息通过计算机及网络设备进行传输，以实现影像数据互联、共享。计算机网络主要有以下特性：

1. 可共享计算机系统资源　网络的主要功能即资源共享，这些资源可以是软件资源、硬件资源以及存储在公共数据库中的各类数据资源。在同一网段的用户能部分或全部地共享这些资源，从而提高系统资源的利用率。

2. 能实现数据信息的快速传输和集中处理　分布在不同地区的计算机系统，可以通过网络及时、高速地传递各种信息，交换数据。传输速率由计算机软硬件、传输介质、通信设备、网络协议等决定。

3. 提高了计算机的可靠性及可用性　在网络中，由于计算机之间是互相协作、互相备份的关系，以及在网络中采用一些备份的设备和一些负载调度、数据容错等技术，使得当网络中的某一部分出现故障时，网络中其他部分可以自动接替其任务。与单机系统相比，计算机网络具有较高的可靠性。

4. 易于进行分布式处理　在网络中，将不同地点的，或具有不同功能的，或拥有不同数据的多台计算机通过通信网络连接起来，在控制系统的统一管理控制下，协调地完成大规模信息处理任务的计算机系统。

（二）网络通信设备及网络协议

网络通信设备是连接到网络中的物理实体。基础网络设备有：网卡、集线器、交换机、路由器等。无论是局域网、城域网还是广域网，或者是无线网络，在物理上通常都是由网卡、集线器、交换机、路由器、网线等网络连接设备和传输介质组成的。下面简单介绍一下常用网络通信设备（表 4-1）：

1. 网络接口适配器（network adapter）　是将计算机、工作站、服务器等设备连接到网络上的通信接口装置。在很多情况下，它是一个单独的网络接口卡（NIC），即"网卡"。

2. 网络传输介质　是网络中发送方与接收方之间的物理通路，它对网络的数据通信具有一定的影响。常用的网络传输介质包括有线介质（双绞线、同轴电缆、光纤等）和无线介质（微波、红外线、激光等）。

3. 中继器（repeater）　是在局域网中为了扩展在数据工作站之间的传输范围或互连两个网段而再生信号的设备。

表4-1　常用网络通信设备

设备名	用途
网卡	使计算机联网的设备
中继器	从物理层上延长网络传输范围
网桥	从数据链路层上延长网络传输范围
路由器	在网络层上转发分组数据
交换机	通过数据包交换的方式,将数据转发到目的地
网关	转换协议

4.网桥(bridge)　是一种在链路层实现中继,常用于连接两个或更多个局域网的网络互联设备。

5.路由器(router)　是工作在网络层、建立通过一个或多个计算机网络的通路并转发分组的功能单元。

6.交换机(switch)　是在计算机网络中执行统计式多路复用和分组交换的装置。

7.网关(gateway)　是连接两个使用不同网络体系结构和协议的计算机网络的功能单元。

8.开放式系统互联通信(open systems interconnection,OSI)参考模型　是由国际标准化组织(ISO)定义的用于数据通信和计算机系统互联的包括物理层、数据链路层、网络层、传输层、会话层、表示层和应用层的7层协议模型。OSI是一个理想化的模型,其为不同厂家的计算机能互联提供一个共同的基础和标准框架以及参考协议。

9.网络协议(network protocol)　是指计算机网络中互相通信的对等实体之间交换信息时所必须遵守的规则的集合。常见的协议有:TCP/IP协议、IPX/SPX协议、NetBEUI协议等。传输控制协议/网际协议(transmission control protocol/internet protocol,TCP/IP)是因特网最基本的协议、是国际互联网络的基础。由网络层的因特网互联协议(IP协议)和传输层的传输控制协议(TCP协议)组成。TCP/IP凭借其实现成本低、在多平台间通信安全可靠以及可路由性等优势迅速发展,并成为Internet中的标准协议。在20世纪90年代,TCP/IP已经成为局域网中的首选协议,在Windows操作系统(如Windows 10、Windows 7、Windows Server 2003、Windows Server 2008等)中已经将TCP/IP作为其默认安装的通信协议。TCP/IP五层协议对应OSI七层协议(图4-2)。

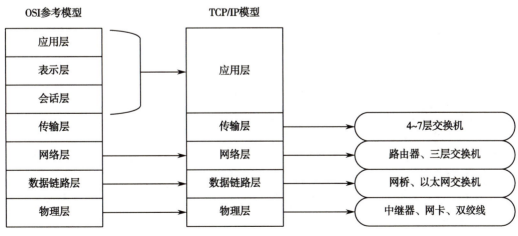

图4-2　OSI-TCP/IP对应关系及网络设备

87

（三）局域网、城域网、广域网

计算机网络按覆盖范围分类可分为局域网、城域网、广域网，如表4-2所示。

表4-2　计算机网络类型及属性

	局域网	城域网	广域网
英文缩写	LAN	MAN	WAN
覆盖范围	10km 内	几公里到几十公里	几十公里到几千公里
协议标准	IEEE 802.3	IEEE 802.6	IMP
典型设备	集线器	交换机	路由器
结构特征	物理层	数据链路层	网络层

1. 局域网（local area network，LAN）　是一个在局部的地理范围内采用有线和 / 或无线的方式，将各种计算机、外部设备和数据库等互相连接起来而组成的计算机通信网。

局域网具有以下特点：①地理范围覆盖小，用户数量有限，一般覆盖范围 0.01～10km。②数据传输速率高，一般传输速率范围 100～1 000M/bits。③误码率低，传输距离短，支持多种传输介质，传输质量高。④共享传输信道，在局域网中传输信道由接入网络中的所有设备共享。

2. 城域网（metropolitan area network，MAN）　是一种介于局域网与广域网之间，覆盖一个城市的地理范围，用来将同一区域内的多个局域网互联起来的中等范围的计算机网。

城域网具有以下特点：①地理范围覆盖较大，是一种大型局域网，建设成本更高，传输速率更快。②属于宽带局域网，传输媒介为光缆，一般传输速率在 100M/bits 以上。③城域网的一个重要用途是用作骨干网，通过它将位于同一城市内不同地点的主机、数据库以及局域网等互相连接起来。

3. 广域网（wide area network，WAN）　是一种用于实现不同地区的局域网或城域网的互联，可提供不同地区、城市和国家之间的计算机通信的远程计算机网。国际互联网（Internet）是世界范围内最大的广域网。

广域网具有以下特点：①覆盖范围相比局域网和城域网更广，所覆盖的范围从几十公里到几千公里。②广域网的数据传输速率比局域网高，信号的传播延迟比局域网大。

国际互联网（Internet）　也称"因特网"，指世界范围的计算机网络，是全球最大的广域网。使用 TCP/IP 协议栈提供多种类型的互联网服务，并且对于拥有公用 IP 地址的任何用户都是开放的。它是网络与网络之间所串联成的庞大网络，这些网络以一组通用的协议相连，形成逻辑上的单一巨大国际网络。互联网始于 1969 年美国的阿帕网。这种将计算机网络互相连接在一起的方法可称作"网络互联"，在这基础上发展出覆盖全世界的全球性互联网络称互联网，即是互相连接一起的网络结构。

三、医学影像数字化与网络化流程结构

医学影像信息通常会经历 4 个过程，即产生、使用、存储、再次利用，科学合理地使用计算机信息技术，才能让影像信息发挥其最大的价值。

（一）医学影像网络结构

搭建一套科学、完善的医学影像网络时，要考虑传输速率、流量负担、负载均衡，确保能够长期、稳定地正常运行，为在医院内实现影像数据全面共享与传输提供坚实保障（图 4-3）。在不同区域中都有设备或者计算机需要与影像服务器做数据传输，由于设备终端传输数据量大、对传输速度要求高，首先需要保证传输通路的带宽，PACS 网络主干为万兆骨干网，以保证服务器万兆交换，千兆到桌面；其次配置较高规格的物理传输介质，如六类非屏蔽双绞线以及千兆交换机等。

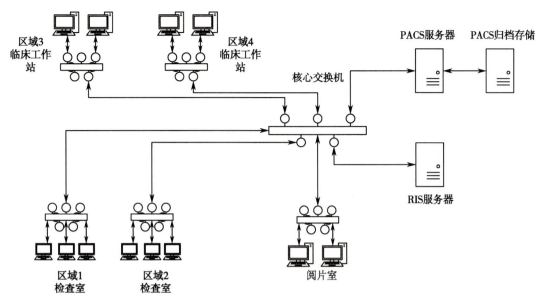

图4-3　影像网络结构

（二）医院内数据流程结构

为解决原有检查流程带来的不便，受检者到医院就诊时，临床医生通过HIS将检查申请单发送至RIS，受检者在缴费以后，RIS（或者预约平台）即将自动登记好的医嘱信息合理地进行预约，并通过短信平台等方式告知受检者，受检者在收到信息后可合理安排自己的时间，当受检者按照预约时间到指定检查室待检以后，只需通过叫号系统便知自己将在何时进行检查。检查完成之后，设备会将影像数据发送至PACS，并且将图像打印至自助打印机服务器。PACS在收到影像数据之后会发送消息给RIS，说明已经收到数据，此时RIS会将该受检者检查状态更新，并提示影像报告医师，报告医师看到状态变更后即可通过PACS/RIS调阅图像同时书写报告，待报告审核发布之后，RIS会将生成报告的消息回传给HIS，此时自助打印服务器也会提取该受检者报告。受检者在完成检查之后等待一段时间，即可使用自己的检查ID到自助打印机终端打印报告及胶片。临床医生则可通过HIS查阅受检者的检查信息，实现数据跨平台共享（图4-4）。

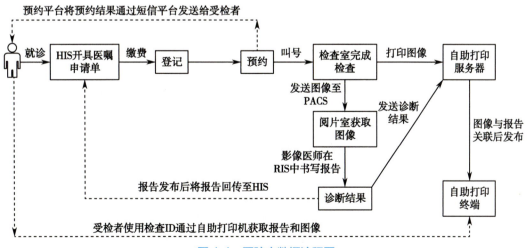

图4-4　医院内数据流程图

四、医学影像数字化与网络化优势

医学影像学与计算机信息技术的结合所产生的化学反应是显而易见的，不仅优化了原有的烦琐流程，减少受检者往返以及等待时间，也让影像科医生提高了工作效率，让医院节约更多的成本。

（一）统一接口交换信息

全院信息互联共享 PACS/RIS 与医院 HIS 建立接口以后，保证了受检者信息一致性，受检者个人信息、医嘱信息以及相关病史（临床医生还可根据受检者情况选择是否优先）可以直接由 HIS 发送至 RIS，并且可由 RIS 将受检者当前检查状态、报告信息回传 HIS，以便临床可随时追踪检查状态以及及时查阅检查报告。

（二）优化检查资源调配

RIS 接收到医嘱以后会自动将该条医嘱登记为检查信息，然后判断该受检者优先级，如果有加急情况可无条件将该检查预约至当前时段第一位，非急诊再根据该受检者检查类型、检查部位等相关条件，安排最合理的时段并将预约信息以及检查相关注意事项通过短信或者其他方式告知受检者及临床医师。

（三）优化权限管理层次

1. 技师工作站　技师工作站可在检查前通过 RIS 查到当前受检者临床请求、临床病史等相关信息，并且可以在设备中通过 Worklist 自动将受检者信息录入并与图像关联后发送给 PACS，最大限度地避免人为错误或者意外情况的发送，提高了检查的准确率。

2. 报告工作站　报告医师可通过 RIS 中查阅该受检者基本信息以及临床信息包括是否优先（急诊）作为参考，并且通过 RIS 中结构化模板快速、准确地书写报告并审核。

（四）图像调阅处理

RIS 与 PACS 在建立接口之后，报告医师可在 RIS 中直接点击查阅，即可由 PACS 获取到该受检者当次检查的影像信息，无须在 PACS 中查询。在 PACS 中可通过相关功能对图像信息进行调整，如：窗宽窗位调节、距离测量、图像对照、收缩放大等。还可对图像进行常规的后处理，如多平面重建、三维重建等。可将受检者的历史影像信息作为参考对比。

（五）诊断结果自动发布

报告医师完成报告审核以后，RIS 会根据报告类型并按照相应的时间对报告进行批量发布，报告发布以后会将报告信息直接发送至 HIS 以及各自助终端，临床医生可以在 HIS 中直接调阅该受检者检查报告，受检者可通过自助终端获取自己的胶片和检查报告。

（六）影像资料以及报告可长期存储

PACS 存储在逻辑上可分为在线存储与近线存储，在线存储存放在高速磁盘上使调阅更为高效、快捷，可提供近 1～3 年的影像数据。近线存储存放在归档磁盘上，磁盘转速相较在线存储低，但容量更高，可保存 10～20 年数据，并且可以按需对存储进行扩容，保证数据完整、不丢失。

五、互联网＋医学影像

互联网＋以互联网平台为基础，让互联网与各传统产业进行深度跨界融合，打造云服务平台，充分发挥云服务平台在生产要素与资源配置中的优化和集成作用，推动产业转型升级，并不断创造出新产品、新业务与新模式，提升实体产业的创新力和生产力。

近年来，随着互联网在各领域的持续影响，医疗服务与互联网的融合大势所趋。"互联网＋医学影像"的服务模式逐渐被各大医院应用，成为推动智慧医院建设的重要驱动力。而"互联网＋医学影像"也孕育了以下几类行之有效的场景和系统。

（一）云存储

随着 PACS 的普及，相比传统的存储及管理，不仅降低了成本，也让管理更加便捷，也有效提高了影像数据的复用价值。然而影像数据的逐年递增，存储扩容以及数据安全也成了 PACS 的困扰。

云存储是把网络中的多种存储资源整合在一起，以存储服务的形式提供给用户使用的一种存储模式。它可以为 PACS 提供长期、可扩展、可持续的支持。我们可在院区保留高速的在线存储，将近线存储转移至云存储平台，如此不仅可以保证存储容量以及数据安全，还为云胶片、云影像中心奠定基础。云存储目前以租用第三方资源为主，可为医院节省一定投入，也不再为扩容、数据安全等因素而担忧。

（二）医学影像云

医学影像云是以医学影像信息的云存储为数据基础，以医学影像云计算应用服务为核心，以虚拟化和大数据技术为支撑，通过云传输方式，为医疗机构、医疗保险部门和被检者个人提供多种形式的、基于医学影像的在线云服务模式。影像云提供云存储服务与云应用服务。即：云PACS/RIS。医学影像云的特点有：

1. 远程影像诊断可随时、随地进行　由于我国移动网络发展迅速，只要使用可以连接互联网的计算机、手机、平板电脑等，通过登录云平台即可实现 PACS/RIS 全流程，提升工作效率。

2. 推动全域化影像服务　影像云通过互联网将各区域平台接入后，真正实现影像资源互联共享，突破区域带来的限制以及为受检者节约出了宝贵的时间。

3. 更有利于科研和教学　基于互联网的影像云可以建立影像大数据，获取更多资源，对于研究、科研以及数据挖掘会有更大优势。

（三）云胶片

目前，我国医院使用的影像数据载体主要有胶片、光盘以及 U 盘复制等方式。

胶片以医用干式激光胶片为主，其构造包含防护层、感热层、片底层和背层。分辨率高，但缺点也很明显，不便于携带也不可重复利用。存储上由于数量巨大，不利于管理。早期需要批量打印和分发，非常浪费人力。后期引入自助打印机，受检者可在自助终端上取胶片，不仅节省了人力，也在一定程度上避免了资源浪费。医生可利用灯箱等工具对图像进行阅览，由于图像无法进行调整，准确率不高。

光盘分 CD 和 DVD，两者容量不同、成本也不一样。其优点是体积小、便于携带，可在计算机上通过光驱读取影像数据，还可以利用计算机软件对图像进行调整；其缺点也同样明显，如不能随时查阅图像，无法重复利用，需要在有光驱的计算机及支持 DICOM 阅览器的软件才可以浏览图像。同胶片一样，存储上由于数量巨大，也不利于管理。

U 盘相较胶片、光盘在体积上有着巨大优势而且可以重复利用。与光盘一样，电子版影像数据比胶片依然有着准确性更高的优点，不过仍然需要使用带有 USB 接口的计算机以及支持 DICOM 阅览器的软件才可以浏览图像。U 盘对于计算机安全还存在巨大威胁，计算机防护没做好的情况下，使用他人 U 盘极有可能使计算机遭受病毒威胁。

以上传统载体有其自身优点，随着计算机发展迅速，自身缺点也随着时间暴露出来。云胶片将影像数据存储在云服务器，受检者在完成检查以后，利用自己身份信息在指定链接使用移动设备如手机、平板电脑、笔记本电脑或者在家使用台式计算机，通过因特网访问服务器即可查询、浏览、下载自己的影像数据，还可以将链接授权给异地的医生为自己诊断。由于这一过程是利用云存储和互联网技术实现医学图像的分享与阅读，并不存在实体的图像介质，因此称为"云胶片"并不准确，只是传统名称地过渡，但无疑"云胶片"是影像数字化与网络化迅猛发展的产物，也是真正实现影像无纸化、无胶片化的发展趋势。

（高　波　刘士远）

第三节 智能影像学

一、智能影像学概述

（一）基本概念

智能影像学是指把人工智能（artificial intelligence，AI）技术应用于影像学，实现对疾病检出、诊断、临床治疗决策、预后评估、疗效评价及以患者为中心、个体化的影像科全流程智能服务及管理等。AI是研究、开发用于模拟、延伸和扩展人的智能的理论、方法、技术及应用系统的一门新的技术科学，是计算机科学的一个分支；它试图了解智能的实质，并生产出一种新的能与人类智能相似的方式做出反应的智能机器；该领域的研究包括机器人、语音识别、图像识别、自然语言处理和专家系统等。人工智能在经历多次低谷和高潮后，在近10年取得了长足发展，尤其在教育、金融、无人驾驶和医疗等领域取得了突破性进展。2016年，医学影像人工智能成为北美放射学会（Radiological Society of North America，RSNA）关注的焦点，近年来在影像辅助诊断等领域取得了突飞猛进的变革式进展。人工智能的发展，离不开五大基本要素：数据、算法、算力、场景、人才；五者紧密相连，共同推进行业变革。

（二）专业术语

人工智能术语的规范化，对于人工智能领域知识的开拓、新理论的建立及科技成果的推广等均具有重要意义。人工智能术语须确保专业性、准确性和通用性。人工智能术语具有鲜明的专业特色，它是同行之间的共同语言，与日常生活或其他专业领域所表述的含义要区分开。人工智能领域因其算法特性还产生了很多新词汇，对这些词汇的含义进行规范化，形成完善的人工智能领域知识系统，对于本领域的发展至关重要。每个术语在人工智能领域都有明确的概念、特定的内涵，术语的规范化不仅可使同一术语在应用中保持语义的一致性，同时也能很好地区分相似概念的不同之处。人工智能术语的规范化有助于科技成果的推广，术语的规范和流通度对于本学科内和各学科之间的沟通交流及发展有重要作用。医学影像人工智能常用专业术语如表4-3所列。

表4-3 医学影像人工智能常用专业术语

中文术语	英文术语	定义
人工智能	artificial intelligence（AI）	是研究、开发用于模拟、延伸和扩展人的智能的理论、方法、技术及应用系统的技术科学。通过建立各种算法使计算机不断学习，最终解决需要人类智能参与的各类问题
机器学习	machine learning（ML）	机器学习是人工智能的亚类，通过计算机模拟和实现人类获取知识（学习）的过程，建立拥有学习能力的算法模型，用于研究和开发从数据中学习、识别图像并预测结果的系统。是当前人工智能的核心
深度学习	deep learning（DL）	深度学习是机器学习的一个子领域。它学习样本数据的内在规律和表示层次，这些学习过程中获得的信息对诸如文字、图像和声音等数据的解释有很大的帮助。它的最终目标是让机器能够像人一样具有分析学习能力，能够识别文字、图像和声音等数据
无监督学习	unsupervised learning	一种学习策略，它在于观察分析不同的实体以及确定某些子集能分组到一定的类别里，而无须在获得的知识上通过来自外部知识源的反馈，以实现任何正确性测试。其根据类别未知（没有被标记）的训练样本解决模式识别中的各种问题

续表

中文术语	英文术语	定义
弱监督学习	weakly-supervised learning	弱监督学习是机器学习领域中的一个分支,与传统监督学习相比,其使用有限的、含有噪声的或者标注不准确的数据来进行模型参数的训练。该方法减少了对标注数据质量和数量的要求
半监督学习	semi-supervised learning	监督学习与无监督学习相结合的机器学习方法,其自行利用少量具有标记信息的样本和大量没有标记的样本进行学习
自监督学习	self-supervised learning	一种学习策略,通过基于数据本身设计和建立的各种标记信息来对数据本身的特征、特性进行学习,进而把学习到的数据特征网络作为主干网络迁移到对目标任务的学习中
监督学习	supervised learning	是利用一组已知类别的样本调整分类器的参数,使其达到所要求性能的过程,也称为监督训练或有教师学习。监督学习是从标记的训练数据来推断一个功能的机器学习任务
深度神经网络	deep neural network（DNN）	多层神经网络结构,通常有 5～100 层。只有几层的网络称为浅网络
卷积神经网络	convolutional neural network（CNN）	一类包含卷积计算且具有深度结构的前馈神经网络,由一个或多个卷积层组成,能够对数据中的局部特征进行卷积操作。卷积神经网络具有表征学习能力,能够按其阶层结构对输入信息进行平移不变分类,是深度学习代表性的算法之一
全卷积网络	fully convolutional network（FCN）	FCN 是深度学习应用在图像分割的代表作,是一种端到端的图像分割方法,可以认为是没有全连接的卷积神经网络。其通过密集前馈计算和反向传播,在整幅图像上同时进行学习和推理
递归神经网络	recurrent neural network（RNN）	是具有树状阶层结构且网络节点按其连接顺序对输入信息进行递归的人工神经网络。网络能记住以前的状态,并将以前的状态作为输入反馈回去
生成式对抗网络	generative adversarial network（GAN）	一种深度学习模型,由生成模型和判别模型的互相博弈学习产生好的输出
计算机辅助医学识别系统	computer-aided detection system	具备模式识别、数据分析能力,通过识别、标记、强调或其他方式直接提醒医务人员注意医学影像或医疗器械数据的可能异常情况的计算机系统
计算机辅助医学诊断系统	computer-aided diagnosis system	指通过影像学、医学图像处理技术以及其他可能的生理、生化手段,结合计算机的分析计算,辅助发现病灶,提高诊断准确率的计算机系统
临床决策支持系统	clinical decision support system	根据临床知识和患者数据产生辅助决策建议、由医务人员使用的计算机应用系统
计算机辅助	computer-aided	使用计算机完成部分工作的技术或过程
医学图像处理	medical image processing	一类对医学图像进行图像处理的方法,包括图像重建、图像增强、图像识别、图像分割、图像配准、图像可视化等
医学图像分割	medical image segmentation	一种医学图像处理方法,根据临床治疗或研究需求把医学图像分成若干个特定的、具有独特性质的区域,并提取出图像中包括器官、病灶等感兴趣目标的技术和过程
医学图像分类	medical image classification	一种医学图像处理方法,根据医学图像信息中所反映的不同特征,对不同类别的医学图像进行分类
医学图像模态转换	medical imaging modality transformation	一种医学图像处理方法,从一种影像模态转换到另一种影像模态
医学图像目标检测	medical object detection	一种医学图像处理方法,从医学图像中找出包括病灶、器官、组织等在内的感兴趣的目标,并确定其位置和类别

续表

中文术语	英文术语	定义
医学图像配准	medical image registration	医学图像配准是指对于一幅医学图像寻求一种（或一系列）空间变换，使它与另一幅医学图像上的对应点达到空间上的一致
医学图像去噪	medical image denoising	一种医学图像处理方法，从医学图像中减少噪声的过程
医学图像重建	medical image reconstruction	一种医学图像处理方法，从原始扫描数据经计算机采用特定的算法处理，得到能用于诊断的图像
医学图像成像加速	medical imaging acceleration	一种医学图像成像技术，通过超分辨率重建、低剂量重建等加速算法提高各种医学成像设备的成像速度

二、智能影像学分类

（一）影像组学

影像组学（radiomics）技术是一种新的医学影像分析方法，最早由 Lambin 等于 2012 年提出，旨在从影像中提取大量的特征进行定量分析。Kumar 等对这一概念进行了扩充，定义为高通量地从 CT、正电子发射断层成像（PET）和 MRI 中提取并分析大量定量医学影像特征，实现病灶分割、特征提取与模型建立，凭借对海量影像数据信息进行更深层次的挖掘、预测和分析，辅助医师做出更准确的诊断。影像组学技术的不断发展，为医学影像辅助诊疗和疾病预测、预后带来了新的机遇和挑战，通过从不同模态的医学影像定量提取代表性的影像特征，将医学影像转化为可挖掘的数字信息，利用算法进行分析处理，并将其与临床特征进行对比、分析、建模，从而实现病变诊断和预测等。

（二）人工智能

人工智能是研究、开发用于模拟、延伸和扩展人的智能的理论、方法、技术及应用系统的一门新的技术科学，是计算机科学的一个分支。机器学习（machine learning，ML）是 AI 的一个分支，包含监督学习和非监督学习两种。传统的机器学习算法包括决策树（decision tree）、随机森林（random forest）、朴素贝叶斯（naive Bayes）、人工神经网络（artificial neural network，ANN）等；而深度学习（deep learning，DL）则是机器学习的一个新分支，其对于图像及语音识别、视觉对象认知和自然语言处理等方面技术水平的提升有极大帮助。近年来热门的卷积神经网络（convolutional neural network，CNN）就是深度学习的代表性算法之一。

三、智能影像的临床研发及应用现状

人工智能目前在影像学领域中的应用比较广泛，几乎各系统、不同的成像方法（X 射线、CT、MRI、超声、核医学）中都有人工智能的相关研究和 / 或临床应用，涵盖病变检出、诊断、预后评估、疗效评价、临床治疗决策及以患者为中心、个体化的影像科全流程的智能服务及管理等方面。人工智能在医学影像中的应用是依赖于计算机的视觉任务进行的，计算机的视觉任务包括分类、检测和分割，对应这三类任务可以进行病变的诊断及鉴别诊断，筛查检出、边缘勾勒提取及特征分析。人工智能的工作流程为针对具体的临床任务，确定其所属的计算机视觉任务的分类，进行数据采集、数据预处理、影像组学或基于人工智能网络的模型构建，最后模型效能的验证。目前人工智能快速发展，已经贯穿于影像科全流程的各环节。

（一）基于 AI 提升影像检查效能

影像检查技术是影像诊断的基础，包括扫描技术和重建技术。首先，检查前的预约、患者确认、检查前预检等工作都可以融入人工智能的软件使其更加准确和高效；其次，检查中可以自动摆位、自动定位、自适应扫描参数调节，从而提高图像采集速度，降低 CT 扫描的辐射剂量；再次，图像采集完成以后，可以用深度学习的方法重建图像，在同等扫描剂量的前提下获得更高分辨率的图像，这一方面克服了以往迭代重建时间长的缺陷，另一方面由于更低剂量的 CT 扫描图像通过深度学习重建依然能够满足诊断要求，因此可以进一步降低扫描剂量。

（二）基于 AI 的影像图像分割

病变分割是影像科临床工作和科研中非常重要的一环，也常常是人工智能产品研发阶段的关键步骤。以往以医生手动勾画分割病灶作为"金标准"，经过近几年的快速研发，目前基于 AI 的全自动病灶分割方法已经在临床应用，由于无标签数据相对较容易获取，通过弱监督 / 半监督学习方式充分利用无标签数据信息，可提升病灶分割模型的泛化性能；在应用过程中逐步优化迭代，也助力了影像组学或 AI 临床科研的快速发展。一种自动获取种子点的方法，可以克服区域生长法需要人机交互的劣势，实现 GGN 的全自动分割，肺结节识别精度 96.35%，分割准确性 81.70%。

（三）病灶检出

病灶检出是 AI 在医学影像领域中应用较为成熟的方法，目前获得国家药品监督管理局（NMPA）三类注册证的病灶检出类产品包括用于肺结节、冠脉 CTA、肋骨骨折、骨龄、肺炎、脑出血、脑肿瘤检出等的深度学习 AI 模型。基于 AI 病灶检出，最大优势是能够降低医生的工作负荷，敏感性较高，尤其是对于小病灶和低对比病灶的检出。以肺结节为例，基于卷积神经网络构建的检测模型可以自动识别和检测磨玻璃结节（ground glass nodule，GGN）的敏感度为 96.64%，特异度 71.43%；利用贝叶斯学习，对胸膜下结节的检出率为 96%，敏感度 97.85%，特异度 99.81%，精确度 99.64%。据笔者单位使用统计率分析，目前胸部 CT 检查结束后，肺结节 AI 模型的使用率在 85% 以上。

（四）病灶诊断及鉴别诊断

病灶的诊断及鉴别诊断属于计算机视觉任务的分类任务，目前广泛应用于病灶的良恶性鉴别、恶性病理组织学亚型的鉴别及其他相关的分类研究中。已获得 NMPA 三类产品注册证的包括肺结节、脑肿瘤模型，此两类产品的病灶分类和定性功能在临床获得了一定程度的使用，而其他大多数还处于研究阶段。笔者通过定量 CT 参数、影像组学和深度学习，建立了多种术前无创预测磨玻璃结节侵袭性模型，准确性达 93%，极大提升了磨玻璃结节是否需要外科干预的精准度；影像组学标签作为一非侵袭性的肺浸润性腺癌的独立预测因子，预测效能优于 CT 形态学特征或平均 CT 值，预测准确度在训练集和 3 个验证集中分别为 86.3%、90.8%、84.0% 和 88.1%。一项有关前列腺癌 MRI 影像组学构建的模型能够准确区分前列腺癌区域和正常过渡区，曲线下面积（area under curve，AUC）= 0.955，效果显著优于已有的 PI-RADS 系统，将影像组学模型和 PI-RADS 系统融合后，能显著提高前列腺癌区域和正常外周区的区分能力（AUC = 0.983）。有研究者利用 17 000 余名患者的甲状腺超声影像训练深度学习模型，发现该模型在识别甲状腺癌的敏感度和特异度可以媲美 6 位经验丰富的影像学专家，有望减少甲状腺癌诊断过程中不必要的穿刺活检。大多数用于良恶性鉴别的深度学习 AI 模型还需要在更多真实数据上不断迭代和获得验证，方能逐渐应用于临床。

（五）肿瘤分期

癌症患者的治疗策略制订往往受肿瘤分期的影响，准确的肿瘤分期能够让医生针对不同患者制订不同的治疗方案，实现个体化精准诊疗，在转移前尽早根除肿瘤。深度学习人工智能模型有望用于肿瘤淋巴结转移预测和基因位点突变预测，也可以基于图像训练 AI 分期模型，从而帮助临床制订更精准的治疗方案。Dong 等基于 T_2 脂肪抑制序列（T_2-FS）和 DWI 的联合深度学习模型能够准确地、非侵入性地判断乳腺癌前哨淋巴结转移，AUC 达 0.805，敏感度、特异度分别为 0.700、0.747。基于 PET/CT 数据构建的影像组学模型对宫颈癌分期［以国际妇产科联盟（FIGO）分期为准］准确性比多种传统方法更有竞争力（AUC > 0.850）。肺癌的瘤周组学特征可以预测非小细胞肺癌的淋巴结转移状态，具有良好的分类能力（AUC = 0.825）；而且影像组学模型的预测精度优于临床医生，将影像组学模型与医生判断淋巴结转移的影像特征融合构建的人机结合模型，预测精度进一步提升（AUC = 0.862）。

（六）病灶演变预测及疗效评价

在初诊时准确预测病变的动态演变，对于指导临床早期干预、改善预后具有重要价值；在治疗前预测病变靶点以及可能的疗效反应，有助于选择合适的治疗人群和方法；在治疗后，利用深度学习模型判断疗效，可以比基于实体瘤疗效评价标准（response evaluation criteria in solid tumors, RECIST）的判断更早期、更准确。有研究基于基线影像数据对肺炎的演变、磨玻璃结节的生长预测等，可以指导临床治疗决策。基于影像组学的研究使用美国肺癌筛查试验（NLST）影像数据，较好地预测结节在 1 年或 2 年后是否会发生癌变，准确率分别高达 80% 和 79%。影像组学可以将胃癌患者早期复发的术前预测、模型预测结果和临床危险因素相融合，进而提高预测准确率，有效降低了患者被过度治疗的风险，提高医生决策的可靠性。晚期鼻咽癌接受诱导化疗的患者后期会有毒副反应，且患者对治疗的敏感性表现出较大差异。利用深度学习网络提取鼻咽癌 PET/CT 影像特征，并构建预后分析模型，实现对晚期鼻咽癌诱导化疗疗效的预测。该模型可将患者划分为高风险组和低风险组，高风险组患者可以从诱导化疗中受益，而低风险组患者则获益较少。深度学习模型的预后预测性能比目前使用的 TNM 分期和基于 EB 病毒 DNA 的生物标志物性能更好。

（七）基于 AI 的影像工作流程优化

医学影像科全流程管理应用场景主要包括预约登记、报到候诊、护理服务、图像采集、信息传输与存储、对比剂不良反应的预防和处理、图像后处理与排版、辅助诊断及结构化报告、图像与报告的浏览打印与处理、设备管理等。将 AI 应用到医学影像科全流程管理的场景中，可以全面优化影像诊断前、中、后流程的每个阶段。包括缩短患者就诊逗留时间、提高服务效率；提高检查诊断水平，改善服务质量；为医务人员赋能，减轻工作负担，提升工作效率，节约运营成本。

如 CT 扫描工作中，对患者的精准定位是扫描成功的关键。常规的工作模式是技师在 CT 机床旁对患者进行定位和问诊沟通，新型冠状病毒肺炎疫情对 CT 技师安全防护提出了新要求，同时也促进了 CT 远程扫描技术的研发。利用 AI 技术，在扫描中及扫描后进行质量控制和质量评估，助力实时、精准地获取高质量医学影像，并对影像质量进行常态自动评估，对提高临床诊疗效果和推动大数据 AI 应用具有重要的现实意义。在扫描中，AI 技术可实现智能体位导引、患者或设备摆位、体位自动识别及运动检测，提高扫描效率和影像质量。例如，利用实时 3D 立体视觉技术对患者进行检测、体位 3D 重建和跟踪，可以精确获得其位置、体型等信息，从而引导患者站位、X 射线自动定位、CT 扫描床的自动中心矫正等准备工作。利用人体识别技术自动定位扫描部位，进行运动检测和跟踪，能够实现一键精准定位和零接触进床的自动化 CT 扫描。通过对大量标注数据的学习和深度学习技术构建的图像质量评分模型，在扫描后可以对影像质量进行自动评分，提高影像质量检查规范化与标准化水平，包括计算影像的清晰度、信噪比，分析运动伪影及自动质量分类，实现实时影像扫描质量提醒和回顾式质控。MR 在成像过程中容易产生各种类型的伪影，基于 AI 的 MRI 图像伪影抑制技术可以有效取代传统算法，通过多层次图像特征提取，能够更准确地识别图像噪声、伪影和有效细节信息，同时结合 MRI 图像先验知识和频域空间数据一致性来进一步提升图像质量，保证图像增强后的可靠性。国内临床成像试验表明，相比传统的图像增强方法，基于 AI 的 MRI 图像伪影抑制技术具有明显的优势。

AI 目前还应用于影像图像的智能排版和打印、结构化报告生成等，明显缩短了对应的人工处理时间，优化了影像工作流程。在国内，因单病种结构化报告数据维度有限，推理逻辑清晰，因此最早被使用。目前已有多家医疗机构的影像科在单病种诊断业务中撰写了超过 5 万份的单病种结构化报告。

结构化报告的发展趋势包括但不限于以下 3 方面：

1. 加大与周边信息系统的整合 通过与各类后处理系统 / 影像 AI 进行整合，自动化获取测量值、图表和关键图像，大幅度提高读图效率并降低劳动强度；通过与集成平台的整合，自动提取与检查相关的"一诉五史"信息、实验室信息、病理信息等，降低跨系统搜索资料的劳动强度。

2. 结构化报告模板将逐步覆盖更广泛的业务场景　通过更多 CDE 组件的设计与积累，以及对 CDE 之间业务关系的统计分析，设计出动态生成的通用模板，系统性解决结构化报告数据维度和效率之间的矛盾。

3. 基于结构化报告的标签　通过跨本体的概念互联、知识推理整合多学科诊疗（multi-disciplinary treatment，MDT）的模板，降低基于影像开展的 MDT 活动成本，应用更加普及。

总之，医学影像人工智能发展迅速，其产品和功能的研发已经覆盖整个影像学工作流程，虽然目前用于临床的产品数量还是有限的，但初步的应用显示，AI 产品可以实现影像科医生的赋能，大幅度提升工作效率。

四、医学影像人工智能发展面临的挑战

数据、算法、算力是人工智能的技术核心。人工智能技术的发展与充足、可获取的、高质量的标准化数据相辅相成。一方面，不断迭代更新的人工智能技术能有效提升数据收集、管理、挖掘和信息利用水平；另一方面，数据作为人工智能技术发展的核心，海量高质量数据推动人工智能技术的不断发展与应用。现阶段，以深度学习为代表的人工智能算法在网络设计、模型训练、参数优化、性能检测等方面，均以海量优质数据为驱动。

国家药品监督管理局医疗器械技术审评中心在《深度学习辅助决策医疗器械软件审评要点》中，明确了从数据采集、质控、脱敏、预处理、标注到数据集构建等各方面的指标。数据库建设是医学影像发展的关键，由于伦理、安全、图像采集、质控、脱敏、标注、建库等各个环节都具有较高的专业门槛，因此大规模、标准化、高标准、多样化的优质数据库需要国家、行业协会和社会力量共同努力推动建成。国外有些标注数据库，如癌症成像档案（TCIA）、乳腺摄影数字化数据库（DDSM）、阿尔茨海默病神经成像倡议（ADNI）等，便促进了人工智能的发展。如何建立合理的数据共享机制，建立标准化、规范化的大样本数据库，为人工智能提供高质量的训练数据，是推动人工智能在医学影像领域发展与应用的关键。数据安全和伦理、影像数据质量规范也是目前面临的挑战，包括：个人信息和医疗信息的泄露、医疗事故的责任界定、人工智能相关临床试验中患者的知情权以及历史医疗数据的使用过程中患者的知情同意。只有解决了相关医学伦理问题，人工智能才能更大程度地发挥其价值。

算法是人工智能的核心，算法的创新是人工智能进步的源泉。深度学习和加速计算的出现，使已有的算法得到迅速发展和优化。人工智能算法众多，实际应用中应根据数据大小、算法精度、计算成本综合考虑选取。尽管我国近年来在人工智能领域取得了长足的进步，但在重大基础理论和原创核心算法上，与国际先进水平相比还有一定差距，这也是我国人工智能发展的痛点。只有在基础算法创新、重大基础理论上取得重大突破，才能进一步实现弯道超车。人工智能实质上是基于统计的科学，其准确度除了依赖大样本数据之外，大规模、复杂的神经网络模型亦是成功的关键，模型的复杂度直接导致了人工智能对算力的要求不断提升，对硬件的运算速率及功耗提出了新的挑战，从单服务器，到小规模服务器集群，再到大规模云服务，算力不断提升，未来甚至可能需要利用量子计算机的计算能力。

人工智能作为新一轮科技革命和产业变革的重要驱动力，人才是其重要的中坚力量。我国如要在人工智能领域始终保持竞争优势，需要不断培养、积累人才红利。人工智能的发展，归根到底就是人才的竞争。但由于国内人工智能产业布局起步较晚、基础核心算法缺乏，目前我国人工智能产业面临人才供给不足的窘境。高校作为人工智能人才培养和技术产出的核心载体，目前国内设置人工智能相关学科的高校正逐渐增加。为了弥补不足和实现《国务院关于印发新一代人工智能发展规划的通知》中的目标，目前一大批高校开始开设人工智能专业，重视人才培养的同时，校企合作实践可加快实现人工智能产学研一体化，促进人工智能产业人才供给与产业发展需求相匹配。

五、智能影像学应用展望

随着 AI 的不断发展，越来越多地采用基于机器学习的模型辅助疾病诊断、疗效及预后分析，将会贯穿于以疾病和患者为中心的医疗全流程中。随着图像采集标准、质控标准、数据库构建标准、数据安全标准及结构化报告的逐步推进和落地，人工智能产品的不断迭代验证和优化，AI 在智能影像中的价值将越来越大，而且会形成全身各系统的智能数字人体的图像显示、诊断、导航及可视化，在很大程度上助力医学的发展。2020 年，AI 医疗产品审批的"零的突破"，推动 AI 医疗行业进入市场价值认证阶段，行业的商业化进程也将提速，新的市场竞争格局也将随之出现。新型冠状病毒肺炎也可能成为我国医疗 AI 行业发展的催化剂与加速器，未来或将从政策落地、技术进步、商业模式完善、数据安全保障等方面全面影响医疗 AI 行业的发展。

在系统、全面测试人工智能应用的过程中，可以通过国家建立健全相关的医疗样本数据库，采用真实世界的数据加以验证，满足 AI 所需的大样本、多中心、多模态等要求，构建更适合应用到临床实际的模型或系统，并通过引导纳入人工智能产品，建立统一规划的测评平台，实现智能化医疗的新格局。

针对数据安全的技术问题，通过发展新的相关技术（例如区块链的加密技术）构建规范的数据传输、共享标准，保证人工智能社区的发展，保证数据贡献者的数据安全。从临床应用角度来说，人工智能产品也需要达到一定技术和性能要求，以保证其应用的安全性，例如，敏感性和特异性都需要达到 90% 以上，以减少相关的误诊和漏诊。医学影像及其上下游产业正共同促进人工智能产品的发展，有些产品已经在临床测试并进行相关论证。然而，整体的安全和监管措施还较滞后，需要进一步完善伦理、隐私安全等规则，全面突破及解决临床问题。

（范　丽　刘士远）

第四节　分子影像学

一、分子影像学概述

（一）概念

随着基因组学和蛋白质组学的迅猛发展，奠定了人类对启动疾病发生、促进疾病发展、预测疾病预后及评估疾病治疗效果的分子的系列变化进行研究的基础。医学影像技术与分子生物学不断创新结合，超越结构成像和功能成像，形成了在分子水平诊断和指导疾病的成像模式。1999 年，美国哈佛大学 Weissleder 博士提出分子影像学（molecular imaging，MI）的概念，指出分子影像学是应用影像学方法在细胞和分子水平对活体状态下的生物过程进行定性和定量研究的一门学科。

（二）成像原理

在生物系统中引入分子探针（molecular probe），通过适当的扩增策略放大其信号后，利用高分辨率的成像系统检测信号并生成相应的分子影像，直接或间接地反映分子水平的生物信息（图 4-5）。

理想的分子成像必须满足 4 个关键条件：①探针亲和力高、药效学合理；②探针能够跨越生物递送屏障（血管、间质、细胞膜）；③扩增策略高效；④成像技术敏感、快速、高分辨。

高亲和力探针可以是小分子（如受体配体或酶底物）或较高分子量的亲和配体（如单克隆抗体、重组蛋白）。它们需要克服在体内的快速排泄、代谢、非特异性结合和递送障碍，具有足够的浓度与预期靶点结合足够长的时间，从而利于检测。通过化学和生物扩增策略，如提高靶浓度、改善动力学和利用独特的细胞功能等，放大探测信号。选择合适的高灵敏、高分辨的成像技术，包括核医学、磁共振、超声及光学成像等,示踪组织水平、细胞水平和亚细胞水平的特定分子,反映其活体状态下的变化。

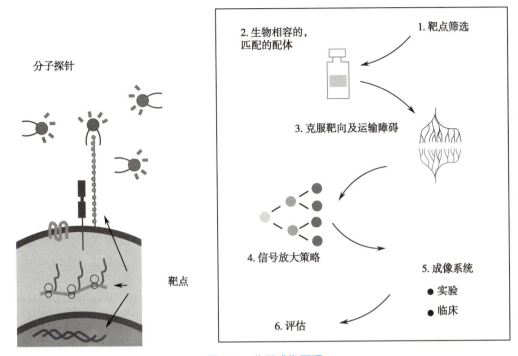

图 4-5　分子成像原理
潜在的靶点可处于 DNA、RNA 或蛋白质水平。

分子影像最突出的特点是用影像学的手段非侵入性地对活体内参与生理和病理过程的分子进行定性和定量的可视化检测。借助跨尺度、多模态的分子影像手段,分子影像学可以满足临床或科研的需求,并在一定条件下实现二者的相互转化(图 4-6)。

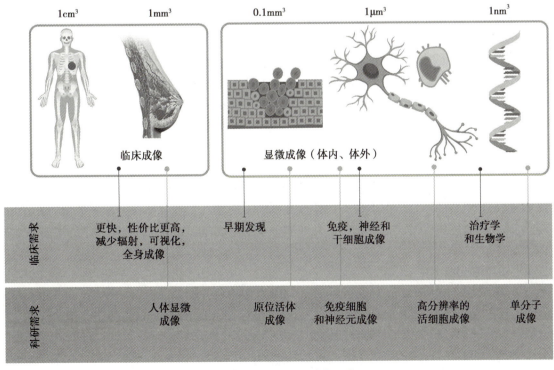

图 4-6　临床和科研成像需求

二、分子影像学的成像技术

分子影像学的成像技术根据分子探针和成像设备，分为核医学分子成像、磁共振分子成像、光学分子成像、超声分子成像等（表4-4）。

（一）核医学分子成像

核医学分子成像依据设备类型分为正电子发射断层成像（positron emission tomography，PET）和单光子发射计算机断层成像（single photon emission computed tomography，SPECT）。利用特定的放射性分子探针进行代谢显像、受体显像、放免显像、乏氧显像、凋亡显像、基因显像、血管生成显像、信号转导显像等，可定量分析，敏感性高、特异性高、不受深度限制。借助于融合影像设备SPECT/CT、PET/CT或PET/MR，核医学分子成像可以对疾病进行定性、定量、定位及定期的"四定"诊断，是目前最成熟的分子成像技术。

（二）磁共振分子成像

磁共振成像（magnetic resonance imaging，MRI）无辐射，具有很好的软组织对比及组织穿透能力，其主要优势是空间分辨率高和多序列、多参数成像。磁共振分子成像需要利用顺磁性或超顺磁性的分子探针进行。由于MRI对探针检测的低敏感性，通常需要提升探针的靶向性和/或"智能"化，并结合生物扩增策略以增强成像效果。

（三）光学分子成像

光学分子成像（optical molecular imaging）根据光学信号产生的方式，通常分为生物发光成像（bioluminescence imaging，BLI）与荧光成像（fluorescence imaging，FI）。生物发光成像的本质是生物体内化学物质（荧光素）在荧光素酶催化下，化学能转变为光能的过程。荧光成像是以外置光源激发荧光染料或荧光蛋白进行显像。光学分子成像探测灵敏度高，操作简单，性价比高，不过光信号的穿透力较差，空间分辨率较低，难以实现断层成像及获得解剖定位信息。

（四）超声分子成像

超声分子成像通过应用微泡或声学活性物质，一方面偶联单克隆抗体、多肽等受体配体，实现特异性的靶分子超声成像，用于疾病的靶向诊断；另一方面通过载入基因或药物，进行靶向治疗和药物的递送。目前可用探针较为缺乏，主要限于血管内分子探针。

（五）光声成像

光声成像（photoacoustic imaging，PAI）是一种新兴的成像技术，其原理为光致超声效应，即光照射区域吸收光能后形成快速热弹性膨胀，可被超声检测器识别成像。光声成像结合了光学成像和超声成像的优点，提供较高对比度和高分辨率的组织影像。目前光声成像技术有3种最重要的成像方式：光声断层成像、光声显微成像和光声内镜。通过联合靶向修饰的光热材料，光声成像技术日益成为分子影像领域发展最快的技术之一。

（六）CT分子成像

CT成像快速、空间分辨率高、解剖影像清晰，但较低的软组织分辨率和敏感性以及较多的X射线辐射是其主要的不足。由于靶向特异性显像剂的缺乏，CT通常不作为分子成像的方式，目前尝试通过对新型纳米对比剂修饰特异性亲和分子进行临床前研究，或融合光学等多模态成像模式来弥补。

（七）其他成像

磁粒子成像（magnetic particle imaging，MPI）、切伦科夫发光成像（Cerenkov luminescence imaging，CLI）、拉曼成像（Raman imaging）、太赫兹成像（Terahertz imaging）等在近年来获得了较大发展，为分子影像学提供了更丰富的研究方法。

表4-4 常见分子成像技术性能及优缺点比较

成像技术	空间分辨率	探测深度	探测灵敏度	成像时间	成像探针	成像信息	主要优点	主要缺点	临床应用
PET(/CT 或/MR)	1~2mm(micro) 2~4mm(临床)	无限制	10^{-12}~10^{-11}mol/L	min~h~d	^{18}F, ^{11}C, ^{13}N, ^{68}Ga, ^{64}Cu, ^{89}Zr, ^{124}I 等正电子核素标记的分子探针	生理功能、分子	较高的灵敏度、可定量分析、示踪、联合治疗等	较低的空间分辨率、辐射	成熟
SPECT(/CT)	1~2mm(micro) 2~8mm(临床)	无限制	10^{-11}~10^{-10}mol/L	min~h~d	^{99m}Tc, ^{131}I, ^{111}In 等单光子核素标记的分子探针	生理功能、分子	较高的灵敏度、可定量分析、示踪、联合治疗等	较低的空间分辨率、时间较长、辐射	成熟
磁共振分子成像	10~100μm(micro) 1mm(临床)	无限制	10^{-5}~10^{-3}mol/L	min~h	顺磁性及超顺磁性粒子	解剖结构、生理功能、分子	空间分辨率高、良好的软组织对比；可行定量功能影像研究	成像时间较长、灵敏度有待提高	成熟
光学分子成像	2~5mm(FI, BLI) 1mm(FMT)	<1~2cm(FI, BLI; <10cm(FMT)	10^{-17}~10^{-15}mol/L (BLI) 10^{-12}~10^{-9}mol/L (FI)	s~min (FI, BLI) min~h (FMT)	萤火虫素、荧光蛋白、染料、量子点	生理功能、分子	灵敏度高、设备及技术要求相对较低、可定量、示踪	探测深度受限、探针需要进行基因修饰	少
超声分子成像	50~100μm(micro) 0.1~1mm(临床)	cm		s~min	靶向微泡	解剖结构、生理功能、血管内分子	便携、经济、较高的空间分辨率	依赖操作者水平、可用探针较少、主要限于血管内分子探针	少
光声成像	10μm~1mm	cm		s~min	石墨烯、金纳米材料	生理功能、分子	结合了光学分子成像和超声分子成像的优点，提供较高对比度和高分辨率的组织影像	探测深度有限，通过骨和空气组织受限，技术尚在发展中，可用设备较少	研发中
CT分子成像	50~200μm(micro) 0.5~1mm(临床)	无限制		min	靶向纳米分子	解剖结构、生理功能	空间分辨率高，能够提供清晰的解剖影像	辐射、软组织对比度欠佳、探针有限	研发中

三、分子靶标（生物标志物）特异成像

分子识别是分子影像学的生物基础。依据生物靶点（标志物）的不同，分子识别的主要形式包括受体与配体结合，抗原与抗体结合，酶与底物结合以及核苷酸碱基配对等，对应的特异成像类型也分别称为受体成像、放射免疫成像、基因成像等。

（一）受体成像

基于配体 - 受体特异性结合，利用单光子或正电子放射性核素标记受体的配体或配体类似物，通过 SPECT 或 PET 显像，反映生物体中受体的分布、数量和亲和力等，协助疾病的诊断、鉴别、治疗决策和预后判断。主要包括肿瘤受体显像和神经受体显像。肿瘤受体包括类固醇受体（如雌激素受体、雄激素受体）、生长抑素受体、表皮生长因子受体、整合素受体、转铁蛋白受体、叶酸受体等。其中生长抑素受体（somatostatin receptor，SSTR）显像的临床研究应用最为成熟。SSTR 高表达于多种神经内分泌肿瘤（neuroendocrine tumor，NET），使用 ^{111}In、^{99m}Tc、^{68}Ga 等放射性核素标记 SSTR 特异性配体可对 NET 进行显像诊断和评价。神经受体显像包括多巴胺受体、乙酰胆碱受体、5- 羟色胺受体、苯二氮䓬受体、阿片受体显像等。其中多巴胺受体显像研究最为活跃，其显像剂分为多巴胺神经递质显像剂、D2 受体显像剂和多巴胺转运体显像剂等。

（二）放射免疫显像

基于抗原抗体的特异性结合，结合放射性核素的标记及显像技术发展了放射免疫显像（radio-immunoimaging，RII）。随着 20 世纪 70 年代单克隆抗体（monoclonal antibody，McAb）和 80 年代基因工程抗体的出现，RII 进一步发展，CEA-Scan、ProstaScint、OncoScint、Verluma 获得 FDA 批准，分别用于结直肠癌、前列腺癌、卵巢癌、非小细胞肺癌等的临床应用。结合 PET 显像的高灵敏度、高分辨率和定量分析的特性进一步形成了免疫 PET 显像（immuno-PET），可以动态评估抗体等药物药动学信息及其体内分布，无创、可视化观察和评估肿瘤抗原及靶点的异质性表达，从而筛选靶向治疗获益的患者，优化临床肿瘤诊治，为精准诊疗提供新的思路和手段。例如人表皮生长因子受体 2（human epithelial growth factor receptor 2，HER2）是重要的肿瘤分子靶点，在乳腺癌、卵巢癌、胃癌、结直肠癌等多种肿瘤中表达增高，使得相关肿瘤具有恶性程度高、侵袭力强、易转移、预后差等特点。目前，HER2 靶向抗体药物（如曲妥珠单抗）以及抗体药物偶联物（antibody-drug conjugate，ADC）等已被纳入临床治疗方案。ZEPHIR 临床试验结果显示，对于晚期乳腺癌患者，治疗前进行靶向 HER2 的免疫 PET 显像，结合早期的糖代谢 FDG-PET 治疗反应评估，有助于认识肿瘤的异质性以及选择 ADC（商品名 trastuzumab emtansine，T-DM1）治疗获益的患者。

（三）基因成像

自 1989 年世界首例体细胞基因治疗诞生以来，如何建立一种既无创伤又无需组织样本，还可反复进行的体内基因表达监测系统，使基因治疗达到最佳效果，一直是人们探索的课题。1995 年，Tjuvajev 第一次用报告基因和标记底物相结合在动物模型上取得成功，使在基因工程，尤其是在基因治疗中采用影像学手段监测成为现实。单纯疱疹病毒胸苷激酶（HSV-TK）作为许多抗癌基因治疗方法的关键前药转化酶，具有广泛的底物特异性。FIAU 是一种脱氧尿嘧啶衍生物，为 HSV-TK 酶的底物。利用 HSV-TK 作为报告基因，放射性核素 ^{125}I、^{131}I 或 ^{124}I 等标记的 FIAU 作为标记底物，采用 SPECT 及 PET 可活体清晰显示 FIAU 在基因表达区内的特异性浓聚。

磁共振和光学成像也可用于体内基因表达的成像。基因成像具体方式的选择取决于成像要求（单一或重复）、预期用途（动物或人类）、空间要求（器官与更高的分辨率）和其他因素。

四、分 子 探 针

（一）概念及构建基本要求

分子探针（molecular probe）是指能够与特定生物分子（分子靶标）特异性结合并能产生影像学信号的物质。分子探针的制备和应用在分子影像学的发展进程中至关重要，其构建需满足以下基本要求：①具有良好的生物安全性和稳定性，参与人体正常的生理和生化过程；②能够克服人体内相关的生理屏障（如细胞膜、细胞壁、血-脑屏障等）；③与靶分子高特异性、高亲和性结合，高效、高浓度地到达靶细胞，并实现信号放大。

（二）分子探针的分类

根据所使用的影像技术，将探针主要分为核医学分子探针、磁共振分子探针、光学分子探针、超声分子探针和光声分子探针等。

1. 核医学分子探针　核医学分子影像是研究最早、应用最广、相对最成熟的方法，已转化应用于临床。其中代谢成像、受体成像、放射免疫成像等已成为诸多疾病的重要检测手段。核素分子探针由产生影像信号的放射性核素本身或与能和靶分子特异结合的配体组成。放射性核素（^{18}F、^{11}C、^{68}Ga、^{99m}Tc 等）可以共价结合或利用螯合剂非共价连接到配体上。^{18}F-FDG（氟代脱氧葡萄糖）被誉为"世纪分子"，是临床最常用的广谱肿瘤代谢显像剂，其摄取和滞留主要取决于葡萄糖转运体的表达及磷酸化水平，对分化程度低、恶性程度高的肿瘤敏感度较高。目前，众多核医学分子探针已用于肿瘤、神经、心血管、炎症与感染等领域的临床与科研。

2. 磁共振分子探针　目前常用的磁共振分子探针有两类：①顺磁性分子探针，产生 T_1 阳性信号对比。因钆离子（Gd^{3+}）具有 7 个不成对电子，故具有强顺磁性，从而缩短周围水中质子的纵向弛豫时间，以钆离子的螯合物（Gd^{3+}-DTPA）为代表。为了使 Gd^{3+}-DTPA 具有不同组织细胞的亲和力，通常再连接蛋白质、抗体、多聚赖氨酸或多糖等。②以氧化铁为基础的超顺磁性分子探针，能产生强烈的 T_2 阴性信号对比。氧化铁颗粒由氧化铁晶体 FeO、Fe_3O_4 或 Fe_2O_3 和亲水性表面被覆物组成。

3. 光学分子探针　光学成像技术主要包括荧光成像及生物发光成像。生物发光成像有 3 类探针体系，即萤火虫生物发光体系、腔肠素生物发光体系和细菌生物发光体系。生物发光成像需将表达荧光素酶的基因转染进细胞或动物体内，再通过荧光素酶催化底物荧光素产生光进行成像，可用于监测细胞、组织和器官中的基因表达、蛋白质相互作用等研究。荧光成像探针主要分为两类：一类是荧光蛋白，红外或远红外荧光蛋白可用于活体成像研究；另一类是红外荧光染料分子。此外，经过靶向修饰的负载了荧光染料的纳米材料、荧光量子点等也广泛地作为分子探针应用。荧光成像探针通过被动或主动靶向递送到靶区，再在外加光的激发下实现成像。荧光染料吲哚菁绿（indocyanine green，ICG）目前已获得 FDA 批准用于临床使用。ICG 可单独使用，用于显示局部组织或术中浅表血管和淋巴管的显像。也有研究将 ICG 与靶向配体如贝伐珠单抗相结合，进行更为精准的肿瘤显像。

4. 超声分子探针　超声分子探针是一类能显著增强超声背向散射强度的微纳米材料。微泡和声学活性物质可作为超声成像靶向对比剂，携带靶向配基，可与活体细胞结合，用于心血管、肿瘤、血栓、粥样硬化斑块等的靶向诊断与治疗，以及药物的递送。肿瘤新生血管的生成在肿瘤早期十分重要，血管内皮生长因子（VEGFR）是发挥促进肿瘤血管生成的主要受体。全球首个应用于临床试验的微气泡超声分子探针 BR55，表面装载的即是与 EGFR2 特异性结合且免疫原性极低的脂肽，临床试验研究显示 BR55 能够提高前列腺癌的检出率。

5. 光声分子探针　基于光声成像的原理，光声探针需通过改变靶向组织的光学、声学特性来提高成像的性能，即具有强的近红外光区光吸收能力和高效的光热声转化性能。多种优异的光学吸收分子或材料被用作光声成像探针，如有机小分子吲哚菁绿（ICG）、基于氟硼吡咯和黑色素的有机纳米材料、金基纳米材料、碳基纳米材料等。开发靶向性能高、生物相容性好的光声探针，有助于推动光声成像的临床应用。

五、分子影像与治疗一体化

1998 年，Funkouse 首次提出"诊疗一体化（theranostics）"一词，意为"根据疾病状态干预治疗手段的能力"。目前，普遍认为诊疗一体化是一种将疾病的诊断或监测与治疗有机结合的新型生物医学技术，分子影像与治疗一体化则是典型的代表。通过将影像和治疗两种功能结合到一种分子探针体系中，赋予其实现影像诊断与治疗一体化的功能，可应用于分子成像、分子治疗、影像引导治疗、药物定位、测定药物释放和疗效等。这使得分子影像有潜力在个性化治疗中发挥主导作用，包括肿瘤治疗、心脑血管疾病治疗、自身免疫性疾病治疗等。

（一）核医学分子影像与治疗一体化

借助单个或配对放射性核素既能发射显像（γ、β^+）射线，又能发射治疗（a、β^-）射线的特点，利用此类放射性核素或其标记的靶向配体分子进行肿瘤的核医学影像诊断与治疗一体化研究应用是当今的热点。

最早且成功的实践是 ^{131}I 治疗甲状腺疾病。^{131}I 既能发射 γ 射线，又能发射 β^- 射线；不仅在分子层面成像确定病灶位置，而且同时靶向辐射病灶，直观有效。目前，除了 ^{131}I，已有多种诊疗一体化放射性药物用于临床，如 ^{123}I/^{131}I-MIBG 用于诊断 / 治疗转移性神经母细胞瘤和嗜铬细胞瘤，^{68}Ga/^{177}Lu（或 ^{225}Ac）-DOTATATE 用于诊断 / 治疗转移性神经内分泌肿瘤，^{68}Ga/^{177}Lu（或 ^{225}Ac）-PSMA 用于诊断 / 治疗生化复发转移的前列腺癌，^{99m}Tc-MDP/^{223}Ra 用于诊断 / 治疗去势抵抗性前列腺癌骨转移等。研究结果显示此类药物明显改善了患者的生活质量，延长了生存期。

（二）分子影像引导下的穿刺活检及介入治疗

穿刺活检是疾病确诊的重要手段，除了常规影像，利用核医学、磁共振或超声分子影像的引导可定位最可疑、最有代表性的靶病灶的穿刺活检，提高穿刺阳性率和病理诊断的精准率。例如 ^{18}F-FDG PET/CT 引导代谢阳性病灶的穿刺活检，^{68}Ga-PSMA PET/MR 引导的前列腺癌穿刺活检。另外，除了常规影像，利用分子影像引导肿瘤的介入治疗也在临床推广应用，例如在联合血管造影和 ^{99m}Tc-MIBI 肝动脉灌注显像引导下的放射性 ^{90}Y 微球选择性肝动脉内照射治疗（SIRT）已被批准用于肝细胞癌和结肠癌肝转移的治疗，并被多个国际指南推荐。

（三）分子影像监测药物递送

目前对于药物作用机制的研究多是在细胞层面，缺乏活体层面的研究。活体细胞内的实际递送浓度以及肿瘤的异质性对其分布的影响亟待了解。通过分子影像手段可以实时监测药物的体内分布、递送，一方面用于预测临床试验的疗效，另一方面有望阐明耐药机制和评估抗耐药性。

（四）纳米材料在分子影像与治疗一体化中的应用

纳米材料具有特殊的尺度效应，赋予了物质特殊的光、电、磁等性能，在多种疾病如肿瘤、急性肾损伤、脑损伤、急性心肌梗死等的诊疗中展现了广阔的应用前景。尤其在肿瘤诊疗中，基于纳米材料的治疗、成像、药物递送等创新手段方兴未艾。由于肿瘤血管不成熟、组织间液压高，造成抗肿瘤药物难以在肿瘤组织中富集。纳米分子探针既可以作为药物载体，增加药物在肿瘤组织的聚集，降低其毒副作用；还能通过化学结构的设计，实现在体内显像的功能，从而动态、定量、无创地评价药物分布。

1. 纳米材料在放疗增敏中的作用 为了减少放疗的副作用，纳米放疗增敏材料应运而生。利用高原子序数纳米材料进入肿瘤细胞，受到放射线照射后，在肿瘤细胞层面沉积更多的 X 射线能量，同时辐射次级电子，加速 DNA 链断裂，造成直接损伤，并通过生物效应，产生大量活性氧（ROS）杀伤细胞。同时，高原子序数材料拥有高 X 射线吸收的特点，使得其拥有 CT 成像的能力，进而在一种材料上实现治疗与成像的一体化。例如，金纳米颗粒（gold nanoparticles，AuNPs）

是研究较为广泛的一种经典放疗增敏材料,有相似作用的元素还有银、铂、铪等。

2. 用于光热治疗的纳米粒子　光热治疗(photothermal therapy)利用纳米材料在吸收近红外光的能量后转换为热量,实现肿瘤组织热损伤。在乏氧环境下,中等度温度(42～46℃)的热疗即可对肿瘤细胞造成杀伤,同时实现放化疗增敏以达到协同治疗,但不引起肿瘤周围正常组织的损伤。例如,高原子序数的铋(Bi)基纳米材料对X射线具有较强的吸收能力,可用于CT成像对比剂及放疗增敏。同时,一些铋基纳米材料对近红外区域的光具有较强的吸收能力,能有效地将光转化为热。这使得铋基纳米材料成为一种潜在的热疗对比剂和光声成像对比剂。

除上述提及的应用形式外,纳米材料在诊疗一体化中还具有形式多样的材料应用。如利用脂质体、聚合物胶束、介孔二氧化硅等材料作为载体递送药物,同时整合CT、MR等多模态成像;连接丰富的表面功能修饰基团,实现高生物相容性、靶向递送等效应;利用肿瘤区域微环境中的弱酸性为反应条件,以过量的H_2O_2为反应原料,基于过渡金属的功能纳米材料为催化剂,引发肿瘤细胞内芬顿或类芬顿反应,催化H_2O_2产生羟基自由基($\cdot OH$),诱导肿瘤细胞凋亡的化学动力疗法;利用金属纳米材料,催化肿瘤细胞膜上高表达的不饱和脂肪酸,发生脂质过氧化,从而诱导铁死亡等。

目前,诊疗一体化体系材料多样,可以实现丰富的功能,有独特的临床应用前景,但也存在局限,例如体系中诊断和治疗的组分比例不当,治疗基团所需剂量不足而诊断部分剂量偏高。同时,因其略显复杂的体系设计,导致其在稳定性、生物安全性、降解排泄性能及临床转化等方面存在问题。

六、分子影像的应用

(一)肿瘤微环境成像

1. 肿瘤新生血管成像　肿瘤血管新生是肿瘤微环境的重要成分之一。实体肿瘤需要通过新生血管来获得氧气和营养,从而维持自身的生长,因此抑制肿瘤血管形成是抗肿瘤治疗的一种重要方法。目前常用的肿瘤血管分子成像靶点有整合素$\alpha_v\beta_3$、血管内皮生长因子及其受体、蛋白酶、内皮抑素CD105等。例如,利用^{64}Cu标记血管内皮生长因子的PET探针,能够实现血管内皮生长因子受体表达的可视化,这种靶向分子探针为肿瘤血管成像和肿瘤治疗提供了临床转化的可能。

2. 肿瘤酸性微环境成像　肿瘤生长主要依赖糖酵解途径,但由于其新生血管发育不完善,导致代谢产物乳酸堆积在肿瘤微环境中,造成微环境弱酸化。因此,具有酸性微环境响应性质的分子影像探针能够实现肿瘤微环境成像。比如对pH敏感的纳米颗粒达到肿瘤区域后能响应肿瘤酸性微环境,快速、显著地提高肿瘤部位的磁共振信号,从而实现精准监测肿瘤治疗过程的肿瘤酸碱度变化,为预后和疗效评估提供关键信息。

3. 肿瘤乏氧微环境成像　肿瘤细胞的快速增殖导致氧气的供应和消耗失衡,造成肿瘤乏氧。乏氧微环境会增加肿瘤的转移性和侵袭性。此外,乏氧还会导致肿瘤细胞对化疗和放疗产生抵抗,影响肿瘤治疗和预后。因此肿瘤乏氧微环境成为肿瘤治疗靶点的研究热点。^{18}F-FMISO是经典的乏氧显像剂,通过PET/CT显像可评估肿瘤的乏氧状态、预测放疗效果和评价放射增敏药物的功效。近年来,全氟化碳类纳米分子成像探针具有高携氧能力、良好的生物相容性,不仅能输送氧气、逆转肿瘤乏氧微环境,还可以进行^{19}F-MR成像,实时监测体内氧水平的变化。

4. 肿瘤免疫微环境成像　肿瘤免疫微环境是肿瘤微环境的重要组成部分,并且肿瘤免疫微环境的成分是判断肿瘤预后的重要指标。分子影像可以通过无创、实时、整体评估肿瘤免疫微环境的成分的表达及变化,从而更精准地预测肿瘤免疫治疗效果。例如利用正电子核素(^{89}Zr、^{18}F、^{68}Ga)标记的PD-L1的单克隆抗体或小分子配体进行PET显像,可定量显示各病灶肿瘤微环境中PD-L1的表达,预测抗PD-1/PD-L1治疗的效果。

（二）干细胞成像

分子影像能够示踪、监测干细胞的存活、迁移、归巢、增殖以及分化情况。在全身水平的干细胞成像技术中占主导地位的是生物发光成像和 PET 报告基因成像，具有敏感性高、标记信号强度稳定的特点。被追踪的标记信号强度不会随着细胞增殖分裂而下降，并且当细胞死亡时，成像信号也随之消失。目前，干细胞成像处于临床前研究，如 PET 报告基因显像示踪移植干细胞在心力衰竭小鼠动物模型的分布以及存活情况；MR 成像示踪超顺磁性氧化铁纳米颗粒标记的神经干细胞在创伤性脑损伤大鼠模型的分布。研究发现神经干细胞能从注射部位迁移到损伤的脑区，并在此处检测到神经电生理活动。这对干细胞替代疗法用于提高脑损伤患者的治疗效果和生活质量具有重要意义。

（三）免疫细胞成像

传统免疫学主要依赖于流式细胞术和基因组学，高分辨率的分子影像技术有助于探索复杂、精细的免疫系统在正常和疾病组织中的功能，特别是在肿瘤、心肌梗死、1 型糖尿病和自身免疫性疾病中。单细胞免疫细胞成像在探讨细胞的空间分布、动态、谱系和疾病行为方面具有巨大的潜力；除此之外，分子影像技术还能显示免疫细胞群在体内的分布。对急性心肌梗死患者进行心脏 PET 和 MR 成像，利用葡萄糖类似物 ^{18}F-FDG 和氧化铁纳米颗粒能够观察心肌梗死早期受损心肌的炎症活动，结果表明梗死区葡萄糖利用率增加的幅度与人体脾和骨髓淋巴组织的活化有关，为了解急性梗死、炎症心肌以及心肌和淋巴组织激活之间的相互关系提供了新的思路，同时也为未来监测旨在调节炎症反应以支持心肌愈合的新疗法奠定基础。另外，可通过正电子核素直接标记 T 细胞或标记抗体与 T 细胞的特异受体结合，从而实现 T 细胞活体 PET 显像。

（四）心血管成像

冠状动脉粥样硬化性心脏病是成年人死亡的常见原因之一。心肌灌注显像对疑诊冠心病患者的诊断、已确诊冠心病患者的预后评估及指导治疗具有重要作用。PET 成像技术不仅作为确定心肌活力最可靠的无创工具，也可以定量评估心肌血流灌注和微循环。MRI 提供高分辨率的解剖图像，广泛应用于心血管领域，如评估心脏结构、评估心室功能和检测心肌梗死。PET/MR 融合成像不仅具有 MRI 的功能学和形态学优势，更具有 PET 在心血管成像方面的诸多应用，包括评估心肌活力、心肌血流灌注、炎症组织和肿瘤的代谢，以及淀粉样蛋白沉积成像。对于冠心病，PET/MR 融合成像可用于危险度分层，指导临床选择适宜的患者接受 PCI 治疗，对心室功能进行准确评估，发现并诊断心肌缺血灶和瘢痕组织。

（五）基于分子影像的"透明病理"

传统病理学实践需要通过活检或手术获取标本，而重要器官如心脏、脑、脾及深部病灶等的病理活检操作面临挑战。另外，传统病理反映的是局部组织在某一时间点的改变，对于全身情况的反映是不完整或丢失的，也难以进行动态观测。随着跨尺度多模态成像技术的发展，病变组织的全面表型已成为可能。基于分子影像特有的分子识别和分子示踪优势，可以通过微观 - 介观 - 宏观跨尺度的多模态分子影像与病理学紧密融合，将机体各种生物特征通过无创影像方式进行系统性的全尺度透明化展示。这种基于分子影像的病理学实践新模式称为"透明病理"。其不仅能够无创呈现疾病局部详细信息，而且可以在体评价疾病整体的病理生理改变，从而进一步推动精准医学的发展。

（六）分子影像与药物研发

药物研发是一个周期长、风险高、投资大的过程。创新药物的上市需要经历靶点确认、先导化合物确定及优化、临床前实验、临床试验性新药申报、临床试验多个阶段，耗资巨大，然而成功率仅 0.01%～0.02%。分子影像技术尤其 PET 显像可贯穿于药物研发的各阶段，具有巨大的应用潜力和前景。一方面，分子影像技术可以活体检测靶点的表达，显示药物的靶向性、特异性以及生物分布,研究其药动学,预测和评估疗效,评价安全性,另一方面可高通量筛选先导化合物,大幅度减少研究动物的数量,实现自身对照,加快药物研发的进程,降低成本。

七、小　　结

随着对分子影像学认识的不断发展,分子影像学被认为是在分子水平上进行无创伤性的实时成像,了解体内特异性受体、蛋白或基因表达的部位、数量、持续时间的新兴交叉学科,能直接或间接监测和记录分子或细胞事件的时间和空间分布,具有高灵敏度和高特异性等特点。随着影像设备性能的不断优化,以及各类分子探针的开发,分子影像在疾病的早期诊断、临床分期、治疗指导、疗效评估、药物递送、药物研发等方面取得了显著的成果。

分子影像学的发展在很大程度上依赖于分子探针的构建。分子探针的基本要求包括:具有生物相容性、可降解并易于排出体外;具有高度特异性,能与靶分子特异性结合;可被影像设备探测并清晰显像。目前已开发了各类分子探针,用于核医学、磁共振、超声、光学等单模态/多模态分子成像。此外,部分分子探针还兼具治疗功能,实现疾病的诊疗一体化。虽然分子探针在理论上具有多项优异的性能,但是各类分子探针仍存在不足。此外,分子探针的制备流程标准化、生物安全性及临床转化仍然面临着挑战。随着医学影像学及各学科交叉的不断发展,以及多学科研究者的密切合作,将会推动更优化、更安全的分子探针的研发和应用。

（朱小华　许乙凯　刘士远）

第五节　设备发展趋势

一、X射线技术

X射线机具有空间分辨率高,成像速度快,操作简单,受检者流通率高,费用相对低廉等优点。现代医疗技术的进步,对X射线机的性能要求也逐渐提高,包括:①图像质量高;②辐射剂量低;③操作、诊断自动化;④提高X射线机的结构性能和防护性能。

X射线机的发展方向是:①外观朝美观、紧凑、灵巧的方向发展;②功能趋向专一化,但注意相关功能的配合;③高压变压器的工作频率趋向高频;④数字X射线机种类将日趋完善;⑤X射线数字图像将被广泛地应用于临床;⑥操作控制朝自动化和智能化方向发展。

（一）硬件

1. 拍摄系统智能化　数字化不仅带来了技术的革新,同时也提升了使用设备的体验,在保证精准拍摄以及图像质量的同时,进一步减少人为失误,优化检查流程、提高诊断信心。

（1）智能焦点融合技术:智能焦点融合技术根据检查部位厚度自动调整焦点尺寸及最佳功率,解决单一大焦点拍摄伴影大、图像细节清晰度不佳的问题。此外,每次曝光同时使用两个焦点,降低单焦点过热损坏风险,有效延长X射线管寿命。

（2）智能束光器:调节束光器的大小具有重要的保护作用,可防止患者吸收过多剂量,且能保证照射野和拍摄部位相匹配。智能束光器可根据所摄部位进行照射野大小的自动调节,从而省去人工调节这一步骤,减少人为操作的失误。此外,技师在扫描间确认好束光器视野后,回到操作间进行曝光,若照射野未能对准拍摄部位,系统将自动显示束光器视野移位,可直接在操作间显示器上手动调节束光器,从而节省时间。

（3）智能定位:为实现精确拍摄,可进行拍摄部位系统预定位。在为患者摆好体位后,技师通过按钮实现一键定位,避免手动操纵不同控制单元。智能摄影系统可根据录入的待检查部位,智能探测该部位的位置,无须预设即可通过无线遥控器实现一键定位,缩短流程,能满足流通量大的医院的需求。

（4）智能栅控脉冲技术：数字胃肠机中智能栅控脉冲技术是目前最先进的透视成像技术，可以自动识别患者类型进而匹配最佳初始成像脉冲，且在动态成像中根据感兴趣区（照射野中检查部位）的变化调整脉冲来优化成像剂量，实现真正的智能实时优化，按需出"线"，比现有技术辐射剂量可降低达68%。该技术的实现得益于硬件和控制技术的结合，硬件包含智能栅控金属X射线管和7视野多模电离室，控制技术主要是 In-Pulse Control 快速脉冲调节技术。智能栅控脉冲技术与其他几种透视成像技术的区别如下（图4-7）：①传统连续透视，整个成像过程中全剂量成像，目前基本不采用；②普通脉冲技术，通过脉冲控制成像剂量，剂量较连续透视显著降低，但脉冲起始前因余辉/起辉效应，存在不必要的剂量；③栅控透视成像，依赖栅控X射线管，可以免去普通脉冲起始时多余剂量，但脉冲固定不变，不能根据实际需要智能优化脉冲；④智能（自适应）栅控透视成像技术，在栅控透视的基础上实现根据成像部位瞬时完成脉冲优化，保证每一帧图像均采用最佳条件，实现低剂量和高清成像。

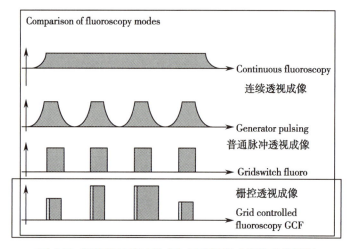

图4-7　智能栅控脉冲技术与其他透视成像技术的区别

2. 数字断层摄影　数字乳腺断层摄影（digital breast tomosynthesis，DBT）逐步取代了传统的全视野数字乳腺摄影。DBT 是一项基于平板探测器的高级应用技术，是在传统体层摄影的几何原理基础上结合数字影像处理技术开发的新型体层成像技术。其通过不同角度对乳腺进行快速采集，获取小剂量投影数据，重建出与探测器平面平行的乳腺深度层面影像并显示三维信息，克服传统乳腺摄影中正常腺体组织与病灶重叠所引起的局限性，提高乳腺癌的诊断准确性，降低假阳性率。广角断层一体化定位活检技术实现了断层融合下的快速定位活检，简化操作流程并提高定位精确度。

3. 低剂量拍摄　由于X射线的辐射性，拍摄过程中在保证图像质量的前提下应尽可能减少射线量。可通过改良硬件设备减少辐射剂量，如高频逆变高压发生器可产生高质量稳定X射线，穿透性更强，辐射剂量更低。

4. 移动式数字摄影X射线系统　移动式数字摄影X射线系统硬件的主要发展趋势为提升图像质量、易清洁和增加便携性。

X射线有散射性，滤线栅可滤除散射线从而提高图像对比度，但由于各种缘故，医务人员在床边摄影中通常不使用滤线栅。遗憾的是，不使用滤线栅的胸片图像质量，受到大量的散射辐射线影响，造成对比度显著损失。超级栅技术提供一个全新的、患者个体化的数字化图像处理功能，该功能无需滤线栅，即可为床边X射线提供类似于使用滤线栅的图像增强对比度。且超级栅具有软件后处理功能，技师无须操作实体滤线栅，缩短工作流程，并减低患者所受辐射剂量。

移动数字摄影X射线设备可通过抗病菌涂层的使用来预防交叉感染。其次设备发展趋于表面光滑设计，无外露电缆，无滑轨凹槽，便于清洁和消毒。

在保证大功率输出的同时，移动X射线设备机身趋于轻便化，运用可收缩悬吊臂可降低机身高度。

（二）软件

1.常规应用　X射线图像病灶的诊断准确率低的主要原因是多组织重叠、遮挡，尤其是软组织与骨组织区域重叠，极易造成漏诊、误诊。近年来，在DR基础上衍生出多种更完善的图像增强技术，包括双能量减影（dual-energy subtraction，DES）、深度卷积网络骨抑制成像（deep bone suppression imaging，deep BSI）以及数字化断层融合（digital tomo-synthesis，DTS），以提高组织对比度及病灶检出率。如BSI技术首先用焦点融合技术获得精准原始图像，然后通过AI智能成像技术精确一键去骨，一次曝光获得两幅图像（一幅高清标准图像，一幅高清去骨图像），有效提高软组织病灶的诊出率（图4-8）。研究表明，BSI技术肺结节诊出率可提高16.8%，帮助医生快速精确诊断。

新研发的图像后处理系统通过信号标准化、梯度处理、边缘增强、噪声控制、均匀化、空间多频处理等，增强骨骼和软组织之间的对比度，实现更高级别的细节可视度，显示最小解剖结构，并降低噪声，避免失真。最终实现降低入射剂量，特别是正常体型或肥胖成人患者的胸片拍摄，能降低近50%的剂量。

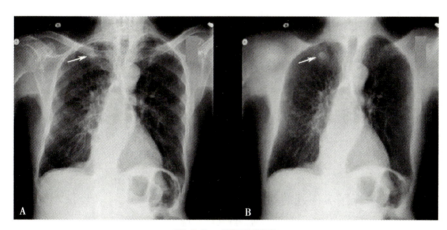

图4-8　骨抑制技术

一次曝光获得两幅图像，骨抑制后能够更清晰显示软组织病灶（箭头）。

A．高清标准图像；B．高清去骨图像。

2.高级应用　软件的发展在专用X射线机中有较为重要的应用。

乳腺机功能优化技术还包括：对比增强技术、全像素读取技术、增强多参数迭代重建技术、断层融合合成二维及三维技术。结合超分辨率重建及人工智能算法的增强多参数迭代重建技术，相较标准滤波反投影重建算法，可以有效减少噪声、清晰显示微钙化，自动优化图像对比度和亮度，有助于减少伪影，提高检出率。

口腔数字化曲面断层机（口腔全景X射线机）可以一次性获得全口牙齿的2D图像，使颌骨及全口牙体层在一幅图片上呈现，同时显示邻近的骨与关节及鼻腔等部位，从而全面了解解剖关系。大多口腔曲面体层X射线机兼有拍摄头颅定位片的功能，可借助专门的头影测量软件对图像进行分析，已成为口腔外科等学科临床诊断、治疗及研究的重要工具。

3.科研应用　最新的双能对比增强成像技术利用碘在33.2keV时的边缘效应出现的显著吸收衰减的差异和正常组织与肿瘤组织对对比剂的反应差异，可以显示对比剂吸收的碘图，以更好地指示肿瘤组织。

与此同时,人工智能 AI 辅助也是 X 射线影像链主要的发展趋势。例如乳腺 X 射线摄影软件,可智能识别腺体类型,实现人工智能的辅助及指导,提供最优的影像链。

(陈 峰 刘士远)

二、CT 技术

随着相关学科的不断进步和临床需求的不断深入与提高,未来CT 技术的发展主要体现在硬件、软件革命带来的速度和图像质量提高、AI 赋能智能化扫描和后处理、精准能量成像、降低辐射剂量、拓展应用范围等方面,这些强大的能力,必将为临床应用提供更有力的支持。

(一) 硬件

CT 自 20 世纪 70 年代问世以来,经历了 50 多年的发展,从早期的单排 CT 发展到多层螺旋CT、光谱 CT,其在大范围扫描、薄层、高分辨率、高速度、精准定量等高技术性能方面取得了长足的进步。在这些高技术参数的协调发展中,探测器、X 射线管、机架等硬件在高科技推动下,无论在设计思想还是工艺材料上都不断革新,以其越来越优异的性能,促进了 CT 技术的飞跃发展。

1. 探测器

(1)宽度与数字化:目前市场主流设备有 16/64/128/256/320 排 CT,高端 CT 在 Z 轴上最高有 320 个(组)探测器,最大探测器宽度在等中心位置为 16cm。在 CT 探测器加宽、转速加快的同时,不断革新技术追求更高清的图像。硬件端的革新实现了探测器的集成化、模块化及芯片化,基于源头数字化探测器的微平板 CT、纳米探测器、全息数字化探测器,可以实现从扫描到重建的 1 024 高清成像。而 0.25mm 的最新探测器单元,从源头实现了 4K 级的超高分辨率的采集,提升了图像密度分辨率。实现了 50lp/cm 的超高空间分辨率、2 048×2 048 超高分辨率成像矩阵,在降低辐射剂量的条件下,实现对微小病灶显示能力与诊断成功率的提升。集成化探测器技术结合动态四焦点 X 射线管、3D 防散射滤线栅、等焦球面探测器、全新图像处理系统的显微平台,实现了密度分辨率提升,同时将图像噪声降低 73%～90%,实现了常规亚毫米诊断,从而更易发现、评估早期病灶。

(2)材质:CT 历史上广为应用的两种探测器是闪烁晶体 GOS 和稀土陶瓷探测器,目前厂家以稀土陶瓷探测器为主。宝石材质是 CT 产业中出现的第 3 种探测器材质,其稳定性高、对 X 射线的反应速度明显提高、余晖效应降低到 1/4,从而实现了能谱的分光。凭借极高的通透性,提高了图像空间分辨率,降低了 X 射线的剂量。

(3)设计:在改进探测器的材质与数字化的同时,探测器的排数增加虽然实现了更大的物理覆盖,但也带来了锥形束伪影等一系列问题,从而对图像质量造成了影响。各厂家创新探测器设计模式,如将探测器设计成球面,避免了探测器单纯增宽的锥形线束伪影问题,做到无伪影成像。双源 CT 具有双 X 射线管和双探测器的独特设计结构,单个 X 射线管仅需旋转 90°,由两套 X 射线管和检测器一起完成 180° 覆盖,其单扇区时间分辨率最高可达 66ms、Turbo 炫速大螺距技术可以实现长轴方向的单次螺旋扫描范围覆盖能力达到最高 73.7cm/s,帮助 CT 完成一站式多器官联合扫描。光谱探测 CT 突破传统 CT 探测器硬件设计——采用创新立体双层光谱解析探测器,从而实现"同源、同时、同向、同步"的四同能量扫描,未来光子计数 CT 即将到来。

2. X 射线管　X 射线管作为 CT 机中 X 射线的产生装置,是 CT 设备的重要组成部分。为满足 CT 设备各项性能的要求,X 射线管必须具有较高的热容量和较高的转速。一般 CT 设备使用的 X 射线管热容量通常在 2～6MHu,高端设备使用的 X 射线管热容量在 6～8MHu,未来更高热容量的 X 射线管将满足更高的 CT 性能需求。

(1)散热率:X 射线管的本质是一个高度真空的阴极射线二极管产生 X 射线,对于管芯来说,热容量和散热率都非常重要。通过节段阳极靶面、平面阴极灯丝、双支撑液态金属轴承设计等技术,冰 X 射线管能够处理即时高热量承载和快速散热,大幅度提高 X 射线管寿命,平均寿命超百万秒次。新的技术还可通过智慧芯片全程关注 X 射线管的工作环境,确保 X 射线管的稳定运行。

（2）核心技术

1）液态变频 X 射线管：采用 12μm 液态金属镓作为液态轴承代替传统机械轴承，减少了 X 射线管旋转中的摩擦，减少了扫描中机械震颤带来的焦点偏移，使 X 射线更加均一稳定，从而进一步提高图像质量。同时液态金属轴承 360° 均匀受力，均匀散热，不仅降低了旋转时的噪声，更重要的是提高了 X 射线管的使用寿命。

2）新型单灯丝精控 X 射线管：融合了高性能和低消耗的双重智慧，动态变焦技术通过动态变换焦点的位置和大小，在确保射线稳定输出的同时，提高了数据的采样率和图像的空间分辨率；0.24ms 能谱瞬时切换技术的高压发生器所驱动，保证了长时间的连续扫描能力和 X 射线管工作的稳定性。

3）新型 Athlon X 射线管：革新了 X 射线管的电路拓扑，采用了先进的高压逆变器技术，将能量输出的精确度控制在 1% 以内，不仅能提供较长的连续工作时间，最长可达到 300s，同时为精准电压的个性化扫描提供支持（图 4-9）。

4）vMRC 冰 X 射线管：vMRC 冰 X 射线管在 iMRC 冰 X 射线管的技术上，又通过智慧芯片全程关注 X 射线管的工作环境，确保 X 射线管的稳定运行（图 4-10）。

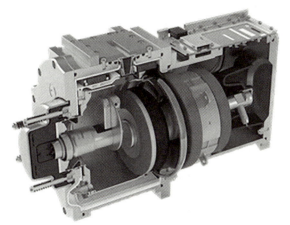
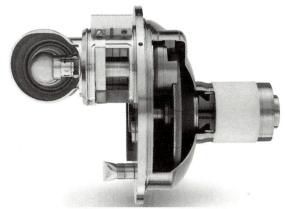

图 4-9 新一代 Athlon X 射线管　　**图 4-10 vMRC 冰 X 射线管**

5）MegaCool X 射线管：通过双轴支撑保持良好的稳定性，同时可以向两个方向传递阳极靶面产生的热量，提高散热效率；通过阳极接地，使阳极靶面始终处于"0"电势，允许 X 射线管阳极靶面与 X 射线管管套距离大大减小，保证热量能够更快导出；纯焦点技术吸收散射电子，同时避免对阳极靶面的撞击会产生一定热量；液态金属轴承液 - 固两种形态转化，辅助散热。

3. 机架　机架在超高速旋转下会产生巨大的离心力，也会带来机架的巨大磨损，长期运行会导致图像质量的下降。气垫轴承技术通过高压气体将机架悬浮，机架在超高速旋转下也能保证无摩擦运行，从而保证了设备及图像质量的稳定性。

集成化机架设计将 CT 主机工作台和配电箱创新性地内置于机架中，为实现灵活的场地适应，最大程度缩减占地面积，甚至可以不设置独立的操作空间。能满足不同种类的医疗机构场地需求，尤其适应多种应急与救灾场景。

4. 能量 CT 成像　能量 CT 成像的发展到目前为止经历了双能减影和能谱成像两个阶段。在实际应用中双能减影可用以下 3 种方法实现：单 X 射线管高低电压两次扫描（序列扫描成像技术）、双 X 射线管高低电压同时但不同向扫描（双 X 射线管）和单 X 射线管双层探测器扫描。

各厂家针对能量成像又不断优化了方法。如以线束滤过技术、精准电压技术和 X 射线管超长连续扫描能力为基础，使用能量更高更窄的 X 射线光谱，减少高能谱和低能谱的重叠；采用单源极速瞬时 kVp 切换技术，3 倍管电压切换速率，可以在 7μs 内完成高低能量的切换，确保在投影数据空间进行能谱物质解析；矢量CT基于理想溶液模型，开发了多物质分离技术，突破现有能量成像两物质分离的局限，能够实现3种以上基物质同时分离，拓展了能谱成像的临床应用和科研领域；立体双层探测器通过上、下两层不同材质的探测器，实现真正"同源、同时、同向、同步"能量成像，开创了探测器端能量成像的新时代。

未来CT设备的发展将大大提高能量CT物质分辨能力和准确性、剂量安全性、结果可重复性，实现精准的CT能量成像。

5. 降低辐射剂量 电离辐射对人体具有伤害作用，为了保护受检者，各大CT厂商在减少辐射剂量方面做了很多努力。硬件方面的改进主要为普遍采用高频X射线发生器，配合适当的准直器和过滤器、精准电压技术、管电流调制技术等，减小软射线的危害。

6. 功能型CT和专用CT 影像设备在诊断和治疗中的应用不断增多，这些应用也推动影像设备不断地走向多元化，功能进一步细分。功能型CT和专用CT在这一背景下诞生并不断创新，其朝着智能化、专业化、专科化程度更高的发展方向前进。

（1）功能型CT：功能型CT是以临床应用场景为分类依据，智能化、专业化、专科化程度更高的产品。例如，在抗击新型冠状病毒肺炎疫情期间发挥重大作用的方舱CT，专用于临床治疗的手术室滑轨CT，应对放射治疗勾画治疗靶区的定位CT，以及未来应用于重症急救的ICU移动CT等。

（2）心脏专用CT：心脏专用CT专为心血管扫描而设计研发一系列硬件平台和软件功能，具有14cm的宽体覆盖范围，实现一次机架旋转覆盖整个心脏；双X射线管动态变焦设计在高分辨率模式下的采样率达到了13 760个视图/转，利用两个狭窄的锥形光束角度来联合实现14cm的覆盖范围，采用了短几何机架结构设计，0.24s转速结合智能冠脉追踪冻结平台，直接追踪每根冠脉的运动轨迹，实现任意心率心脏高清成像，全方位解决了心脏CT成像的所有挑战。

（3）乳腺专用CT：乳腺专用CT扫描仪只针对乳腺结构进行断层扫描，避免了身体其他部位接受不必要的辐射剂量。床体采用了安全、舒适的俯卧式结构，使受检者的乳房下垂进入CT扫描区域内，无须挤压乳房，重建得到自然状态下的乳腺三维图像。具有检查时间短、辐射剂量低、各向同性的高分辨率、准确的立体定位等优势。

（4）多源静态CT：采用2排288层光子流探测器阵列群和24个扫描放射源陈列群构成双环的无滑环结构，0.165mm超薄层厚，是对全身各器官精细重建的跨越式突破。83cm大孔径设计可应用于多个临床场景。

（5）锥形束CT：锥形束CT（cone beam CT，CBCT）原理是X射线发生器以较低的射线量（通常X射线管电流在10mA）围绕投照体做环形DR（数字式投照）。然后将围绕投照体多次（180～360次）数字投照后"交集"中所获得的数据在计算机中重组后，进而获得三维图像。CBCT获取数据的投照原理与传统扇形扫描CT是完全不同的，而后期计算机重组的算法原理有类似之处。

CBCT与螺旋CT的最大区别在于CBCT用三维锥形束X射线扫描代替体层CT的二维扇形束扫描；与此相对应，CBCT采用二维面状探测器来代替体层CT的线状探测器。显然，CBCT采用锥形束X射线扫描可以显著提高X射线的利用率，只需旋转360°即可获取重建所需的全部原始数据，而且用面状探测器采集投影数据可以加速数据的采集速度；CBCT具有高各向同性空间分辨率、射线量极低、应用范围广泛、设备成本及维护费用相对低廉等优势，给口腔及头颅影像临床领域中的诊断和治疗带来了革命性的变化。

（二）软件

1. 常规应用 人工智能赋能CT从扫描计划个性化选择、扫描条件设置、CT扫描、图像预处理和图像后处理等全流程，AI均可赋能从而使设备效率提高。

（1）扫描：通过一体化摄像头、智能定位系统、平板操作、远程遥控的设计和深度学习算法，使得CT具备识别人体扫描范围并识别深度信息，从而实现了0键患者信息录入，CT显示患者实况并自动识别扫描范围，对于患者摆位错误和可能发生的危险碰撞实时进行警示。技师确认无误后,扫描床自动升到自动计算扫描部位的等中心位置,从而实现至简、精准、高效定位。在新型冠状病毒肺炎疫情防控中,AI 赋能 CT 定位、扫描为医护人员和受检者提供了必要的防护。

扫描过程中患者自主 / 不自主的轻微移动、大动脉搏动引起的组织位移、心脏搏动引起的两次心动周期心脏的不规则变形、呼吸运动引起的肺组织变形等这些"柔性形变"对 CT 成像都有一定的影响。针对这一临床问题,建立了人体各组织器官的解剖模型大数据库,借助人工智能技术实现了全身各组织的柔性配准技术。在此技术支持下,单期数据运动伪影的问题,多期数据综合分析的问题都得到了完美解决。

(2)后处理:随着影像学提供的辅助诊断信息越来越丰富,围绕着影像数据的后处理应用也越来越多,这增加了影像技术人员和医生的工作量。面向临床科研型 CT 的智慧影像平台,在设备扫描的同时同步对获得的影像数据进行处理,如可自动完成冠脉树提取并标记等,实现了即扫即诊。去金属伪影创新算法在扫描前后均可以有效去除各类金属伪影,极大突破了临床限制。

2. 高级应用

(1)迭代重建技术:新的自适应统计迭代重建技术可以通过对系统噪声的统计模型、对象模型和物理模型的建模和优化,正投影迭代算法等来减少图像噪声,显著降低辐射剂量和噪声,同时保证图像的分辨率和实时重建速度。

(2)4K 影像链:超高分辨率实现了 4K 级的超高分辨率的采集,保证每个细节都精准。特别对于心血管 CT 成像,4K 影像链的超高分辨率将显示出更丰富的分支血管(图 4-11),使斑块的边缘更锐利,结构显示得更清晰,使支架显示得更加真实。

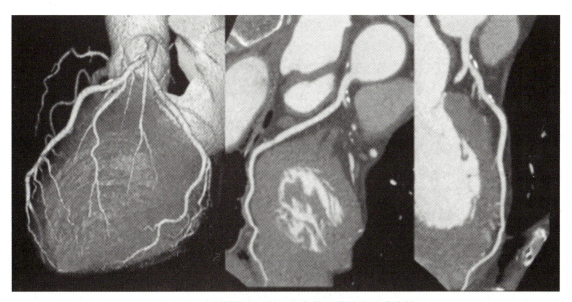

图 4-11 影像链显示出更丰富的冠状动脉分支血管

(3)深度学习图像重建(deep learning image reconstruction,DLIR):基于深度神经网络的 CT 图像重建引擎,可生成高质量的 CT 图像,进而降低辐射剂量。DLIR 解决了滤波反投影(filtered back-projection,FBP)和迭代重建目前面临的挑战,开启了 CT 图像重建的新纪元。DLIR 的特点是利用高质量的 FBP 数据集来训练深度神经网络学习如何区分信号和噪声,并且在不影响解剖和病理结构的情况下有效地抑制噪声。DLIR 得到的图像具有出色的图像质量和真实的噪声纹理,可应用于全身各项临床 CT 检查。

3. 科研应用

(1)人工智能(AI):AI 赋能放射影像全流程,为 CT 科研应用提供了新的契机。影像组学(radiomics)借助 AI 技术和计算机软件,从医学影像图像中挖掘海量的定量影像特征,使用统计

113

学和 / 或机器学习的方法,筛选最有价值的影像组学特征,用于解析临床信息,以及用于疾病的定性、肿瘤分级分期、疗效评估和预后预测等。经大数据通过神经网络和深度学习训练后,还可应用于自动图像分割、刚性弹性及多模态图像配准、药动学人工智能辅助计算等图像重建。AI技术还可对同一原始数据不同重建算法下生成的不同特性的图像进行智能比对和分析,经大数据训练后总结出高质量图像的特征规则,依据这些规则,AI技术可将低质量图像快速转化为高质量图像。所以AI技术已经深入智能图像采集、图像优化、图像重建及临床诊断数字化等多维度转化及科研应用中。

(2)能谱CT:通过不同能量的X射线光谱,实现包括物质分离与鉴别、物质含量浓度测定、肿瘤分类分型、活性与疗效评估、图像优化显示、去除金属伪影、组织能谱曲线、心肌冠脉能谱成像等多方位应用,为CT检查开创了组织精确定性与定量评估的新时代。较传统CT获得更精准、更全面、更丰富的功能化影像学信息,定量更精确,参数更丰富,拓展了CT成像的临床应用和科研领域(文末彩图4-12)。

(陈 峰 刘士远)

三、MRI 技术

MRI自问世以来,一直处于不断更新换代中,其硬件和软件的持续更新使得MRI朝着更快速、更清晰、更精准、更丰富的方向发展。

(一)硬件

1. 磁体技术 关于MRI设备磁体场强,临床未来有两极发展趋势。一是超高场磁体。目前国内三甲医院的MRI设备场强以1.5T和3.0T为主。2017年全球第一台可同时应用于临床及科研的7.0T磁共振设备取得认证。随着磁场强度的升高,MRI图像信噪比会提高,并且图像采集时间缩短,7.0T的应用研究很好地证实了这一点。与传统的3.0T磁共振相比,7.0T磁共振可以将信噪比和空间分辨率提升数倍,在神经、骨关节、肿瘤等多方面带来全新的突破。与此同时,场强的提升也不是无止境的,因为磁场强度提升的同时会产生其他效应,导致图像质量受影响。此外,场强的提升也会使受检者吸收更多的射频能量,特定吸收率(SAR)值过高,导致受检者体温升高。因此,未来磁体场强将会在平衡各方面的前提下进一步提升,达到最优化。二是低场磁体。随着MRI扫描技术的不断改进,临床常规使用的MRI设备是否必须达到1.5T以上,目前存在不同看法。部分专家认为,通过扫描技术的改进,低于1.5T的设备也有可能满足人体部分系统和部位的扫描要求,尤其是在对于肺而言,低场强的磁体可能更有助于成像。磁体场强降低,随之而来的是设备成本,包括购买成本和维修成本的降低,这样有助于MRI设备在基层医院的推广,也有助于患者检查费用的降低。此外,低场强磁体也更适用于可移动便携式床边MRI设备、术中导航MRI设备。

与磁体技术相关的另一个发展趋势是短磁体和大孔径设计。这一设计主要是为了提高受检者的舒适度,提高受检者对MRI检查的接受度。传统磁体孔径为60cm,空间狭小且磁体狭长,受检者置身其内时往往会产生不适感,再加上MRI检查时间普遍较长,受检者容易不能耐受而导致检查失败,尤其对于空间幽闭症患者,MRI更是难以接受和配合。短磁体和大孔径设计可以切实提高受检者检查时的舒适度,缓解紧张情绪,提高受检者的配合度。目前,各大MRI制造商都推出了大孔径(70cm)的设备,虽然与传统磁体孔径相比有了改进,但仍未能很好地解决受检者的舒适度问题。未来短磁体和大孔径依然是重要的研究方向。但是由于短磁体和大孔径设备会在多方面产生影响,导致图像质量的降低,做好图像质量和受检者舒适度的平衡非常重要。

2. 梯度系统 梯度系统是MRI设备的关键部件,其性能高低决定了MRI设备是否可以满足高端的临床需求以及科研需求。梯度系统主要参数涉及梯度场强和梯度切换率,目前梯度场强可以达到80mT/m,梯度切换率可以达到220T/(m·s),对于推动科研进展,尤其是中枢神经系统的科研进展,提供了极大的助力。但是与高梯度系统伴随而来的是梯度场太高、切换太快,导致人体组织感应出电压,产生电流,刺激周围神经和肌肉等组织,给受检者带来安全隐患。因此,未来梯度系统的发展需要同时兼顾性能和安全两方面,在这两方面间寻找一个最佳平衡点。

除了前文提及的小孔径和长磁体,MRI检查时的噪声也是导致受检者不适的一个重要原因。噪声是由于梯度线圈中的电流变化引起线圈震荡产生的,与梯度系统相关。噪声的降低往往需要牺牲梯度,会直接导致图像信噪比下降或者扫描时间延长。这也是MRI技术发展到今天依然无法完全克服噪声这一缺点的原因。但是随着MRI技术的进展,静音扫描技术逐渐涌现,MRI检查噪声的降低终会实现。

3.射频系统 MR信号需要通过线圈进行接收。在进行MRI检查时,受检者的检查部位需要与相应的线圈最大限度地贴近,而传统线圈为硬线圈,患者舒适度欠佳。同时,不同部位往往对应不同线圈,在进行不同部位的检查时,需要更换与之对应的线圈,再加上线圈体积和质量较大,频繁更换线圈对于MRI技师而言是一个繁重的工作。轻便的软线圈是线圈发展的趋势,可以在保证信噪比、甚至在提高信噪比的前提下提升受检者的舒适度,同时减轻MRI技师的工作量。此外,通道数的增加和采集速度的提升,也是线圈的重要发展趋势,对于提升图像质量和受检者舒适度很有帮助。

4.多技术融合设备 影像学技术多种多样,将不同技术进行融合,可以发挥每种技术的优势,实现"$1+1>2$"。技术融合其实早有先例,例如目前临床已经广泛应用的PET/CT,以及应用前景广阔的PET/MR。PET/MR设备将功能代谢和解剖细节完美结合,是影像技术发展史的一个里程碑。未来MRI技术有望与更多种类的影像学技术进行有机结合,实现优势互补,更好地为疾病诊断、评估以及治疗助力。

可以预见,未来MRI硬件设备的发展趋势是在精准度不断提高的同时保证受检者的舒适度,使得MRI可以在更广泛的人群、更广泛的领域发挥更大的作用。

(二)软件

硬件的发展更新是MRI技术发展的基石,但仅仅依赖硬件是远远不够的,必须同步发展更新软件,才能使软硬件相得益彰,互为促进。软件的应用可以分为常规应用、高级应用和科研应用3个层次。所有最新的软件都是从科研应用开始,经过高级应用阶段的验证,才有可能进入到常规应用。

1.常规应用 自MRI应用于临床以来,新的MRI成像技术层出不穷。经过四十多年的发展,MR成像技术越来越丰富,成像方法不断增加和更新。从初始只有T_1加权像、T_2加权像,到今天扩散加权成像、动态对比增强扫描、各种磁共振水成像等被纳入临床常规应用。尽管临床常规应用的成像方法增多了,但是成像时间处于不断缩短、成像质量处于不断提高的趋势中。成像时间的缩短,有利于MRI设备的有效利用,尤其是在临床工作中MRI检查人次不断攀升的情况下。另外,受检者易于配合,这样有利于获得质量良好的图像。成像质量的不断提高,有助于MRI对精细结构的精准评估,当图像质量足够高时,在必要的情况下,甚至可以通过牺牲一定程度的图像质量(注意仍为可以满足诊断要求的图像质量)来降低对其他方面的要求,例如扫描时间、设备配置等。除了成像方法不断更新以外,MRI数据后处理方法的更新也为缩短临床扫描时间、提升图像质量、增加诊断信息提供了帮助。未来会有更多历经验证的成像和后处理方法进入临床常规应用,为临床诊疗提供帮助。

2.高级应用 除了临床常规应用以外,MRI也可针对不同患者的具体情况进行个性化定制,在诊疗过程中添加特殊的技术和功能。比如,成像方法的增加和定制,对于胶质瘤患者,弥散张量成像这一方法可以清晰显示胶质瘤对邻近白质纤维束的浸润、破坏、推移等情况,有助于手术方案的制订,并且可以为术中导航和术后随访提供重要的参考信息。又比如,MRI相关诊疗技术的定制,对于临床怀疑前列腺癌、MRI提示局限性可疑病灶、不愿接受超声引导下系统性穿刺的患者，可以采用磁共振引导穿刺的方法，精准定位可疑病灶获取病理组织并减少穿刺针数，最大限度地减少创伤。诸如此类的高级应用技术和功能，MRI 还有非常多，在此不再赘述。

3. 科研应用 MRI 软件发展的终极目标是服务于临床，促使诊断和评估技术多样化及诊断准确性的不断提高。在其中，尤为值得一提的是 2013 年提出的磁共振指纹成像技术。这一技术采用一种全新的方法对数据进行采集、后处理与实现可视化，是目前最先进的精确定量成像方式，可能将全面改变磁共振的成像系统。另一个不得不提到的则是人工智能。基于深度学习的人工智能的出现，为 MRI 技术革新提供了一条新的路径，为 MRI 数据的图像采集、图像重建以及图像解读方面都带来了巨变，改进了 MRI 诊断流程中的每一步。例如，在图像采集方面，通过一键式智能化图像采集可以实现一键式扫描，与传统的扫描相比，可以最大限度地减少技师对于图像采集的主观影响，不因技师本身的扫描经验、水平和状态而影响 MRI 的图像质量，实现图像质量的标准化，尤其适合于经验不足的技师。基于深度学习的快速扫描，可以通过大量已知数据训练人工神经网络，学习欠采样图像和全采样图像之间的映射关系，从而达到利用欠采样数据重建出比拟全采样数据的 MRI 图像。由于基于深度学习的重建技术，相对于传统重建技术所需要的数据更少，因而它的扫描速度更快，并且不以牺牲图像质量为代价。人工智能也在 MRI 图像重建方面发挥优势，通过智能化图像重建流程，可以实现更快、更精准的图像重建。人工智能辅助诊疗系统目前已在 CT 肺结节筛查、肋骨骨折方面得到应用，可以预见在不久的将来，也将在 MRI 方面得到应用，为 MRI 诊断和评估助力。

MRI 面世之初的主要用途是疾病诊断以及治疗评估。随着医学和影像技术的发展，尤其是 MRI 软硬件的持续革新，MRI 的应用领域已经从诊断和评估扩展到了穿刺、治疗（文末彩图 4-13）等领域。MRI 引导穿刺、MRI 引导放射治疗、MRI 导航介入治疗系统等设备均已面世，其应用报道也日益增多。虽然这些设备目前尚未广泛推广，还未成为临床主流，但是可以预见，在不久的将来，它们会成为临床利器，深入临床，为广大患者带来福音。

（李春媚　刘士远）

四、超声技术

（一）硬件

医用彩色超声诊断仪的硬件主要包括：探头、主机、控制面板、显示器及其他附件。超声诊断仪的探头向人体发射超声波，并利用其在人体器官、组织的传播过程中，由于声的反射、折射、衍射而产生各种典型的信息，将其接收、放大和信息处理形成波型、曲线、图像或频谱，最终在显示器上显示。

超声成像链包含前端处理、中端处理和后端处理（图 4-14）。前端是超声波的发射与接收部分；中端（中间处理部分）是组织结构信息提取部分；中端是从射频回声信号提取组织结构信息

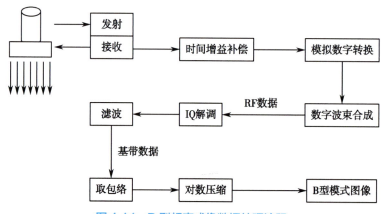

图 4-14　B 型超声成像数据处理流程

（射频回声信号的包络）与血流（和运动组织）的动力学信息（多普勒频移）并进行成像处理，分别形成 B 型、M 型、D 型、C 型的视频图像信号。后端是系统的控制与管理以及图像显示处理部分，其关键组成部分是实现对系统控制与管理的计算机控制平台。

随着计算机和嵌入式硬件设备的不断发展，超声成像硬件的设计思路和方法也日益更新。早期硬件设计中追求利用分立器件、逻辑门实现算法功能的设计思路逐渐被摈弃，取而代之的是利用微处理器（CPU）、图形处理器（GPU）、数字信号处理（digital signal process）芯片和现场可编程门阵列（field programmable gate array，FPGA）等，实现集成度更高、功耗更低、灵活性更强的成像硬件设计。

因此，在超声成像设备领域中提出了硬件的 RF 架构设计，即利用专门硬件完成超声成像前端处理，中后端处理采用基于计算机或嵌入式系统的通用硬件设计，中后端处理采用的算法则通过软件方式在通用硬件中得以实现。这种新型的硬件架构设计可以根据需求在线更改成像中端处理和后端处理的算法中的参数甚至是整个算法，更加有利于满足超声成像中数据处理算法的可改变性和可调试性的要求。

另一方面，随着大规模集成电路芯片技术的不断提升，超声设备可以实现技术集成化，即多种功能可以集合在一台设备中。由于传统推车式超声设备体积比较大（图 4-15），较难完成特殊临床场景的应用，如急救、麻醉和床旁诊断等，小型化、低功耗、高性能便携式超声设备随之面世。20 世纪 90 年代在国外，便携式超声波被用于急诊护理，标志着便携式超声时代的到来。创伤中的超声聚焦检查（focused assessment sonography for trauma，FAST）将便携式超声应用纳入常规临床实践，并于 90 年代后期作为美国高级创伤生命支持指南，美国超声医学研究所、急诊医师学院、胸科医师学院和超声心动图学会等相继发布了便携式超声使用指南。

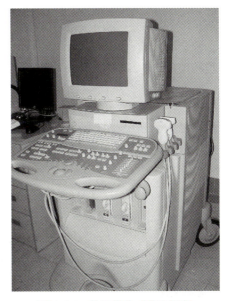

图 4-15　传统推车式超声设备

2002 年进口便携式超声在国内开始应用，随后开启了便携式超声的国产化进程。近年来，超声设备体积不断变小，功能不断完善，便携式超声技术得到普及应用，通过规范化培训，临床医生也能够掌握现场急救下的超声检查操作要点，明确有无胸腹腔损伤。新型冠状病毒肺炎疫情期间，便携式超声设备作为唯一可以进入隔离区的影像设备，在重症患者的气道管理、循环管理、疗效评估等方面发挥了重要作用，被誉为"可视化的听诊器"。尤其是掌上超声，获得更多临床医生的青睐。此外，新的超声设备硬件多以患者为中心，配备了多种贴合临床需求的实用设计，全面照顾到医生的使用需求和患者的诊疗实际。比如麻醉专用超声具有便于消毒、壁挂式或触摸式结构、术中引导技术、蓄电量长等设计（图 4-16）；疼痛康复专用超声考虑到需要长期跟踪治疗情况，产品的便携性设计有利于医生到基层进行诊疗；危急重症超声设备具备快速开机功能等。随着超声临床需求不断前移，麻醉专科、康复专科、危急重症等新兴专科领域不断发展以及新型冠状病毒肺炎疫情下的床旁超声工作增加，推动了整个超声技术的快速发展和超声影像设备规模的扩增。

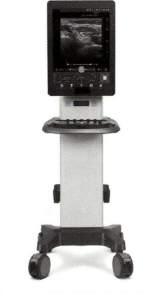

图 4-16　高端麻醉专科用超声设备

（二）软件

1. 常规应用 目前，医疗机构普遍设立超声科，并在相关临床专科配备超声设备以满足临床日益增长的精细化诊疗需求。随着专科专用以及床旁超声设备的完善，超声应用领域已由早期全身通用诊断，逐渐发展至心脏、妇产、血管、疼痛、康复等多学科的临床专科诊断，在体检保健、常见及多发疾病的诊疗评估方面发挥了重要作用。

2. 高级应用 与传统的通用型超声设备有所不同，新兴的超声设备在专科临床应用方面需求更为细化，多具有针对专科诊疗操作的特殊功能。如基于运动滤波的方式进行颜色映射定位介入穿刺针尖，增强针尖显像功能等（文末彩图 4-17）；提供可视化的穿刺针导航功能，预测穿刺针的路径，提高穿刺的精准度，为抢救急危重症患者赢得宝贵时间；麻醉科专用超声通过增加全屏放大、触屏操作、增强穿刺和长时间续航等功能，适配麻醉科可视化区域神经阻滞及静脉通路置管等穿刺操作。2008 年，Wenke 等报道了自动乳腺超声诊断系统（automated breast ultrasound system，ABUS），该系统配有反向曲线状、7.5～10.0MHz 的高频超宽带换能器，可产生 15cm×18cm×5cm 乳腺容积图像，为乳腺专科超声设备的发展注入新的活力。随着超声专科化技术的进一步提升和相关理念的普及，临床化、专科化超声将会成为未来超声影像设备的重点发展领域。

此外，超声医学已经不再局限于单纯的疾病诊断，开始实现与各种药物或非药物治疗技术手段的结合，在疾病治疗的引导、监控、评价和直接治疗等方面发挥越来越重要的作用。超声治疗技术主要包括高强度聚焦超声导管治疗技术和超声靶向药物治疗技术。

便携超声仪还能够实现直接通过互联网连接到手机等移动终端，将手机等智能终端作为实时显示屏，通过远程传输将超声影像分享给经验丰富的超声科医生进行视频会诊甚至反向调控（图 4-18）。此外，新一代急诊床旁专用的便携式超声设备已经能够实现在 1min 内开启，帮助临床医生高效把握最佳抢救时机。

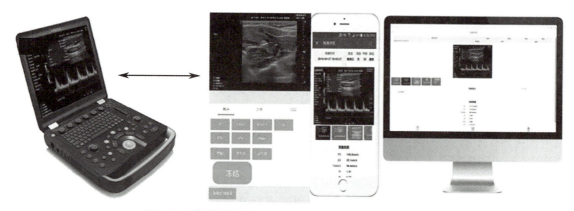

图 4-18 便携式超声设备连接至移动终端进行实时会诊

3. 教学科研应用 超声诊断设备的智能化发展为远程医疗的构建奠定了基础。5G 通信技术具备低延迟和高通量优势，使得超声设备的应用摆脱了空间位置的束缚，使用场景的外延不断被拓展，部分设备内置通讯模块，支持影像数据的实时传输和远程医疗。通过智能化教学指导使设备更易于操作、借助通讯技术可实现远程教学等（图 4-19）。

超声远程诊断设备不仅可将清晰的医学动态图像高可靠、低延时地远距离输送，同步互通医师间的信息传递效率，还可以利用互联网平台和医疗信息化技术搭建超声影像和健康数据管理平台、整合设备提供的临床数据进行诊疗，辅助医师提供诊疗意见，从而节省医疗资源。使用 5G 远程超声机器人筛查并实时会诊，评估受检者是否患有某种疾病及其严重程度（图 4-20），其流畅清晰的画面和实时同步的功能有助于对基层进行更好的培训和指导、远程会诊重大疑难病症，实现优势医疗资源下沉。此外，5G 远程技术还可以远程监控超声设备的运行状态，实现远程故障维修，从而极大地提升了维护效率，降低了人工成本。

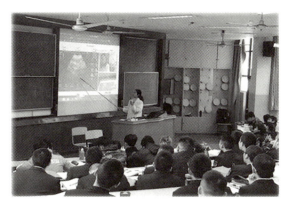
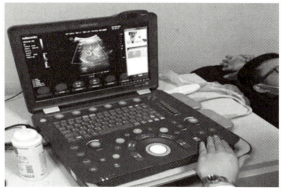

图 4-19　便携式超声设备进行远程教学

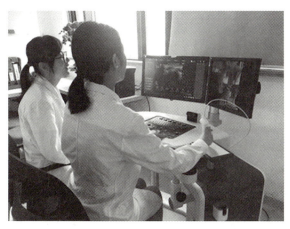
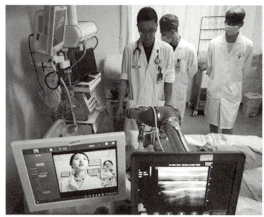

图 4-20　5G 远程超声机器人为患者进行病情评估

　　医学影像诊断过程较为复杂，工作量大且需要耗费医生大量时间，结合人工智能（artificial intelligence，AI）技术可以辅助医生阅片、勾画感兴趣区、做出诊断，节约时间并减少主观判图的误差。目前，超声医生可以通过计算机辅助诊断系统对甲状腺结节内部的超声特征进行恶性风险 AI 评估（文末彩图 4-21）。它与医生相辅相成，在短时间内提供客观的超声影像分析结果，标注结节位置和尺寸，即刻生成数字化报告，从而缓解医生的工作压力。通过机器训练学习，使用组织结构智能识别技术，超声 AI 可自动识别和分割扫描相关领域的解剖结构，可为检查选择最佳的扫描切面（文末彩图 4-22）。

　　此外，通过为超声仪设计配备教学 AI 辅助系统，可使临床医生通过较短的培训周期，学会便捷使用相关超声设备，进行常见多发疾病的超声诊断，从而有效打破超声设备的使用壁垒，提高学习和工作效率。

　　展望未来，超声医学技术作为医学影像学的重要组成部分，能够实时、动态、直观地显示人体组织器官的解剖结构和功能信息，优势地位仍然显著。相信随着多维多参数显像、微创介入诊疗、人工智能、虚拟现实等技术的不断发展，超声技术与其他医学高新技术的交叉融合已成为未来超声医学领域值得期待的前沿方向（表 4-5）。

表 4-5　新超声设备和传统超声设备的对比分析

类别	传统超声设备	新超声设备
适用场景	多用于超声科内	超声科、麻醉科、康复科、泌尿外科等临床科室、手术室、急诊、ICU 等院内场景以及其他急救等院外场景
便携性	台式机为主，重量较大，基本放置于超声科，便携性差	台式机身轻型化、便携式及掌上超声增多，移动性、便携性高

续表

类别	传统超声设备	新超声设备
使用人员	超声科医师为主	ICU、外科、康复科、麻醉科等各临床科室的医生参与增多
主要用途	常规的妇科疾病、浅表、心脏、胸部、腹部等主要部位和疾病的检查为主	除传统用途外，针对产程监测、PICC 置入、超声引导下麻醉、超声融合前列腺靶向穿刺等术中辅助成像以及肌肉、骨骼系统等专科检测性能增多
可视化特点	常规的体内组织、结构可视化	还具备功能可视化、介入可视化以及诊断可视化等先进图像处理及可视化技术
云端化	一般无	核心平台
其他附加功能	一般没有配置通讯、远程会诊等功能	可选择性内置通讯模块，便于许多场景下的远程医疗需求

（赵佳琦　刘士远）

五、核医学技术

随着相关技术的进步，核医学显像设备和相关技术等进入到全面更新的快速发展阶段，为临床核医学的应用起到了积极的促进作用。

（一）SPECT(/CT)的新进展与发展趋势

SPECT(/CT)的 NaI 晶体逐渐被碲锌镉半导体（CZT）所替代，使其探测效率明显提高，使用放射性药物的剂量明显降低，或者是图像采集时间明显缩短。探测器从双探头发展为环形、可伸缩的探测器，使得探测器可以近距离地贴近人体，探测效率及图像质量进一步提高，图像采集时间进一步缩短。

单器官专用设备逐渐增多，如乳腺专用伽马相机、心脏专用伽马相机等由于其与靶组织或者器官能够近距离接触，使得探测效率进一步提高。

（二）PET/CT 的新进展与发展趋势

PET 从使用与光电倍增管（PMT）耦合的锗酸铋（BGO）闪烁体逐渐转变为由硅光电倍增管（SiPM）读出的镥硅酸盐闪烁体（LSO/LYSO），使得探测效率、能量和时间分辨率及空间分辨率明显增高，最新一代 PET 时间分辨率已接近 200ps，图像信噪比（SNR）明显提升。近期在临床上应用的长轴视野（1～2m）的 PET 成像系统灵敏度进一步提高，只需使用传统注射剂量的 1/10 或扫描时间缩短到 1min 即可获得优质图像；动态扫描分帧时间分辨率提高到几秒钟，且可同时对全身多器官进行成像。同时 4D 重建和基于人工智能（AI）的图像重建算法进一步提高了 SNR。

定量 PET 将会得到进一步的发展：未来 PET 成像将使用多模态成像系统和精心设计的放射性示踪剂，将人体视为一个完整系统进行定量分析。例如，定量 PET 成像作为恶性肿瘤患者重要的生物标志物，为个性化治疗提供了佐证。在神经科学领域，PET 成像能够很好地检测和量化脑部疾病的病理过程。

未来配置高性能多层 CT 的 PET/CT 成像系统，通过宽体低噪声 CT 探测器和迭代重建算法实现 CT 超低剂量，实现 PET/CT 超低剂量检查；同时基于深度学习的人工智能重建算法可以实现在低剂量注射和短时间采集条件下获得高清 PET 图像。通过整合各种智能传感器的信息，实现智能扫描和智能质控，完成患者摆位，并根据受检者信息和注射药物剂量等实现智能推荐扫描参数，完成图像质量评价，最后提供辅助诊断信息供医生参考。通过 5G 等互联技术，实现设备之间的互联平台，可以实现上级医院对下级医院的指导，有助于实现 PET/CT 标准化协议的优化和推广，从而确保扫描和诊断质量。

（三）PET/MR 的新进展与发展趋势

目前一体化的 PET/MR 无论从 PET 还是 MR 性能上，都已经克服了早期 PET/MR 之前两种模态相互影响的难题，其核心性能指标达到或超过同类 PET/CT 和 MR 水平。如何进一步利用好 PET/MR 时空一体的性能优势，是 PET/MR 后续发展的重点。

未来在技术方面的发展趋势主要体现在 PET/MR 系统将进一步发掘时空一体数据采集的优势，将 PET 和 MR 数据有机结合，产生出 MR 引导 PET 高清图像重建，PET/MR 联合多模态影像组学，MR 引导 PET 运动校正等一系列具有 PET/MR 特色的跨模态应用。同时 MR 将具有轴向更长视野，图像分辨率进一步提高，而 PET 具有单床成像时间短，图像特异性好等特点。

目前已经解决了 PET/MR 的 PET 探测器与 MR 同时工作状态下的电磁干扰难题，未来随着新型电路基材、新型专用信号处理 ASIC 芯片、新型光电转化器件 SIPM，新型屏蔽和机械支撑材料以及新型高效冷却技术的持续发展，PET/MR 的探测器将逐步与最新型 PET/CT 探测器实现性能上的统一甚至超越。

PET/MR 中的磁共振的核心问题是扫描速度慢，尽管引入压缩感知、并行成像等先进成像技术，其成像速度仍然落后于 PET，成为制约缩短扫描时间的瓶颈。在 PET/MR 中的 MR 引入更高密度成像线圈是提高成像倍速的重要手段，因此 PET/MR 系统通道数、线圈通道数的进一步提高是 PET/MR 未来 10 年的发展趋势。除此之外，磁共振梯度强度也是决定成像序列速度的关键指标之一，提高梯度性能也将持续提升图像质量和成像速度。

未来 PET/MR 的技术发展，将能够为其临床应用提供完整解决方案，例如重要器官的自动分割，重要脑区的自动定义，多参数动态成像的定量分析等，非刚性多时间点自动图像配准，肿瘤病灶自动勾画定义等，将促进 PET/MR 在其优势应用领域快速发展。

人工智能将为 PET/MR 未来的发展注入持续动力。其中人工智能用于基于磁共振的 PET 衰减校正，能够大幅提高 PET 图像定量分析的准确性，有助于实现 PET/CT 和 PET/MR 跨模态多时间点随访，促进 PET/MR 的临床应用。除此之外，基于人工智能的全自动扫描工作流、全智能设备质控以及全智能扫描协议推荐等功能，将大幅提高 PET/MR 操作的便捷性，为提升 PET/MR 的使用效率、图像的稳定性提供重要支撑。

PET/MR 的独特优势在于对疾病进行多对比度的一站式多维度检查，随着示踪剂技术的发展，双示踪剂成像、多示踪剂成像将逐步成为 PET/MR 的应用热点，从分子层面及代谢层面与磁共振的多对比度成像形成良好的互补。除此之外，随着 DOTA-TATE、PSMA、FAPI 等新型示踪剂在诊疗一体化中的应用和普及，PET/MR 基于解剖结构精准、辐射剂量少等特点，将在诊疗一体化的推广应用中发挥重要作用。

（石洪成　刘士远）

六、放射治疗技术

随着现代多学科相互融合的进一步深入，肿瘤放射治疗的发展很大程度上依赖于其他学科和技术手段的进步，如分子生物学、计算机科学、生物信息学、医学影像学、机械制造业等，并与肿瘤治疗相关其他学科的进展产生互相影响。总体来说，放射治疗的发展趋势表现在以下几方面：

（一）放射治疗作为根治性治疗的比重增加

肿瘤治疗的最终目标体现在疾病的三级预防措施中，即病因预防、早期诊断、规范合理治疗。其中，筛查是早期发现肿瘤、提高治愈率、降低死亡率的重要手段。近年来肿瘤筛查概念逐渐深入人心，同时筛查措施不断改进，极大地推动了肿瘤的早期发现和诊断。因此，肿瘤患者中早期患者的占比将逐渐上升。对于这部分患者来说，以最小的创伤代价换取肿瘤根治的疗效尤为重要。放疗作为一种非侵入性、有利于器官功能保留的治疗手段，将在这部分患者中具有良好的应用前景，这依赖于放疗本身技术的完善，以及放疗疗效评价手段的进步。

（二）立体定向体部放射治疗作为根治性放疗

立体定向体部放射治疗（stereotactic body radiation therapy，SBRT）的关键在于高精确性的治疗，以及足以消灭肿瘤细胞的"消融性"放疗剂量。当生物有效剂量达到 100Gy 及以上时，SBRT 对肿瘤杀灭作用所达到的局部控制效果可与外科手术相似，在早期肿瘤根治性治疗方面具有很大的应用潜力。目前的循证医学证据已支持 SBRT 作为无法手术的早期非小细胞肺癌患者的标准治疗。多项研究提示对于可手术的 I 期非小细胞肺癌，SBRT 可以作为治疗选择，尤其是年龄大或是合并有多种疾病的患者。早期前列腺癌的治疗可选择手术或根治性放疗，但传统手术后尿失禁和勃起功能障碍发生率较高。近年来，SBRT 作为根治性放疗应用于低危或中危前列腺癌患者，目的在于根治肿瘤的同时尽可能降低治疗对患者生活质量所带来的不良影响。目前认为影像引导下的 SBRT 用于中低危前列腺癌的治疗具备与常规放疗相似的疗效和毒性，并且可以极大地缩短患者的治疗时间，但其长期疗效和毒性仍有待进一步明确。

（三）新辅助放（化）疗后等待观察策略

放疗由早期对手术进行补充的术后治疗模式，转变为具有改善疗效和提示预后的术前新辅助治疗模式，其典型应用案例为直肠癌的新辅助放（化）疗。近年来，由于放疗新技术及与化疗的联合优化，新辅助治疗疗效得以提升，进一步提高了低位直肠癌患者的保肛率、降低局部复发率。更重要的是，对于新辅助放（化）疗后达到临床完全缓解的患者，又提出了新的"等待观察"治疗策略，可使低位直肠癌患者避免手术，得以保留器官及功能，极大地提高了患者治疗后的生活质量。"等待观察"策略的出现意味着放（化）疗由新辅助治疗得以转变为根治性治疗的可能，这一策略实施的关键问题之一在于合适人群的选择，这就对新辅助放（化）疗的疗效评价提出了新的要求。在传统的评价方式包括肛门指诊、内镜、CT 或常规 MRI 检查等基础上，探寻新的成像技术或检测方法对于直肠癌新辅助放（化）疗的疗效评价将成为以后的研究方向。

（四）老年患者的放射治疗

中国 21 世纪初开始人口老龄化的进程逐渐加快。老年肿瘤患者有其不同于年轻患者的特点，与其治疗选择和疗效密切相关，包括以下方面：①老年患者人群异质性较大，同一年龄段的不同患者，其功能状态差别可能很大。②大多数老年患者有一种或多种合并症，并且可能随着年龄增长而不断增加。这些合并症可能影响肿瘤的发生发展、疗效和生存。③老年患者生理功能减退，器官储备减少，对治疗的耐受性较差，并发症的处理也相对困难。另一方面，老年肿瘤的治疗应用不足，规范化和标准治疗模式应用欠佳。因老年患者预期寿命短、合并症多、耐受性相对较差等原因，患者群体更少接受创伤性治疗，而更多接受放疗。

过去认为针对老年患者的放疗副反应大，患者耐受性差，主要原因之一为当时采用的放疗技术照射范围大，难以对正常组织形成有效的保护；而现代放疗技术应用后，老年患者接受放疗后的副反应与年轻人并无显著差异。老年患者可能存在的内科合并症不应成为放疗禁忌证，在得到充分重视、积极控制和处理后，不仅不会阻碍放疗的实施，也有利于改善患者的生存期和生活质量。因此，这提示对于治疗前全方位评价老年患者状态，将其进一步细化分层以便给予适当治疗的重要性。年龄本身不应单独作为决定治疗策略的依据。研究提示，即使是高龄患者，在合理评估后也可以安全地从放疗中获益。

（五）基于计算机技术和生物大数据的放疗策略

精准放疗理论的不断进步，推动着生物、技术和临床等方面的发展，越来越多的信息推动了大数据应用和分析在放疗领域的高速发展。因此，基于计算机技术，将放疗数据全面结构化和电子化，利用大数据实现机器对于放疗流程和质控的收集与管理将成为未来学科发展的必然趋势。这一趋势可表现为以下两方面：

1. 大数据及机器学习在放疗计划和质控中的应用 即通过数据筛选、算法研发、模型建立和训练、模型验证、预测结果等一系列过程，将人工智能利用到放疗计划的设计和评估中；该方法不仅达到了快速、高效的结果输出，并且可减少整个流程中人为因素导致的差异和变异性，提高临床实践效能。

2. 基于云技术的放疗质控系统 改变了以往以设备为主导的放疗管理模式，实现数据的高效获取、分享、利用和统计，并且将有助于放疗质控标准化的建立，为放疗多中心研究中的质控环节提供了全方位的保障。

（六）精准医疗理念下的精准放疗

精准放疗不同于以往所说的精确放疗，后者强调的是放疗实施过程的精确，而前者是指通过影像组、蛋白质组、基因组等组学技术，对于大样本人群与特定疾病类型进行生物标志物的分析与鉴定、验证与应用，基于这些信息寻找最适合接受放疗的患者人群，并结合疾病和患者的不同状态，指导调整放疗给予的方式和剂量，实现高度针对性的个性化精准放疗的目的。要实现精准放疗，患者及肿瘤特征的表型和基因型将成为预测放疗疗效、指导放疗实施、影响放疗策略进一步细化的重要因素，寻找和发现有价值的生物标志物已经成为目前研究的重要热点。分子影像学和影像组学的兴起，为揭示患者和疾病的"表型"提供了一个全新的视角。现代分子影像学不仅可以提供解剖学信息，更在肿瘤代谢、增殖、信号通路、乏氧、血管生成等方面提供了定量信息。未来影像组学的进一步发展将更好地服务于临床精准放疗。

（七）放射治疗与免疫治疗

放疗作为一种局部治疗手段，却具有激发放射野外抗肿瘤效应的作用，即放疗的"远位效应"。其机制主要包括：①放疗诱导肿瘤原位疫苗形成，促进抗肿瘤免疫应答的产生和发展：通过引起肿瘤细胞免疫源性死亡，释放免疫活化信号，促进树突状细胞识别并递呈肿瘤抗原，从而激活抗原特异性 T 细胞活化增殖；②放疗重建肿瘤免疫微环境，克服肿瘤细胞的免疫逃逸：改变肿瘤细胞表型，增加 T 细胞浸润等，使肿瘤细胞更容易被免疫系统攻击和杀灭。免疫检查点抑制剂在多种恶性肿瘤治疗中的巨大成功开启了肿瘤治疗的一个新时代。放疗联合免疫治疗显示了良好前景，放疗的剂量/分割、照射部位、与免疫治疗联合的顺序，都可能影响联合治疗的疗效。如何将放疗和免疫治疗进行恰当的组合，选择合适的照射剂量、部位和时机，激发有效的免疫应答，是联合治疗成功的关键因素之一。另一方面，积极发掘放疗激发机体免疫反应的机制，探索与更多免疫制剂联合的可能性和方案，也是未来放疗联合免疫治疗的研究方向。

（章　真　刘士远）

七、介入治疗技术

（一）介入放射学的发展

介入放射学的发展主要包括医疗理念改变、技术创新和引导技术革新。

医疗理念改变例如肾性高血压，通过肾动脉支架的植入而得以改善；糖尿病导致下肢的溃烂，通过血管成形术改善下肢血供，对"糖尿病足"等并发症达到有效缓解的效果；既往鼻咽癌放疗后合并局部炎症等所致的颈动脉受损，通过颈动脉覆膜支架的植入或同侧颈动脉闭塞，减少大出血的风险。

技术创新包括新技术的使用，如血管封堵器的发明减少心脏房间隔或室间隔缺损所必需的开胸手术。射频和微波消融治疗的开展，成为早期或非常早期肝癌的首选治疗方法之一。

临床引导设备包括超声、DSA、CT 和 MRI 等影像手段。由于 MRI 成像速度的提升，开放式 MRI 的使用，MRI 引导下的消融治疗及相关的局部治疗得以逐步开展，其优势包括：无电离辐射、软组织分辨率高、多参数、多序列、多方位成像、对温度变化敏感、术后即可局部疗效评价等优势、可同步使用肝特异性对比剂显示小病灶等，为临床治疗提供了更多的引导手段的选择。

（二）新型介入机器人手术系统的现状

近年来，随着人工智能快速发展及医工交叉紧密融合，机器人手术系统的诞生使得血管介入治疗呈现加速发展的势头。

1. 血管介入机器人手术系统　血管介入机器人实质上是人工智能与介入技术的有机结合，通过影像图片精确定位，精密地执行持续动作，快速到达目标血管，能够在医生的远程操控下、半自动或自主地完成血管介入手术。根据导管的导向能力，将血管介入机器人分为被动导管系统和主动导管系统。

（1）被动导管系统：被动导管系统通常导管尖端无导向能力，依靠导管末端施加外力控制导管尖端运动，以实现检查及治疗血管病变等目的。被动导管系统分为：

1）专用被动导管：目前临床使用的血管介入器材大部分属于专用被动导管。此类导管不具有导向能力，故导管尖端通常附加驱动装置，用于完成超声扫描、斑块旋磨、吸取血栓等操作。比如冠状动脉斑块旋磨系统涵盖硬件设备及旋磨导管等，其在重度钙化等特殊病变处理中发挥重要作用。操纵控制台连接控制旋磨导管的推进器，通过控制手柄决定旋磨头的进退，调整脚踏控制器决定旋磨头的旋转。另外，还有公司开发的远端钝性扩张导管系统专用于解决血管介入手术中难以通过的阻塞病变，其尖端设计了可控钝性微型分离器，有利于引导导丝创造微通道。

2）通用被动导管：通用被动导管系统临床使用较少，通过介入治疗送管系统等开发，克服传统手动过程，减少了介入过程的射线辐射，特别是过程复杂的介入操作。被动导管系统均提供两种控制方式：手柄连续控制，用于将导丝送至目标位置；当导丝头、支架或球囊接近目标位置时，则使用触摸按钮进行微调。

（2）主动导管系统：主动导管头部通常附加自由度且直径较大而中空，可用于输送液体，多采用复杂的控制系统。主动导管系统分为：

1）绳索驱动导管：利用线驱动技术的导管提供能量较大，但由于结构复杂，绳索驱动技术操作难度较大，对医生的操作技术要求较高，因此难以在临床应用中普及。如今，随着主从技术的推广，医生仅需要通过主控手柄进行操作，显著降低了绳索驱动导管的操作难度。

2）形状记忆合金驱动导管：形状记忆合金（shape memory alloy，SMA）是一种特殊合金，通过热弹性与马氏体相变及其逆变而具有形状记忆效应的材料。形状记忆合金驱动技术是目前常用的主动导管技术，其缺点为时间滞后性及合金变形时产热导致不适。目前，SMA 驱动导管缺乏具体理论支持，设计主要根据经验估计其组成零件尺寸、弯曲刚度等参数。因此，目前 SMA 驱动导管满足了零件尺寸要求，在临床实际操作中需要进一步优化。

（3）液压驱动导管：Ikuta 等研发的液压驱动导管机器人，由波纹管、门阀及驱动管组成。该导管系统驱动的液体可作为传递信号且具有无须供电等优点，但其缺点为尺寸较大且波纹管只能单向弯曲。

（4）磁驱动导管：磁驱动导管系统用于心脏及冠状动脉介入治疗。此导管系统融合了数字血管造影系统的图像导航功能及磁导航系统提供的导管引导功能。此外，磁驱动导管系统具有速度快、精度高及强大的影像导航功能等优点，但其设计空间狭小，不适用于过度肥胖或者空间幽闭症患者。

2. 穿刺介入机器人手术系统　穿刺介入机器人手术系统广泛用于临床骨科及实体肿瘤穿刺过程中。目前，骨科穿刺介入机器人手术系统应用相对成熟，现有美国全髋关节置换系统及国产脊柱外科机器人系统。介入内放疗机器人手术系统在前列腺领域中已获得美国 FDA 应用许可。此外，乳腺、肝脏等软组织领域，相关穿刺介入机器人手术系统正处于研发阶段。

经皮穿刺介入广泛应用于组织病理活检、消融、放射性粒子植入等介入治疗，需要 X 射线或超声检查进行实时引导，临床医师难以避免辐射伤害。在介入内放疗机器人手术系统领域，前列腺的粒子植入系统相对成熟。机器人手术系统包含 3D 超声系统、穿刺、粒子输送装置以及集成化治疗计划系统。此外,其他部位的粒子植入机器人手术系统目前仍处于研发阶段。

3.非血管自然腔道介入机器人手术系统 非血管自然腔道介入机器人手术系统通过人体自然腔道送入药物、支架、腔镜等物品,完成介入手术。由于人体自然腔道的结构复杂,机器人手术系统在该领域的研究较少。

经自然腔道内镜手术(natural orifice transluminal endoscopic surgery,NOTES)是指通过人体自然腔道置入柔性内镜等手术器械施行手术,具有减轻术后疼痛、缩短恢复时间等优点。根据不同部位的腔道,目前机器人手术系统可分为口咽部、呼吸道、消化系统及泌尿系统机器人手术系统等。机器人手术系统采用主从遥操作设计,医师通过主端操作从而实现咽喉部病变的手术治疗。此外,该机器人手术系统的远端能够搭配不同的微小手术器械,以满足不同手术操作需求。消化道机器人手术系统,最初设计用于内镜下胃肠道息肉和肿瘤的切除。该系统将两个机械臂整合至柔性内镜末端,可施行精细操作和解剖,提高了机器人的机动性。此外,泌尿系统 NOTES 机器人手术系统应用于泌尿外科重建手术正处于研究阶段。该研究在猪动物模型中进行,30 例泌尿系统 NOTES 手术全部成功完成,初步证明了泌尿系统 NOTES 机器人手术系统在猪模型中行肾盂成形术、部分肾切除术和根治性肾切除术是安全、可行的。这些机器人系统通过开发拓宽再运用到介入领域。

(三)介入机器人手术系统发展趋势

目前,介入放射学已成为医学影像学的一个新兴分支学科,集诊断与治疗于一体,应用范围越来越广,逐步代替部分内科治疗和外科手术。随着通信技术及人工智能的发展,介入机器人手术系统未来将朝着微型化、自动化、可视化发展,系统集成面向具体的手术流程需求、遥控操作及远程手术操作,多模态 3D 重建和融合技术等。微创理念进一步深化,仅需单一的创口即可进行手术操作。人工智能的快速进展将为介入机器人手术系统开创一片新天地。

(四)21 世纪是介入放射学形成科学和技术全面整合并协调发展的时期

介入放射学作为新兴学科,在它诞生之时便开始了向其他学科的渗透,在成功应用了相关基础学科研究成果的同时,还推动了其他学科的发展,在临床医学中发挥越来越重要的作用。从事介入放射的医师将注意力从单纯的临床技术应用转向了介入基础理论的研究及探索,例如肿瘤介入治疗中的药动学研究、动脉栓塞的病理学研究、门静脉高压介入治疗的病理生理学研究等。

当前,介入放射学形成了神经介入、心血管介入、外周血管疾病的介入、肿瘤介入等领域。除肿瘤介入学科,其他介入治疗基本被纳入相关学科迅速发展并壮大;而相应医院的放射科或影像中心下的介入科或在医院独立于放射科的介入科从解决临床实际问题出发,在各医院处发挥平台的作用,也逐步发展并形成特色介入医疗专科,比如介入血管外科等。

肿瘤介入治疗涉及对不同疾病的诊断、治疗。在肿瘤专科医院,按不同器官划分的科室越来越多地开展介入治疗,在肿瘤医院的专科形成多技术的学科融合;在综合性大的三级医院甚至县级医院普遍设立肿瘤科,肿瘤科除了包含内科治疗、外科治疗、放疗外,还包括介入治疗。肿瘤科内介入学科的发展不断加速,但目前也无相应的系统培训机制,主要通过进修及短期集中培训就开始治疗患者,同质性不强。

未来介入科如要向形成整体学科的方向发展,则需要通过加快医工结合或在关键技术及理念上进行不断创新;并积累更多的临床上的循证医学证据,在此基础上形成亚专科;同时介入学科需要掌握肿瘤亚专科的基本知识体系,形成学科交叉体系,也才能更好地服务患者,并影响着医学各学科的健康发展。

（赵　明　刘士远）

第五章　医学影像科医生应具备的知识、能力与素质

医学影像科医生的知识结构随着时代发展和培养目标不断变化。医学影像科医生要求的知识结构层次多、变化快、跨度大，应注意在培养阶段对知识结构的全面性、系统性、多样性、交叉性、更新性等进行构建。医学影像科医生应具备的能力结构包括法律法规能力、道德约束能力、专业技术能力、风险防控和应急处置能力、逻辑思维能力、技术创新能力、组织管理能力、沟通交流能力、团队合作能力以及传承发扬能力等。医学影像科医生应具备的素质包括政治素质、道德素质、人文素质、专业素质和科学素质等。

第一节　医学影像科医生应具备的知识结构

一、知　识　结　构

知识，是认识主体与客体相互作用的产物，是人类认识世界和改造世界的成果。从信息论和系统论的角度出发，把知识作为一种有序信息系统来考虑时，知识便有了系统的结构属性，称之为知识结构。

（一）知识结构的定义及发展

医学影像科医生的知识结构是指形成于医学生接受医学教育的过程中，以医学专业知识为主的多学科、多层次、多要素的知识相互联系构成的知识组合情况。它有两个重要功能：其一是运用结构中的医学知识和相关学科知识，处理医学实践中专业问题的认识功能；其二是在实践中不断学习，促使知识结构自身不断完善的建构功能。

医学影像科医生的知识结构是随着时代发展和培养目标变化而不断变化的。追踪历史的经线，医学的发展贯穿人类的文明史。从几千年前最原始的巫医合一，走过传统的望闻问切和经典的内外科学，来到今天的分子医学时代。在漫长的临床实践与研究进程中，医学影像学的发展随着科学技术的飞跃与突破不断进步。时代的变革，推动着医学影像教育培养目标的转变：围绕健康中国发展战略，紧跟医学发展新趋势，医学影像专业人才培养目标从"医学单学科"向"多学科知识整合"转变，从"传统诊疗思维"向"功能 - 智能诊疗思维"转变，从"知识技能并重"向"知识、人文素养、能力综合培养"转变。这一转变决定了新时期高素质医学影像科医生的知识结构的特征。

（二）知识结构的构成要素

知识结构一般包括知识数量、知识种类和知识层次3个构成要素。3个要素虽然在知识构建过程中承担的功能各有不同，但对人才成长发挥着重要作用。

1. 知识数量　知识储备量越大，越容易触类旁通，整个思维结构的扩大有利于提高对问题的分析判断能力。当代知识的量在飞速增长，知识更新的速度越来越快，知识倍增的周期也越来越短。掌握知识数量越多，对事物理解的速度越快、深度越大，在认识活动中产生新知识的信息加工模式就越丰富，各种信息之间的联结方式也更为复杂多样、信息范围就越大。

2. 知识种类　社会中的每个个体都不可能掌握所有的知识，只能根据自己的兴趣和专业来

选择不同种类的知识，从而形成自己的独特知识结构。正是不同的知识主体所具有的知识种类差异，在总体上进一步限定了每个个体的思维结构的性质和功能指向。知识种类的存在不但使得知识更加有序，也促进了知识的数量和种类的发展，进一步丰富我们认识世界和解决问题的方法与手段。

3．知识层次 合理的知识结构必须建立从低到高、从核心到外围的有序层次。从低到高，是在纵向联系中划分出基础层次、中间层次和最高层次，从基础知识到专业技术知识，直至前沿科技知识，由浅入深地积累，并逐步提高。基础层次是指我们每个个体都必备的基础理论和基础技术知识，这个层次的知识包括一般的自然科学知识、社会科学知识和哲学知识。它在个体知识结构中占有十分重要的地位，这个层次的知识总量越大，知识的增长速度越快。中间层次是指从事某项事业所必备的专业知识，最高层次则是指关于该项事业的最前沿的知识。没有基础层次，较高层次就会成为空中楼阁；而缺少了高层次，基础层次则显示不出水平。从核心到外围，是指在核心知识确立的情况下，在横向联系中将那些与核心知识有关的知识紧密地联系在一起，构成一个合理的知识结构，突出核心知识的中心作用。否则知识结构就容易杂乱无章、主次不分，难以发挥知识结构的整体作用。由低到高，层次完善，形成一个典型的"金字塔"形。"塔"越高说明知识程度越高，人们对事物的理解力、判断力就越深刻、越准确。

综上可知，知识结构一般由 3 个要素构成：知识数量、知识种类和知识层次。知识数量，是知识结构构成最基本的要素，没有一定量的知识就无从谈及知识的种类和层次，乃至知识结构。知识种类，使数量庞大的知识分类清晰明了，便于学习和研究。知识层次，体现出了个人知识结构发展和完善的程度。知识层次既体现出知识数量的要素，又体现出知识种类的要素。这三者的优劣直接决定着知识结构的功能。因此，三者缺少任何一个都不能称其为合理的知识结构。

二、医学影像科医生的知识结构

随着科学的高速发展，知识的无限性越来越明显；个人在毕生时间内只能掌握或精通微不足道的一部分，这就从主观上要求所掌握的知识结构合理。知识结构越合理，越能发挥作用。

（一）医学影像科医生知识结构构成

具体来说，医学影像科医生知识结构构成包括几方面：

1．掌握与医学相关的基础知识和科学方法 包括数学、物理、化学、生物、计算机技术、英语等自然学科；掌握生命各阶段的系统的医学形态功能学基础知识，包括人体解剖学、组织学和胚胎学、生理学、生物化学、微生物学、寄生虫学、免疫学、病理学、病理生理学、药理学等在内的生物医学知识。

2．掌握临床医学知识以及临床专科知识 包括诊断学、内科学（包括传染病学、神经病学、精神病学）、外科学、妇产科学、儿科学、耳鼻咽喉科学、口腔医学、皮肤性病学、麻醉学、急诊医学、康复医学、老年医学、中医学、全科医学、循证医学等专科知识，以及病史采集、体格检查、辅助检查、诊断与鉴别诊断、临床操作、临床思维、急诊处理、沟通技能等临床能力。临床专科知识包括医学影像诊断学、影像解剖学、口腔影像诊断学、医学影像技能训练、影像设备结构，医学影像检查技术学，核医学，超声诊断学，介入放射学等，其重点在于疾病的诊断。医学影像科医生学习预防医学知识，主要目的在于培养预防战略和公共卫生意识，掌握一定的群体保健知识和技能，因此通常要求涵盖流行病学、卫生统计学、健康教育、初级卫生保健以及劳动卫生与职业病学、环境卫生学等有关内容，尤其是卫生统计学知识，为医学影像科医生进行临床研究，科研统计打下了良好的基础。

3．掌握与医学相关的社会的、心理的、人文的知识 具备了包括心理学、社会医学、医学社会学、医学伦理学、卫生经济学、卫生法学、卫生事业管理等在内的人文社会科学知识，医学影像科医生就可以在化解医患矛盾时拥有关爱患者的人文情怀，在确定临床优先目标时更加审慎理性，在开展医学研究时具备批判性思维及遵循伦理规范，也才能更好地适应医学科学的发展和医疗卫生服务需求。

（二）医学影像科医生知识结构的特点

从现代医学的基本态势来看：①基础医学从微观及宏观双向深入发展。医学研究从器官细胞到分子水平，再到量子水平，正从根本上阐明人体的结构和功能，阐明疾病与疗效的机制。②临床医学与医学影像学将进一步享用高科技成果，向精细分科和交错综合两方面深入发展。③医学影像学与自然科学各领域的联系日益密切。自然科学的最新成就被广泛用于临床诊断和治疗，如 CT、磁共振成像（MRI）、直线加速器等，使医学影像学向高新技术方向突飞猛进。④医学与自然科学和社会人文科学的结合，医学模式从传统的生物医学模式向生物 - 心理 - 社会医学模式转变。依据这种转变，高素质医学影像科医生的知识结构应呈现"金字塔形"，其塔尖是影像专题知识，往下依次为影像专业知识、学科知识、专业基础知识、一般自然科学知识、人文社会科学知识等六级"金字塔"。越靠近塔尖的知识越高深，越靠近塔底的知识越宽广。其中，专题知识体现专业前沿，是攻坚方向；专业知识、专业基础知识和学科知识（包括相关学科知识）是其羽翼，决定着攻坚程度和水平；一般自然科学知识和人文社会科学知识是必备的基本文化素质，是发展的基础和前提。

具体地说，在医学影像科医生的知识结构中约有六个层次：第一层次是，要求具备辩证唯物主义哲学思想，以指导自己的立场、观点、方法来分析问题和解决问题，树立自然观和世界观，是临床医生知识结构中的核心。另外，随着逐步纳入哲学方法范畴的信息论、系统论、控制论等，临床医生也需要不断学习，这些方法对研究人体的整体与局部、心理与生理、人与环境之间的关系有重要的指导意义。第二层次是要具备高尚的医德和高度的社会责任感，建立全心全意为人民健康服务的思想，以真挚的情感对待患者，帮助患者解除痛苦，培养他们成为积极的社会成员，以适应现代生活的要求。第三层次是锻炼写作能力、学习数学及逻辑学，并至少掌握一门外语。影像科医生总需要对患者的疾病做出分析和判断、书写病历、制订治疗方案、开展科研、进行临床经验总结。这些都需要用语言文字准确并符合逻辑地表达出来。掌握一门外语和数学，既是处理信息、获得信息的重要手段，还可开阔加深专业知识，使自己对新的知识保持敏感。这已成为时代的要求。第四层次是深入钻研医学基础知识和临床专业知识，使这些知识结成一个合理的网络，互相渗透，互为补充，把理论知识运用到临床实践中，用理论指导实践。第五层次是掌握实践技能，这是医学影像科医生必备不可少的层次。在临床工作中要能熟练运用所掌握的诊断技能，掌握各项影像技术，才能在临床工作中得心应手。第六层次是学习心理学（尤其是医学心理学）、社会学、伦理学、人类学、优生学、法学、经济学，还有社会医学、医学社会学、医学伦理学等知识，掌握心理社会因素在疾病过程中的作用，懂得患者的心理活动规律，人类社会结构以及法律、经济和道德方面的基本知识，使临床诊断和治疗方法符合整体性与科学性。

医学影像科医生知识结构的层次多；单元知识中所含的个体多；知识的总量多。因而，要注意正确处理好知识结构中高层次与低层次、共性与个性、主体与附属、基础与应用之间的辩证关系，才能很好地适应新的医学模式。

三、医学影像科医生知识结构的构建

（一）医学影像科医生有待提高的知识结构

1. 在影像专业理工知识基础上，加强文史类知识的储备　目前国内医学生的知识结构不合理，绝大多数医学生在中学阶段是理科生，造成文史知识相对匮乏，本科阶段专业课业繁重，更是难以系统学习文史知识。

2. 在掌握理论知识的基础上，重视实践能力的培养　医学影像专业现有的知识结构偏重理论知识的获取，缺乏实践环节的训练，即使设置了见习课，由于附属医院的资源限制及学生主观能动性不足，也多不尽如人意，这与社会对医学影像人才的需求存在一定的脱节。

3．在完成一定知识数量、种类和层次的基础上，注重综合素质的养成　当前的医学教育模式仍沿袭着生物医学模式指导下的医学人才培养体系，内容仍偏重专业理论、知识与技能的掌握，而对整体素质、职业素质、职业态度、预防保健观点、人际交往能力、服务道德与能力重视不足。医学生要想全面掌握专业知识，需付出较多的时间和精力，负担偏重。因此，当前在促进影像科医学生知识结构的构建中，不论是教育者还是受教育环境，均呈现发展不平衡的特征，亟待改变。

（二）医学影像科医生知识结构的构建

医学影像科医生在建设和构建其知识结构中应注意以下几方面：

1．夯实基础知识，不断补充和完善　全面掌握本专业的基本概念、原理、定理、定律以及它们之间的相互联系和规律性。同时，新时代影像科医学生在钻研医学专业知识的同时应格外重视自然科学知识的汲取，包括生物化学或分子生物学等日益广泛的新兴自然科学。

2．注重学习规划，循序渐进的积累　高等教育要在较短的时间内接受前人所积累的科学文化知识，需要有组织、有计划、有系统地学习积累，循序渐进，持之以恒。世界医学教育联合会2003年发布的"医学教育的全球标准"，颁布了涵盖本科医学教育、研究生医学教育、继续职业发展等3个医学教育发展阶段，提出临床医学人才根据所处阶段的不同而在知识结构培养上应有所侧重，但至少都要涵盖基础生物医学科学、临床科学、行为和社会科学以及医学伦理学等几大部分。根据这个标准，医学影像学生应注意在不同教育阶段有所侧重地构建自己的知识结构。

3．强化知识结构，发挥整体效应　专业知识分科的精细化，应注意发挥知识的整体效应，即以一种专业知识为核心，结合基础知识和其他专业的临床知识，形成完善的网络知识结构，充分发挥整体效应。另外，应重视医学人文素养培养，通过阅读和交流，加强自己的人文底蕴。

4．紧跟时代发展，注重知识更新　现代医学正在经历一个前所未有的科学化过程，特别是影像设备、技术的发展，从普通成像到能谱成像再到功能 - 分子成像，更是给医学领域的进步带来了日新月异的变化，它要求医学影像科医生的知识结构应面向飞速发展的生物医学知识和技术；面向正在进入医学领域的计算机知识和技术；面向日益严重的医学社会学问题和新兴的医学社会科学与医学人文科学，顺应医学发展潮流，与时俱进。

（三）影像科医学生知识结构的构建

由于传统教育中存在教育观念落后、专业设置过窄、培养模式单一等许多缺陷，阻碍了学生合理知识结构的形成。对于医学高等院校来说，在建设影像科医学生知识结构中应注意以下几方面：

1．改革教学模式　当前的教育发展模式不再把知识传授给学生作为唯一标准，它更强调的是培养团队精神和医学道德，培养创新能力、组织能力和创业能力，使大学生在学习专业知识的同时更加注重人文素质的提升，进而成为名副其实的复合型人才。因此必须要走出现行教育体制的定向思维，充分利用实验、临床和科研等教学资源的协同效应，在注重学生的自主和情境因素的同时，采取启发式与参与式并举的教学方式，通过提问与发问、引领、激励和实训等相结合的互动方法，使学生既轻松地吸纳医学专业知识，又能通过学习掌握一些相关学科的基础知识，形成层次性的知识框架，进而内化成自身素质和能力。同时，对融合式教学进行重新设计与优化，探索学科融合、课程融合、线上线下相结合的教学改革，以完善影像科医学生的知识结构。

2．培养实践技能　与其他专业不同，医学影像科医生应该是具有坚实基础的技能型人才。因此，影像科医学生在具有扎实临床知识的同时，还应提高自身实践技能。医学高等院校应强调以学生为中心，深入推进研究性教学、小班化授课、翻转课堂、基于问题的学习、基于案例的学习等教学实践活动，促进学生主动学习、主动思考、主动实践。改变单一知识记忆性评价，试题建设强调案例性、综合性、应用性，促使学生勤思考、深思考；推进过程化考核，构建多形式的临床实践教学评价体系。

3. 搭建知识结构 高等医学教育应当引导学生认清基础的自然科学知识、社会人文知识和哲学素养对其成长的重要性，提醒学生注重专业外知识的汲取，通过丰富多彩的选修课、微课、线上线下混合式教学，帮助他们构建新型的、能更好地适应未来医学需求的知识结构，在宽广的自然科学和人文科学基础上不断累积专业知识。在高等教育这个时空体系中，专业知识是最基本的核心，在其基础上进行人文知识和临床技能的培养，临床技能是外围，良好的人文社科知识犹如运行轨道，为知识体系的正常运行保驾护航。只有这样的宝塔形知识结构，才能帮助影像科医学生成功地应对日后复杂的医学实践与科学研究，成为一名优秀的新时代影像科医生。

总之，通过各种途径完善影像科医学生的知识结构是培养创新型医学人才的必然要求，只有成为具有精深专业知识、扎实自然科学底蕴、严密思维能力、深厚人文素养、开放知识结构的优秀医学专业人才，才能最终成为有思想、敢创新、懂关怀的高素质医学人才，最终推动我国医学影像事业的蓬勃发展。

（杨　玲　刘士远）

第二节　医学影像科医生应具备的能力结构

能力是用知识能动地改造客观世界和主观世界的本领，具体地说，是一个人运用知识来完成一定活动的本领和技巧。知识是能力的基础，可提高人的能力，但不能代替能力。医学生应该具备的能力需要在掌握医学基础理论知识的基础上，经过长期的临床实践获得。影像科医生所要求具备的能力结构，虽然和其他临床医生需要具备的能力有所不同，但是在很多方面又存在相同性。

一、医学影像科医生应具备的法律法规能力

随着我国社会经济的发展和卫生法律法规体系的健全，患者对卫生服务的需求和自我维权意识也不断提高。影像科医生法律法规知识储备不足、认识不到位、法律意识薄弱，有造成医患关系紧张及医疗事故、医疗纠纷频发的风险。有研究调查了执业医生对我国卫生法律法规知识的掌握情况，结果显示各类医生都存在工作时间长、强度大、压力大等特点，较少有时间学习卫生法律法规，同时又缺乏自主学习法律法规的意识；此外，由于医学知识的不断更新，诊疗技术的不断进步，医生面临职称晋升等因素，其需要花费大量的精力学习医学知识，也是影响他们对法律法规等知识掌握不足的重要因素。

《中华人民共和国执业医师法》第二十二条明确规定医生在执业活动中履行的第一项义务，即是遵守法律、法规，遵守技术操作规范。这说明对医学生施教过程中，法律素养应处于重要的位置，医学教育需要提升医学生的法律素质。因此，在影像专业医学生的日常教学、教育过程中，主动加强相关法律法规知识的教授，改变"维医是专"的传统观念。影像科医务人员只有严格遵守国家的相关法律法规，对受检者和患者认真履行法律赋予的义务，才能确保合法有效地为患者提供优质服务。

影像科医生还要学习放射防护相关的法律、法规、规章及规范文件。目前，我国主要与放射卫生防护相关的法律有 3 部、法规 2 部、规章 30 余部。其中，《中华人民共和国职业病防治法》《中华人民共和国放射性污染防治法》《放射性同位素与射线装置安全和防护条例》是当今卫生防护管理领域中最重要的法规。影像科医生在日常医疗行为中应注意的法律义务包括：确保放射诊疗设备达到安全标准的义务、告知和安全防护的义务、尽量降低受检者和患者受照剂量的义务、自觉接受监督管理的义务。

二、医学影像科医生应具备的道德约束能力

道德是一种社会意识形态，是人们共同生活及行为的准则。在当今复杂医疗环境下，摆脱道德危机不仅需要"规范"的约束，更需要道德和良心的支撑。

医者仁心，在很多情况下，任何伦理标准、道德规范、法律制度都难以控制医学或医生的"真实"医疗行为，尤其是医生独自面对急需医疗救助的患者时。因此迫切需要一种来自内心深处的道德力量来弥补规范的不足，缓解医学面临的道德危机。道德与规范是医学的两部分，规范重视对人的行为规范管理，而道德聚焦人的道德品质和道德动机。道德与规范共同构建道德体系，道德亏损导致道德危机，但以道德代替规范同样不能缓解危机，而两者结合才是正道。尤其是当前利益诱惑很多，更需要道德约束发挥心灵深处的巨大力量，用"仁、诚、善"这些美德调节医学领域的道德危机，缓解医患利益冲突。

世界医学会《国际医德守则》《中华人民共和国医院工作人员守则和医德规范》以及中华人民共和国《医务人员医德规范及实施办法》都把医疗责任、医德伦理列为基本内容，用于提高医务人员的医德水平，规范医务人员的医疗行为。治病救人、救死扶伤是医生的天职，伦理道德也要求医务工作者关爱患者、救助患者。面对身罹病痛、处于被动的患者，居于主动、掌握技术的影像科医生，更有必要设身处地为患者着想，学会换位思考，建立医患之间的充分信任和相互理解。王振义院士在《爱心和好的医术是医生必备的两个素质》一文中提到：医生所从事的是一个崇高的职业，是一个最能体现爱心的职业。医生每天都要接触患者，要看好他们的病，要对他们有同情心、爱心，还要有足够的技术能力。有爱心，没有好的医术，救不了患者；有好的医术，没有爱心，可能还会害患者。这二者缺一不可。这应该成为影像科医生乃至全体医生的座右铭。

三、医学影像科医生应具备的专业技术能力

医生作为救治患者的主体，对所救治的患者能够做出准确的诊断并进行有效的救治，是对每一位医生都应该具备的专业能力的要求，这同样是对影像科医生的要求。要获得这样的专业能力，除了系统学习专业理论基础知识、掌握基本技能，长期经验积累和总结每一种疾病的影像细节和特征，别无他法。

然而，有别于临床专科化的医生，传统的影像科医生需要掌握人体各系统疾病的影像知识，形成了"知识掌握广而不深、疾病诊断全而不精"的窘境。随着医学技术的发展和精准医疗等理念的提出，对影像科医生提出了专业化发展的要求，医学影像学亚专业学科的划分应运而生。今天，影像科医生不仅需要在完成 5 年本科医学教育后再进行 3 年的住院医生规范化培训，获得基础的各系统疾病专业知识和能力，还要进行长期的（10～15 年）各亚专业学科的轮转和学习，最后才固定在某个或某几个专业进行长期的临床实践和科学研究，真正成为该领域的专家。

医学影像科医生既要精于影像诊断，又要避免陷入唯影像诊断而脱离临床的误区。"同病异影、异病同影"是医学影像学实践中最为重要的特征，仅依靠影像征象即做出诊断，是导致影像科医生犯错误的最常见原因。医学影像学是临床医学中的一个重要组成部分，影像科医生对疾病做出诊断也必然是在全面分析患者临床特点的基础上进行，因此对于医学影像科医生而言，仅掌握影像医学知识是不够的，一定要对每种疾病的临床知识全面熟悉和了解，再经过缜密的临床思维训练，才能具备一个合格的影像科医生应该具有的专业能力。

四、医学影像科医生应具备的风险防控和应急处置能力

消防、公共卫生、自然灾害、放射防护等事件时有发生，放射检查中的不良医疗事件往往存在不确定因素，即使防范很到位也时常会有不良事件出现，也不可避免地出现一些错误。放射科检查的不良事件时有发生，虽发生率不高但还是应该引起重视，不断总结，制定并学习和掌握更

加合理的放射检查规章制度，学习应急预案和措施以保证患者安全。

例如，对比剂增强检查是放射科最常用的检查方法之一。然而，无论是 CT 检查中的碘对比剂，还是磁共振检查中的钆对比剂，都存在着出现过敏反应的风险，其中少数患者会出现危及生命的过敏性休克。一旦遇到患者出现了对比剂使用后的过敏性休克，应采取立即停止注射对比剂、判断患者的生命体征、进行心肺复苏按压、开通静脉通道等急救措施。这不仅是每位影像科医生所要求掌握的基础知识，更是其所必须具备的专业能力，只有这样，才能在危急关头争分夺秒地拯救患者的生命。这些危急处置能力，不是只停留在书本上的文字，而是要在专业化、规范化、日常化的培训和演练中，转化为影像科医生思想上、身体上的本能反应，成为必须具备的基本能力之一。

五、医学影像科医生应具备的逻辑思维能力

影像科医生在医学研究或医疗实践工作中，要对大量的事实、现象、实验数据、检查结果，以及相关的知识、信息进行分析、综合，以做出有利于实现目标的各种决策，这就是思维能力。临床思维是临床能力的核心和基础，是成为一名合格医生的前提条件。临床思维是按照逻辑规律反映疾病的思维方式。它以抽象的概念、判断、推理为思维形式，通过分析、综合、比较、分类等逻辑思维方法进行操作，达到对疾病的深层次认识，从而进行诊断、治疗和预防的思维活动。在这个思维活动过程中，最重要的就是医学假说的提出、验证、推理和遵守逻辑思维的过程。医学逻辑思维在于利用逻辑推理方法进行分析和比较、综合，通过分析才能从个别把握一般，突破从感性的纷繁复杂的现象发现本质，通过对部分分析研究后，更好地分析新的征象，解释疾病，获得对疾病更深层次的医学思维，从而实现诊断思维的准确性。

医学影像诊断中常用的思维方法有分析综合法和推理排除法。分析综合法是从临床资料、病变部位、影像学特点及进展方式进行分析，尤其是从疾病的影像学表现来推导出其所含的成分、生长方式以及与周围结构的关系，其本质是分析综合的过程。分析与综合是人们认识事物的一般规律，也是影像诊断中两个紧密联系、不可分割的思维过程。推理排除法是指每一种疾病都有一定的特征，根据这些特征可以排除其他疾病，其要点是凭借经验找出"它"而不可能是"非它"的关键证据，抓住了病变的本质，这样得出诊断往往是"一击而中"。

综上所述，逻辑思维能力对于影像科医生是至关重要的，我们医学工作者应该不断加强逻辑修养，不断提升临床思维水平。

六、医学影像科医生应具备的技术创新能力

在当今时代，随着疾病谱、人口谱、人类生活环境与健康观念的深刻变化，医学的研究内容不断更新。对科学技术的依赖日益增强，学科间的交叉与融合进一步深入，致使新知识、新案例呈几何级数增长。技术的更新与发展、成果的发明与转化也呈现出周期骤减、范围扩大的特点。伴随着这一趋势，影像科医生不仅要获取新知识、掌握新技术，更要走在学科发展的前沿，着眼于人类健康和疾病的新问题。深入开展科学研究和临床实践，探索前沿知识、更新理论、革新技术、引领发展。因此，创新能力是当代影像科医生的核心能力之一，直接决定着其能否在从业环境发生巨大变化、社会竞争日趋激烈的背景下取得成就，实现人生目标和职业发展规划。

随着科学技术的发展，现代医学影像学成像技术越来越复杂，新的理论和技术不断涌现，对人体组织结构的显示不仅仅是传统的断层成像、解剖结构显示，而且逐渐进入到分子成像、功能成像。影像科医生对于这些新技术、新方法应抱有强烈的好奇心，积极主动地掌握各种成像的原理，查阅相关文献，追踪理论前沿，独立思考，学以致用，解决临床上、科研上碰到的实际问题。

创新能力的培养包括自学能力、理论构思能力、交流沟通能力、前沿把握能力等方面。影像科医生的理论构思能力、前沿把握能力是建立在扎实的理论基础之上的，影像科医生的知识面要

有一定的广度和深度，除了本专业必须掌握的医学影像学知识外，还要加强临床与基础、影像与手术病理等多学科的联系。在临床工作中要与多学科进行沟通交流，在科研上涉猎多学科的基础理论，在选定的科研方向上，充分利用网络资源，大量阅读前人发表的文献，不断发现问题、提出解决问题的方法，激发自我的创新精神，养成一种特殊的思维习惯和不断认知的品质。

七、医学影像科医生应具备的组织管理能力

传统的医疗培训注重的是医生在临床决策中的自主权和职业忠诚度，而非组织价值观。然而，随着现代医学知识的发展和进步，各种新技术、新设备、新观念的不断涌现，单靠独立的医生完成患者的健康全流程管理和治疗已然不现实了，影像医学表现尤其突出。现代的医学影像学已经细致划分为包括登记室、护理组、技术组和诊断组等多个工种协同的学科，作为最终对患者疾病做出诊断的影像科医生，既要掌握各环节的知识和技能，又要具备协调各工作环节的组织管理能力，才能实现对患者做出高效、准确的诊断。因此，有必要加强对医学生和青年医生在管理和领导能力方面的培训。

八、医学影像科医生应具备的沟通交流能力

医学以人为服务对象，因此，学会与人沟通交流，这不仅是人文关怀的需要，也是完成医疗诊疗所必须具备的能力。

医患沟通是医疗机构的医务人员在诊疗活动中与患者及其家属在信息、情感、行为等方面的交流，是体现职业精神的最佳手段，是构建和谐医患关系的有效途径。医患沟通问题来自两方面，一方面有医护人员的解释不到位、提供服务时没有做到微笑服务等服务态度欠缺等问题；另一方面也有来自患者方面的不理解，或者患者经济、文化等背景不同而对放射科费用、流程检查方式的不满意，或是对放射检查期望过大等。新设备的采用，一方面提高了检查效率，节省了患者时间，但另一方面也减少了医患间的沟通时间。放射科医务人员应换位思考，顾及患者的需要，以高度的责任心、同情心对待患者；对患者一视同仁，实际工作中灵活运用语言、行为、心理技巧沟通交流，主动赢得患者的信任。在诊疗活动中要敬畏患者的生命权、健康权、康复权、知情权，认真仔细，一丝不苟，尽量减少或不发生漏诊、误治。同时，对心理学、医学伦理学、社会学等学科也要加强学习。注意应用心理学等的技巧改善医患双方沟通的愿望和态度，让患者感受到医生的真诚。在沟通时，医患双方尽量选择简洁明了、通俗易懂的语言，医务人员要学会"医学专业性术语的通俗化说法"，尽量慎用"肯定、绝对、绝不、一定"等词语。放射科医务人员在目光、表情、身体姿势等方面要善于运用一些技巧，如微笑面对患者，搀扶行动不便的患者，帮助患者佩戴防辐射用具，调整合适的就诊位置，做完检查后帮助患者安全离开检查床等。这些技巧的运用会拉近与患者的距离，增进患者的理解和信任。

影像科作为医院重要的医技部门，密切与其他科室，尤其是临床科室的交流和协作至关重要。在医疗活动中，临床科室和影像科应具有相互沟通的能力和技巧。尽量减少检查资料和信息不准确。影像科和临床科室在医疗活动中承担着不同的角色，两者都需要对方的密切配合，只有双方信息经过充分交流，才能逐步走向正确的结论。

九、医学影像科医生应具备的团队合作能力

Katzenbach和Smith把团队定义为一群具有互补技巧的致力于互相负责的共同目的、工作目标和方法的人。毋庸置疑，团队合作对有效的医疗是至关重要的。团队一般认为包含以下5个特征：①由2个或2个以上的个体组成；②团队成员各自扮演特定的角色和执行专门的任务，并为达成共同的目标彼此联系和合作；③执行决策；④有特殊的知识和技能并且通常在高工作负荷下一起工作；⑤团队成员间产生的相互关系有别于群体——团队能体现工作任务互相依赖的

合作方式，换句话说，团队合作特别需要团队成员彼此之间互相适应，而不是按照顺序或者同时达到团队的目标。

随着医学诊疗模式的转变和医学亚专业发展的精细化，医疗团队合作是完成患者诊疗过程中必不可少的过程。目前，团队合作已成为影像科日常临床工作完成的基础。每位患者完成影像检查必须经历登记组、护理组、技术组和诊断组等多个工作组的相互合作和配合，只有各个工作组之间完美协作，才能得到最精准的图像，最终完成患者的诊断和治疗。

日常工作流程如此，每一位影像科医生的职业进步和发展也是如此。随着医学知识的爆发式增长和临床医疗工作的精细化分工，每一位医生都需要和本专业、相关专业的医生们形成各种类型的团队，比如临床工作中的多学科诊疗（multi-disciplinary treatment，MDT）团队或是科研方面的协作组等。无论是团队中的普通一员，还是领导团队的组织者，都需要在团队中贡献自己的精力和工作，为团队的发展添砖加瓦；同时又从团队中其他成员中吸取知识和智慧，或者直接得到团队成员的指导，避免在工作中犯错误，获得临床和科研等方面的灵感和帮助。只有这样，每一位医生才能在自己发展、成长的过程中，最大程度地获益，从而避免走入误区。临床广泛采用的 MDT 模式，即多个科室的专家就某位患者的诊断、治疗等临床问题集中讨论，就是医疗团队合作的典型体现。

十、医学影像科医生应具备的传承发扬能力

医学事业的发展，既离不开学习前人的经验和积累，也离不开创新和发展。我们今天所有的医学知识，都是医学前辈们一生的经验积累和总结，才构成了现代的医学体系。基础医学如此，临床医学、医学影像学也是如此。1895 年德国科学家伦琴偶然发现了 X 射线，并利用 X 射线拍摄了伦琴夫人手的 X 射线照片，自此开创了现代医学影像学的历史。此后，无论是胃肠道 X 射线造影、血管造影的发展，还是计算机断层摄影、磁共振成像的发明和临床应用，无不是在总结前人经验的基础上不断创新发展而来。作为当代的医学影像科医生，更是要在夯实基础知识和临床技能的同时，善于发现和总结临床实践中的新问题，利用新设备的新技术和新方法，为解决这些临床问题探索新的思路和方法。

专业知识如此，精神品德也应如此。中华人民共和国成立以来，我国医务工作者在中国共产党的坚强领导下，全心全意为人民服务，传承发扬"大医精诚"精神，为人民群众的疾病救治和健康水平大幅提升、为中华人民共和国在世界舞台的快速崛起，做出了巨大贡献，涌现出了一大批令人敬重、深受爱戴的医学大家和人民好医生。在医学影像学发展的道路上，也汇聚了大批优秀前辈，探路而行，为中国医学影像学的进步做出了巨大的贡献。他们医德高尚、治学严谨、锐意进取，将毕生精力和智慧奉献给了祖国的医疗卫生事业。影像科医生通过前辈的言传身教，一代代传承他们的医学精神，进而发扬光大。影像科医生需要有传承发扬的能力，信仰坚定，舍生忘死的奉献精神；生命至上，救死扶伤的人本精神；艰苦奋斗，勤俭朴素的优良作风；实事求是，求真务实的科学精神。

（朱　力　刘士远）

第三节　医学影像科医生应具备的基本素质

素质是指在先天禀赋的基础上，受后天环境、教育的影响，通过个体自身的认识和社会实践养成的比较稳定的身心发展的基本品质。素质与知识、能力有天然的联系。知识与能力的内化是素质，素质的外现便是能力，是人的生理、心理和社会文化等方面构成的长期、稳定、内在的基本品质和潜能。

随着医学的发展和社会的进步，人们对医学人才的要求越来越高。单纯地依靠医学知识为患者治病疗伤，已满足不了服务对象的需要。概括起来，医学影像科医生需具备的素质应包括5方面，即政治素质、道德素质、人文素质、专业素质和科学素质。

一、医学影像科医生应具备的政治素质

医学生作为我国医疗卫生事业的建设者和接班人，首先应具备良好的政治素质。要具有为我国医疗卫生事业奋斗终身的远大理想和抱负，自觉以正确的世界观、价值观和人生观为指导，牢固树立"国家利益高于一切"的信念。

作为今天的大学生，正亲身经历着当代最伟大的事件——中华民族的伟大复兴。当代医学生是未来医疗卫生事业的接班人和储备军，承担着"救死扶伤"的神圣使命，他们对爱国主义的认同和践行，直接关系国家医疗卫生事业的健康发展。加强新时代爱国主义教育，锤炼医学生家国情怀底色。新时代的医学生要以实现中华民族伟大复兴为己任，增强做中国人的志气、骨气、底气，不负时代，不负韶华，不负党和人民的殷切期望！

二、医学影像科医生应具备的道德素质

医学生的道德主要是指医学生的职业道德，是医学生与其服务对象之间、医学生之间、医学生与工作部门之间以及医学生与社会之间的关系行为规范的总和。我国自古以来就有"医无德者，不堪为医"之说。古希腊的希波克拉底（Hippocrates）是西方医学伦理学的创始人，1949年世界医学会上通过决议，将他著名的"希波克拉底誓言"作为国际医务道德准则，影响至今。毛泽东的著名题词"救死扶伤，实行革命的人道主义"体现了社会主义医务工作者职业道德的基本原则。

医学人道主义就是以尊重人的权利和人格为前提，以关心患者、同情患者、治病救人、重视人的生命价值为宗旨，以关心全人类的健康为着眼点，预防疾病发生、保障人民身心健康为目的的道德观，是医务人员应当大力提倡的人道主义精神。现代医学人道主义的基本精神主题为：生命、人性、权利。医乃仁术是医学的精神，也是生命伦理学永恒的精神。"生物‐心理‐社会医学模式"主张既要看到"自然的人"，又要看到"社会的人"，对待健康和疾病问题不应只从自然科学的角度来认识，还要从社会科学特别是心理学和人文科学的角度认识，从而对医生的知识结构和整体素质提出了新的要求。

医学生在现实职业层面做到职业道德对自身的要求，包括：

（一）忠于职守

医生应把自己的全部身心投入到医学事业中，把解除患者之疾苦，促进常人之健康，发展医学科学作为自己崇高的信念和职责。对患者的拯救，只要有一线希望绝不放弃，为人民的健康高度负责。

（二）精益求精

医生要努力钻研本专业业务知识，掌握精湛的医疗技术，为医学科学的发展做出贡献。

（三）医风廉洁

医生在与患者及其家属交往过程中，要奉公守法，不图私利，把患者的疾苦和安危放在首位。

（四）平等待患

不论服务对象的年龄、性别、种族、职业、职务、经济收入、社会地位等状态如何，医务工作者都要秉公办事，一视同仁。

（五）文明礼貌

医生服务的对象是"人"，大多是患者。医生的言谈举止，要处处注意尊重患者、爱护患者。

（六）慎言守密

患者对医生非常信任，把自己的身心疾苦告诉医生，有些属于个人隐私，医生有责任为患者

保守秘密。在对患者的治疗过程中，医生也要出言谨慎，避免对患者或家属产生不必要的心理压力或伤害。

三、医学影像科医生应具备的人文素质

医学人文观是医学科学与医学人文的结合，医学人文精神的具体表现包括：关爱与敬重生命、尊重人的生命权与健康权。它强调"以人为本"，是以尊重人为核心的人道伦理意识和精神的体现。医学人文是医学的灵魂，是保障医疗卫生事业可持续发展的原动力，更是医学生健康成长不可或缺的重要因素。医学人文教育的最终目的是使学生具备人文知识，彰显人文精神，内化为医学职业态度，外化为行医行为，把医学界变成一个充满爱的人性化世界。

目前，我国正在实施"健康中国"战略，医疗行为已从"以疾病为中心"转变为"以患者为中心"。在此背景下，深刻学习、领会"共建共享、全民健康"的战略主题，树立预防疾病、治疗病痛、维护健康的正确意识非常重要。一方面，有利于医学生综合素质的养成，对于重塑医学生的精神世界，发展医学生的人类"性本善"的特质、构建完善的优良品格、树立正确的人生观和价值观，起到积极推进作用。另一方面，可指导医学生学会推己及人。在临床实践工作中，使其更加关心、爱护患者，切实体会患者的真实感受，正确引导患者在情感上的需求。

当医学生深刻地认识医学人文精神的价值与意义，主动调整和约束自身行为，学会临床专业技能运用与情感交流并重的方式，让患者切实体会到医生是真心为患者考虑，才能成长为一名德才兼备的医者。同时，这也为解决医患关系中存在的问题与纠纷找到了一条出路，促进医患之间信任机制的形成，为医务工作者执业能力的提升带来积极影响。

四、医学影像科医生应具备的专业素质

医学向我们展示的不仅是一门知识体系、一种技术，而且还是一种理性化的思维范式和认识模式。医学生的专业素质是指从事专业活动所应具备的素养和能力，是指医学专业理论知识及相关医学知识的掌握，以及运用这些知识解决临床实际问题的能力。其中，专业理论知识是专业素质的基础，尤其是对医学这种专业性很强的行业，没有过硬的专业知识则无法对患者做出正确的诊断和治疗；而能力是在专业理论知识基础上形成的，是综合多种知识的体现。因此，影像科医学生需要具备的专业素质包括知识系统和能力系统两部分，二者之间相互依存。

（一）知识系统

从医学素质的构成看，知识是最基本的成分。不同的知识构成方式决定着知识在认知结构中的功能和作用。优化的知识结构具有良好的素质载体功能和作用。因此在医学教学过程中，不仅要阐述知识本身是怎样的，还要阐明知识何以如此；不仅要揭示知识的最终结果，还要展示知识的发生过程，使知识以一种动态的、互相联系的、发展的、辩证的、整体的关系被组合在一起。

（二）能力系统

医学能力的发展过程是一个包含认知与情感因素在内的日益变得相互关联和在更高级水平上组织的复杂的心理运演过程。其中多种思维形式从不同的侧面反映了医学能力的本质，医学能力具有十分丰富的内容。对医学影像科医生来说，系统思维，循证诊疗思维能力尤其重要。医学专业能力的培养需要长期在临床实践中锻炼获得，不仅是应用专业知识去诊断疾病和判断患者的病情，更重要的是综合思维和解决问题，同时，还需要综合应用社会学、心理学、人文和文化习俗等知识，去满足患者和家属的精神心理需求。这些都需要医学生在学习、培养阶段通过大量的临床实践获得。

具有较高专业素质的医生应具有以下学科知识和能力：①广泛的自然科学知识，包括数学、物理学、化学、生命科学和信息科学等基本知识；②扎实的基础医学知识，包括人体解剖学、生物

化学、生理学、病理学、药理学等学科知识；③丰富的临床医学知识，包括内科学、外科学、妇产科学、儿科学等学科知识；④各种能力，包括分析问题和解决问题的能力、实践能力、自主学习能力、创新能力、交流能力、信息管理能力、组织和管理能力、团队协作能力、批判性思维能力等。

五、医学影像科医生应具备的科学素质

医学是通过长期大量不间断的理论探索和实践检验，最终形成最大可能适合人体保健、康复和各种疾病诊疗的知识体系。医学不仅重视事物高度的普遍性，而且重视人体结构、功能及疾病的异质性或称独特性。医学绝不是一成不变的学科，而是随着社会的发展、科学技术的革新而不断发展和创新的学科。因此，在医学实践中，不仅要学习从前人的经验积累中总结的普遍客观规律，更要善于观察和发现每一位患者具有的独特个性化的特征。

（一）科学精神是医学的特质之一

医学是紧密伴随着人类发展和社会进步的一门学科。无论是从远古的"神农尝百草"，还是到当代的"精准医疗"，用实践检验医学假设的科学精神，是贯穿医学发展进步的核心脉络。医学面对的是生命，任何一种新技术、新方法在大规模应用在临床之前，都需要从体外到动物、再到人体的一项项实验，需要慎之又慎的检验和论证。尽管医学影像学是用客观的影像资料为临床医生提供诊疗依据和信息，但如何更加真实、准确地反映客观世界，为临床提供基于询证医学证据的可靠证据，就需要每一位医学影像学工作人员自始至终保持批判的科学精神，用设计严谨、科学的实验，真实、可靠的数据，发现和找到最终的答案。

（二）创新精神是医学的另一个特质

创新思维的本质在于超越、突破原有的思维结构，提出与众不同的、有社会意义的解决方案。创新思维的目的在于出新，产生前所未有的新颖、独到的成果。对医学生进行创新精神的培育，有利于促进学生接受求新、求异、综合、发散等思维方式的锻炼，激发创新才智，鼓励学生突破已有范式，提出新思路、新方法。创新是医学发展过程中紧密相伴的"伙伴"，每一次基础学科提出新的理论和发明新的技术，无不给医学带来前所未有的进步和发展。近几十年来，医学影像学科是临床医学中发展最为迅速的学科之一。从传统的 X 射线摄影，到现在的计算机体层摄影、磁共振成像、分子影像等，新设备、新技术、新方法等层出不穷。而作为影像科医学生，更应该在掌握知识的基础上，跟上信息时代所带来的冲击和挑战，在临床实践中发现问题，用新的技术和知识去探索、解决问题，不断推动着医学影像学科前进发展。

（朱　力）

第六章　医学影像学教育

现代临床医学的发展对医学影像学教育提出了更高的要求,加快新时代专业人才的培养已成为当前医学影像教育的首要目标。医学影像专业课程体系的建设和优化,对更好地培养医学影像专业人才以及利用教学资源都具有重要的意义。医学影像学课程体系构造要由传统教育模式转变为综合素质教育模式。医学影像教学实践应采取一系列措施,尤其是推广基于问题式教学法(problem based learning,PBL)在医学影像课程实践中的应用。医学影像学业成绩考核模式已经较为成熟,但要注意新教学模式下考核方案的变革。医学影像教学改革与发展正加速进行,充满机遇与挑战,包括教学平台的拓展、教学方法的转变以及教学内容的不断延伸。

第一节　医学影像专业人才培养目标

一、医学影像专业人才的培养目的、性质和任务

立德树人是大学的根本使命。习近平总书记2018年在全国教育大会上发表重要讲话指出,坚持中国特色社会主义教育发展道路,坚持社会主义办学方向,以凝聚人心、完善人格、开发人力、培育人才、造福人民为工作目标,培养德智体美劳全面发展的社会主义建设者和接班人。"十四五"时期,我国教育将进入高质量发展阶段,而卫生健康事业在全面推进健康中国建设中,把保障人民健康放在优先发展的战略位置,要实现人民身心健康素质明显提高、卫生健康体系更加完善等目标,这也对当代中国的医科大学人才培养提出了新的要求。要培养具备医学科学精神和医学人文精神相结合,实践能力强的创新型、复合型、应用型医学人才。医学科学精神包含严谨求真、勇于探索、创新发展、继承发扬、实践与理论相结合以及团队合作精神等;医学人文精神则包含善良慈爱、敬畏生命、尊重患者、救死扶伤、乐于助人等;新时代的医学人文精神尚包括人民健康至上、医疗公平可及、革命的人道主义以及全社会尊医、重医的良好氛围。医学影像是临床医学的重要分支和平台支撑,新时代对影像专业人才培养需求越来越大,目标和要求也越来越高,需要广大教师、学生和全社会共同努力。

医学影像专业的任务就是要培养热爱医学事业,有良好的职业精神和创新精神,具有基础医学、临床医学和医学影像学基本理论、基本知识和基本技能,能在医疗卫生单位从事医学影像学工作,德、智、体、美、劳全面发展的高素质、复合型医学影像学专门人才。医学影像专业本科毕业生需要达到但不限于以下具体能力与素质要求:掌握基础医学与临床医学基本理论知识;掌握各种医学影像学设备基本原理及临床应用特点;掌握临床常见病、多发病的各种影像学诊断与鉴别诊断能力;熟悉公共卫生、医学人文等知识,具有良好的沟通和团结协作能力;初步的医学科学研究和教学能力;具备一定的外语听说读写能力;熟练的计算机应用能力等。

二、医学影像专业人才培养目标的历史沿革

医学影像学作为临床医学的重要分支,既具有临床医学的共性,也有其自身的特点。医学影像学借助各种成像技术显示人体的内部结构和器官及其功能状态,通过观察人体解剖、生理功能

状况及病理变化,实现诊断目的,包括普通 X 射线成像、超声成像、X 射线计算机体层成像、磁共振成像、单光子发射体层成像与正电子发射体层成像等。

医学影像人才培养在不同历史时期、不同社会发展阶段具有不同的要求。医学影像学学科发展高度依赖设备的创新与发展,伴随着电子学、计算机技术、材料学等学科的发展,医学影像技术也在不断快速发展,医学影像人才培养的目标也在不断变革。20 世纪 70 年代之前,医学影像人才培养主要以 X 射线诊断学为主,70 年代初 CT、超声技术的出现,80 年代初 MRI 问世,以及介入放射治疗的开展,使其形成了崭新的医学影像学范畴。进入新世纪,医学影像技术进入了发展的快速通道,从单纯形态学评价向形态学、功能性和代谢成像相结合的方向发展;从宏观成像向微观、分子影像方向发展;从二维向三维、四维和可视化方向发展;从单一成像向多模态、复合成像方向发展。影像诊断从仅供临床参考到成为主要的临床诊断依据,不仅要完成有无病变、病变定位、定性和分期等信息,还要完成更加精准的定量、疗效评价、治疗决策等任务;不仅要完成诊断任务,还要完成影像引导穿刺,影像引导介入以及影像引导手术等治疗任务;近几年,越来越多的影像科医生开设门诊和病区,以及参与临床多学科诊疗团队,使影像诊断学科完成了从单纯辅助诊断学科到临床学科的转变。医学影像资料的存储由传统的"胶片"向数字化、网络化形式转化。当前,随着医工结合、大数据、人工智能和"互联网 +"等技术的发展,拓宽了医学影像学的范畴,使其不再局限于单一的学科发展,因此更需要多学科、多专业协同发展才能紧跟科技发展步伐,适应时代发展需求,培养能够满足社会需求的医学影像专业医教研人才。

医学影像学涉及学科广泛,需要丰富的知识储备和理论基础,需要医学影像专业学生掌握电子电工学、计算机科学、人体解剖学、组织学、生理学、生物化学与分子生物学、病理学、基础医学、临床医学等密切相关学科必需的基本理论、基本知识和基本技能,才能在未来工作中合理应用影像学检查技术,做出正确的临床诊断。医学影像学实践性强,医学图像反映的是人体解剖和病理变化,需要结合临床表现、实验室检查等阅片和分析才能做出正确诊断与鉴别诊断,这需要反复实践打好扎实的基础才能实现,因此要强调"多临床、早临床、反复临床"的理念。21 世纪全球化的趋势日趋明显,对外开放是我国一项长期基本国策,中外医学交流、合作不断加深,需要不断地同国际同行、医学机构沟通交流。而英语是当今世界使用范围最广的语言,因此要求医学影像专业的学生必须具备一定的英语听说读写能力。

2020 年《国务院办公厅关于加快医学教育创新发展的指导意见》指出,落实立德树人根本任务,把医学教育摆在关系教育和卫生健康事业优先发展的重要地位,立足基本国情,以服务需求为导向,以新医科建设为抓手,着力创新体制机制,分类培养研究型、复合型和应用型人才,全面提高人才培养质量,为推进健康中国建设、保障人民健康提供强有力的人才保障。未来的医学影像人才培养对学生创新能力提出了更高的要求。需要转变教育观念,改变人才培养模式,通过创新教学和训练来提高学生的创新意识和能力,以培养能够满足国家建设需要的高水平医学人才。

三、医学影像专业人才培养目标的未来发展

教育部"新时代高教 40 条"指出,办好我国高校,办出世界一流大学,人才培养是本,本科教育是根。建设高等教育强国必须坚持"以本为本",加快建设高水平本科教育,培养大批有理想、有本领、有担当的高素质专门人才,为全面建成小康社会、基本实现社会主义现代化、建成社会主义现代化强国提供强大的人才支撑和智力支持。

现代医学的发展突飞猛进,医学科技与现代信息技术等的交叉融合正在改变疾病诊治模式,医学科技与现代信息技术、材料科技等的深度融合,促进了医学科技发展,如智能影像学、分子影像学的发展,将更准确深入地揭示人体生理构造与疾病发生发展的全过程,也将带来疾病诊断和治疗模式的突破,使得医学科技向个性化、精准化、微创化、智能化、集成化和远程化发展。移

动互联网、人工智能大大加强医疗服务的可及性，在一定程度上提高效率、节省医疗资源、降低医疗费用，方便就医并能获得更好的医疗服务。某些技术已经在医学影像领域开始使用。也对于医学影像人才培养提出了更高的要求，可归纳为"十个能力"（详见第五章第二节"医学影像科医生应具备的能力结构"）和"两个素质"，两个素质主要包括健康的身体素质和心理素质。健康的身体素质和良好的心理素质是医务工作者事业成功的前提和基本保证，由于医学的行业特点，较大负荷的临床或科研、教学工作需要健康的身体素质。此外，临床工作也需要医生有良好的心理素质，无论是临床实践、继续医学教育、职称晋升等方面都存在着一定压力。因此，无论是身体还是心理素质提升都应在医学生中不断加强，培养德、智、体、美、劳全面发展的新时代的医学生。

四、医学影像专业人才培养的标准和基本要求

根据国际医学教育组织制定的"全球医学教育最基本要求"，结合我国医学影像学发展现状，打造具有医学影像专业特色的人才培养标准：树立正确的医学职业价值、态度、行为和伦理，要具备良好的职业素养和敬业精神；掌握必要的医学科学基础知识，包括公共卫生、卫生管理、康复医学等；提高交流与沟通能力，如医患之间、同事之间，与社区及公共媒体之间的协调及沟通技巧；具备临床技能，即能够及时、有效地完成患者的影像学相关检查、诊断与治疗；熟知群体保健和卫生系统，即熟悉我国医疗卫生体系，掌握公共卫生、医疗保健等相关概念与理论；能够运用现代信息技术与管理手段进行医疗资源检索与采集；具有批判性思维，对现有知识或技术的批判性评价，善于发现问题和解决问题等。

（徐　凯）

第二节　医学影像专业课程体系

一、医学影像学课程体系建设的必要性

当今医学影像技术快速发展，对医学影像专业人才培养提出了新的要求，随之带来的是加快医学影像学专业教育的改革广度和深度融合。而医学影像专业课程体系的建设和优化，是深化医学影像学专业教育教学改革的前提，对培养高质量的医学影像专业人才以及提高教学资源的利用效率和效果都具有重要的意义。通过强调课程的系统性、基础性、应用性和连贯性，优化每门课程的教学内容，从而提高教学质量和人才培养质量，实现培养目标。

传统分科式教育培养影像专业技术人才的模式，由于缺乏学科之间的互动与整合，造成了各学科内部严重分割，影响了学生综合能力的培养。以往医学影像学教学模式，特别是影像专业课程设置，通常是按照 X 射线、CT、MRI、DSA、超声和核医学等不同的仪器，分别讲授同一种疾病各自部分的表现，存在教学内容相互重叠、课时不足、教学资源浪费等问题。课程体系的割裂，使学生很难将疾病的影像学特征形成统一的整体。

结合我国医学教育现状和专业培养目标，遵循知识结构、能力结构与专业课程体系的内在关系，使专业课程体系和教学内容能够适应行业发展的需要。近年来，以器官 - 系统为基础的整合课程能够结合临床实际，按照疾病的系统分类，将相关教学内容以器官 - 系统为主线来进行教学内容的优化，影像学课程穿插于相应各器官系统疾病中间讲解，使知识传授、能力培养与素质培养协调发展。通过课程体系建设的整体改革与优化，实行以疾病为中心、融合多种检查技术、综合授课的教学模式，有利于精简各门课程之间教学内容的重复，有利于学生在短时间内掌握或了解系统、完善的临床知识，从而为临床实践打下扎实的理论基础。

此外，批判性思维和研究、沟通技能、职业态度、行为和伦理等也是医生培养必须具备的素

质,增设医学科研方法与文献检索、医患沟通、医疗风险防范,有助于增加学生的人文知识和职业教育知识。

二、医学影像学课程设置的原则

按照医学影像学专业工作岗位的要求,确定人才培养的知识、能力和素质目标,即以培养专业技能和综合素质为核心,改变理论教学与实践教学分开实施的方法,重新建立课程体系,以培养技术应用能力和综合素质为主要教学目标,实现专业知识与职业素质统一、基本技能与创新能力统一、学历教育与可持续发展能力培养统一。医学影像专业是一门综合性学科,课程设置应包括六大类课程,包括思想政治教育与人文社科类、公共基础课程类、医学基础类(含理工类课程)、临床医学类、专业类及实践环节,分为必修课、选修课、实践课三大类型,其中主干学科应包括基础医学、临床医学、医学影像学等,主要课程设置应遵循以下原则:

(一)科学划分课程体系结构

坚持以专业需求为牵引,突出体现专业核心能力的主干课程,强化支撑长远发展的基础课程,充实引领前沿的新兴课程,使课程体系结构有机结合,有效支撑知识结构体系,达到优化的目标。

(二)合理设置课程学时分配

按照夯实理论基础、突出重点、加强实践能力培养的原则,根据课程构造全面论证并通过实践经验对学时长度及比例分配进行调整,逐步达到优化课程体系设置的目的。

(三)精心配套课程教学模式

要在完成既定教学目标和教学内容的前提下,改进以往教师一言堂的教学方法,以学生为中心,采用微课、翻转课堂、基于问题式教学法、案例教学法等教学方式,强调学生的自主学习、促进学生对知识的综合运用,培养学生的创新能力和沟通表达能力。

(四)加强实践教学环节落实

实践教学是医学生理论学习联系实际操作不可或缺的中间环节,在临床实践中,学生要在带教老师的指导下"早临床、多临床、反复临床",加深理论知识理解、加强实践操作技能、提高临床阅片能力、学习规范化书写各种影像学诊断报告以及学习如何进行医患沟通和处理紧急情况等。

三、医学影像学课程体系构建

根据《普通高等学校本科专业目录》的培养目标,医学影像专门人才应该是宽口径、厚基础、高素质、重应用的综合型人才,胜任在医疗卫生单位从事医学影像学工作。因此,医学影像高等教育要以提高教育层次,培养复合型人才为目标,以素质教育为发展方向,以师资建设和课程建设为主要内容,以教学改革和质量管理为契机,建立加强基础、能力和素质的新教学模式。在课程体系构造中,要从人才质量要求的角度出发,加强学生的专业能力培养,强调前瞻性、科学性和先进性,培养具有较高文化素质和扎实的医学基础理论,具有分析与解决问题的力和开拓创新精神的医学影像学人才,为实现学科的可持续发展奠定基础。

医学影像学课程体系构造,要求由注重知识传授和能力培养的传统教育模式,转变到注重知识、能力和素质协调发展,科学教育与人文素质教育并重的综合素质教育。其主要内涵特征是实行以大医学影像专业背景的通识教育为基础,逐步过渡到影像技术、影像诊断、放射治疗与放射防护等专业方向的专业教育;同时,扩大人才培养的弹性,推行个性化培养,完善学分制,扩大学生选择的空间和自由度,进一步推行宽口径、综合化、多样化的人才培养模式。

(一)思想政治教育与人文社科课程

习近平新时代中国特色社会主义思想、思想道德修养与法律基础、中国近代史纲要、马克思主义基本原理、毛泽东思想、邓小平理论和"三个代表"重要思想概论、医学伦理学。形势政策教育包括形势教育和学习党的方针政策。

（二）公共基础课程

大学公共英语、医用化学、医学物理、高等数学基础、计算机和体育等相关课程。由于目前进口设备的操作面板主要是英文界面，影像专业毕业后从事的工作涉及检查设备操作、维护、图像后处理等，课程设置上可适当增加专业英语的课时数，以适应实际工作需要。其他增设课程主要基于关注现代大学生的心理健康、帮助学生认识职业在人生发展中的重要地位、激发大学生的创新创业热情而设立。

（三）医学基础课程

人体解剖学（包括系统解剖学、局部解剖学和断面与影像解剖学）、组织胚胎学、生理学、生物化学、病理学、病理生理学、微生物与免疫学、药理学和人体机能学实验等。此外，理工课程设置主要突出实用性，课程体系应包含电工学、X 射线、CT 及 MRI 成像原理与技术及核物理等理工课程。该模块让学生熟悉及掌握医学基本理论，初步建立独立的临床思维，为下一步临床教学的开展奠定基础。从行业及社会对人才整体要求出发安排课程内容，与高素质医、理、工复合型的人才培养目标紧密结合。

（四）临床医学课程

临床医学类课程包括临床诊断学、检验诊断学、内科学、外科学、神经与精神病学、眼科学、耳鼻咽喉头颈外科学、口腔医学、儿科学、妇产医学，预防卫生，流行病学等。通过这些课程的学习，可以掌握基本的临床技能，全面学习和系统掌握临床诊治、预防，医学统计学等方法，从而为提高临床技能和综合素质打下基础。

（五）专业类课程

影像专业主要培养可以操作先进医学影像设备，并能够为患者进行影像检查、图像采集、图像处理、诊断及治疗的专业型人才。主干课程包括医学影像成像原理、医学影像设备学、医学影像检查技术学、医学影像诊断学、介入放射学、超声诊断学、核医学影像诊断与治疗、肿瘤放射治疗学、核医学设备与检查技术、放射防护等，以此巩固基本理论，建立系统的影像学思维。

（六）实践课程类

实践课程模块包括影像检查技术、影像诊断见习及临床科室轮转。实习期间，学生进入医院进行 X 射线、CT、MR、超声及核医学检查技术及诊断的学习实践。通过此部分的实习，综合前面单元所学的知识，学生初步学习临床影像设备的基本操作、图像采集、图像处理和诊断报告的书写。此外，还应完成临床科室实习（内、外、妇、儿科）培养临床综合能力，实现所学理论知识与临床实践无缝衔接。

（许乙凯）

第三节　医学影像教学实践

一、医学影像教学特点

医学影像学是应用多种成像设备、综合基础和临床医学基本理论知识，对各种疾病进行诊断和指导临床医学治疗的学科。它涵盖了 X 射线、CT、MRI、超声、介入、核医学等多学科，内容复杂、学时有限，主要呈现以下教学特点：

（一）重视基础学习

各种影像检查方法都是以人体不同部位和器官的大体解剖及断层解剖作为基础，在教学过程中应强调对影像学解剖的正确认识，以便对病变做出准确定位。此外，影像学中的异常密度、回声及信号变化，均是对病变的病理形态及功能改变的表达，在教学中应将病理基础与影像征象有机联系,帮助做出正确的诊断。

(二)培养辩证思维

同一疾病因其病程不同可有不同表现,即"同病异影";而不同疾病亦可有相同表现,即"异病同影"。在教学中需强调在分析中运用辩证观点,注意区别现象和本质,切忌"形而上学"和"教条主义"的方法,帮助学生掌握疾病的特点和规律。

(三)强调综合分析

影像诊断需要全面了解有关疾病的临床表现,具体分析症状、体征及实验室检查等临床信息做出综合判断。医学影像专业教学应该系统讲授临床医学知识,同时鼓励学生参加临床有关的学术会议和多学科病例讨论,建立综合分析的诊断思维。

因此,需要根据现有医学影像学专业特点,不断探索、完善教学方法,提高教学质量,构建适应时代发展和社会需求的人才培养模式。

二、传统教学存在的不足

(一)课程知识分散

医学影像学的专业教学内容包含 X 射线、CT、MRI、介入放射学 4 门成像技术,知识点分散、重叠,加重了学生的学习负担,造成了教学资源的浪费;此外,相关专业最新动态及新进展内容介绍偏少。

(二)教学手段单一

传统的课堂教学形式是以教师的传授为主,课程教学方法陈旧,过于重视课堂教学而忽视学生课外自学的模式,大多数目前仍是传统的"满堂灌",以教为中心,缺少课堂上与学生的交流、互动。

(三)广度与深度不够

从目前影像专业的教学内容和课程设置来看,过分强调专业,教育内容不够丰富,知识面单一,容易忽视基础知识和公共知识,专业面过窄。

(四)理论与实践脱节

影像诊断是理论知识与阅片实践的有机结合,依赖大量的实践,当前教学模式强调理论传授,仿真教学实验比例偏低,不利于学生临床思维和诊断能力的培养。

三、医学影像教学实践措施

(一)明确人才定位,突出办学方向

教学内容和课程体系的改革与创新,首先应明确人才培养的定位,这是实现培养目标的关键。医学影像学专业毕业生应该是集基础知识、综合素质、应用能力于一身的复合型人才,应具备物理学、医学、工学等多学科知识及相应的实践能力,具有较好的职业素养,能够满足我国医药卫生事业发展的要求。

(二)改革教学方法,激发学生兴趣

根据不同的教学内容,鼓励教师采取灵活、多样的教学方法,激发学生学习的主动性和积极性。以启发性教学为根本指导思想,由传授型方法向研究型教学方法转变,即由传授知识为主要内容的传授型教学向传授知识、培养能力和养成素质相结合,以培养学生创新能力为主要特征的研究型教学方式转变。同时要把思政课程的理念贯穿到教育教学全过程,实现全程育人,全方位育人。在实践中可根据具体实际情况,在课堂上采用基于问题式教学法(problem based learning, PBL)、案例教学法(case based learning,CBL)、团队式教学法、比较教学法等新型教学方法,课堂上创新性采用任务驱动和病例创设等教学方法,指导学生自主学习、掌握影像诊断知识要点,培养临床诊断思维;通过课堂上组织学生集体阅片及病例讨论,教师适当引导,以期最大限度地发掘学生的积极性和主观能动性,提高学生理论联系实际的能力、团队意识和协作精神。

（三）加强学科建设，优化课程体系

通过整合、优化课程体系，及时更新教学内容，针对专业的特点，对关键环节进行系统改革和整体构建，修订教学大纲和实验计划，加强基础课程（重视科学教育和人文教育的融合），全面推行综合素质教育。在传统放射诊断学课程建设的基础上，形成包括超声、介入放射学、核医学及放射治疗与防护等课程在内的医学影像学课程群，纳入影像解剖学、影像技能培训等交叉学科和边缘学科的知识整合。通过教学整合的整体式教学，将同一疾病的各种影像学检查方法进行纵向的比较学习，指导学生从不同影像图像中识别病变，分析该疾病的本质，从而使学生全面掌握该疾病的各种影像学表现及各种影像检查手段的优势、限度和临床应用。

（四）重视网络教学，建设数字课程

伴随"互联网＋"时代的来临，慕课、移动医疗、APP、人工智能等新技术不断涌现。现代"互联网＋"教育不是简单的媒体堆积及传输，而是探索以培养学生创新能力为导向，进一步体现社会对复合型人才素质、知识、能力结构培养的根本要求，具有网络教学、资源共享、素材多样等特点。从教学实践角度出发，结合专业的学科特色，加强网络教学平台建设，开展在线远程教学，将成为未来的主流教学模式之一。通过建设医学影像网络教学资源库、教学网站和片库系统，利用数字课程及其丰富的配套资源，将传统教学和现代网络自学相结合，实现线上与线下相结合，建立"数字化、网络化、终身化、个体化"的医学影像教育模式，为学生提供网络学习资源，搭建在线多媒体教学平台。随着移动医学教育平台的出现，学生根据兴趣自行选择在线课程，利用空闲时间弹性安排学习，不受空间和时间的限制。此外，基于网络教学的混合式学习（blending learning），采用互补、灵活的教学模式，把问题讨论、案例教学多种教学方法与网络平台充分融合，发挥教师在教学过程的主导作用，又能充分体现学生学习过程的主动性、积极性与创造性。网络学习利于师生及时沟通交流，为学生答疑和问题的讨论提供教学平台，有利于不断改进授课方式和内容。

（五）强化临床带教，形成动态评价

医学影像学专业是一门实践性较强的学科，学生在理论授课之后进入的见习、实习阶段是对其多门学科的理论教学（包括解剖、生理、病理、内科、外科、妇产科、儿科等）与影像诊断实践相结合的重要阶段，是未来进入真正临床工作的关键时期和必经之路，既是对既往学习理论知识的综合应用，也是对学生医德医风、沟通能力、合作能力等培训的重要时期。在临床带教过程中应充分考虑学生的特点以及常见多发病的诊疗规律等，以培养临床思维为核心，围绕具体的临床实际案例，引导学生共同讨论，培养学生分析、解决问题的能力。在实习阶段，如实习生书写初步影像报告时，教师作为审核医师，应对学习过程实施全程跟踪评价并指导改进，注重评价信息的及时反馈，帮助学生熟练掌握知识内容与体系、提高影像诊断综合实践能力。

（六）加强教师培训，实施评教反馈

通过整合型课程设计，引导教师调用跨学科教学内容，不断推动广大教师知识储备的横向穿插和纵向渗透。整合后的教学在教学内容的组织、教学过程的完成、教学及评价方法的应用方面都对现在的教师队伍提出了更高的要求，因此需要为实施革新的教师提供改革理念、教学方法的学习和培训，为课程整合取得良好的教学效果提供保障。同时注重师资的队伍建设，在进修、培训、聘请兼职教师等方面给予政策优惠，设立专业教学改革专项经费，提倡和鼓励教师、学生进行科学研究和成果转化，逐步建立起一支素质优良、结构合理的教师梯队。此外，坚持以"学生为主体、教师为主导"的原则，建立教学质量监控体系，对授课教师进行客观评价，即学生评教、同行评教，针对教学活动中存在的问题给予个别纠正和集体指出，使教学实践活动和水平稳步提高。

（七）培养人文素质，促进全面发展

按照医学影像诊断岗位和行业规范的人文素质与自我发展要求，结合专业特点，培养学生独立健全的人格、高雅的情操，锻炼人际交往能力、团队协作能力、抗压能力等，规范个人的职业行

为，养成救死扶伤与关爱患者的良好职业习惯和职业素养。同时，通过医教协同培养模式，将实时发展的医学影像专业前沿内容和进展传递给学生，拓展医学生的视野，培养学生分析问题、解决问题的能力，帮助学生了解本专业职业的倾向性、潜力和局限性，与学生共同商讨他们的人生规划与面临的问题。

（八）融入思政教育，树立医德医风

课程思政教育是大学生思想言行和成长教育的重要组成部分，对学生职业生涯的发展产生深远的影响。在课程教学中，围绕政治认同、家国情怀、文化素养、宪法法治意识、道德修养等重点优化课程思政内容，把立德树人融入专业知识教育，在介绍临床理论的同时，注重引入思政元素和医学史上重要事件等作为延伸。在实验课和实习带教等实践性课程中，要求教师以言传身教的形式积极展开专业思政教育，引导培养学生的家国情怀和奉献精神，努力提升学生时刻牢记患者安全，树立良好的医德医风，培养对生命的尊重、对科学的追求、对医学影像工作的奉献和对患者的关怀精神以及全心全意为患者服务等职业道德。

四、PBL 教学法在医学影像课程实践中的应用

PBL 教学法是以问题导向为基础的教学方式，其采用"以学生为中心、以问题为教材、以小组为模式及以讨论为学习"，能更好地激发学生兴趣，提升学生的学习自主性。

（一）PBL 教学法的实施策略

课前准备阶段，教师要引导学生做好学前预习，要求学生进行课前的自主学习，对教学内容有具体的认识。课堂实施阶段，教师要合理地按照教学时间做好教学规划，用最少 10min 来做教学引导。在教学引导阶段为学生普及背景知识，对教学的主要内容进行分析，帮助学生明确教学目标，了解病变相关的影像学特征。在引导结束后要组织第 1 次课堂讨论，按照学生的水平来进行分组划分，进行影像征象和诊断思路分析。然后开展第 2 次讨论，讨论过程要根据学生的不同组别来进行二次分组，由此来实现分组交叉学习的教学目标。在教学过程中围绕影像表现为核心，将该疾病的临床表现、主要实验室检查、病理改变、预后等内容以启发式教学的方式串联起来，使学生始终主动参与教学过程。

讨论结束后要安排学生进行小组汇报，汇报内容要将本组所讨论病变的具体影像学表现及诊断思路进行表述，汇报结束后教师要对汇报的内容进行具体点评，评价的内容需要针对所见病变的影像学诊断和鉴别诊断要点来进行。教师要在分析过程中提醒学生所需了解的注意事项，避免出现诊断失误的问题。问题讨论阶段是指教师通过临床实际病例的影像分析来实现教学演练的目标，将讨论中遇到的问题进行具体化分析，总结出完整的诊断思路，加强对学生的影像诊断思维的培养。教学总结阶段，教师要留出一定的教学时间来进行课程总结，总结阶段的重要目的是帮助学生加深理解重要知识点，包括基本病变的影像学表现、常见疾病的典型影像征象等。

（二）PBL 教学法的特点及优势

PBL 的教学特点为：①改变传统教学方式，采取大堂授课、小组讨论、专题讲座相结合的学习方式，其中以小组讨论为重点，教师提供指导，将临床教学中最有价值的内容传授给学生。②突出医学特色，以临床常见多发病及影像诊断具有特色的疾病为基础，结合大堂授课所讲授的系统理论。③以学生为中心，学生可以根据个人兴趣选定和开展自学。④以临床为目标，让学生早期进入临床技能实训，并建立相应的考核机制，贯穿学习过程始终。同时，将 PBL 和 CBL 相结合的教学方式更加有利于医学影像学的课程实践。

1. 促进学科知识贯通　改变传统按学科划分的课程重点知识传授的模式，以器官/系统作为课堂教学流程设置的基础，并在此基础上提出相应的"问题"，由学生自主解决，学生在解决这些问题的过程中，会应用到医学基础、影像诊断知识和临床学科的重点，通过对问题的分析来解决问题。教师完成从主体变为引导地位的转变，成为教学过程的组织者，对学生的整个解题过程

进行把控，及时地做出调整，成为学生知识学习的协作者。

2. 激发学生学习兴趣　教学模式的转变就是教学内容的开展和制订要以学生为中心，提高学生的学习兴趣，帮助学生自主进行知识的学习和应用。PBL 教学法将学生分为不同的小组，结合学生的基本水平来提出相应的教学任务，学生会在完成任务的过程中自主查阅资料，反复围绕问题的成因和分析来进行讨论，按照自己的主观想法来建立假设，通过小组之间的交流和沟通给出具体答案，再对结论进行总结和反思，从而培养了学生的创新能力和知识运用能力，提高学生的学习兴趣和探究欲望。

3. 科学教学案例设计　教学案例的选择是影像诊断教学开展的核心，医学教学案例的设计，教师要严格遵循医学教育开展的内在联系和规律，在设立教学目标后，制订出明确的教学方案。在 PBL 教学法的应用过程中，"问题"是一切教学设计的基础，引导和激励学生紧密围绕问题主动获取知识、能力与素养，循序渐进地完成教学目标。

（许乙凯）

第四节　学业成绩考核

一、考核目的与意义

医学影像学专业学业成绩考核目的是提高教学质量，培养具备扎实医学影像学基础知识与实践技能、能够满足当代医学影像专业发展需求的专业人才。其意义在于通过学业成绩考核，评价学生的理论知识、专业技能及综合素养，发现教与学的问题。考核能够反映培养质量，评价教学效果，及时反馈，督促学生学习和教师教学质量的持续改进。建立完善的学业成绩考核评价体系，优化学业成绩评价过程，高质量完成学业成绩评价目标，为培养合格的影像学人才奠定基础。

二、传统医学影像学考核模式

（一）考核内容

传统医学影像学考试内容多基于教材的理论授课内容，以医学影像学专业本科使用的人民卫生出版社"十三五"规划教材《医学影像诊断学》第 4 版为例，该教材涵盖总论及各系统，包括中枢神经系统、头颈部、呼吸系统、循环系统等共计 11 章 83 节。传统的理论考试笔试内容大多以各系统为考核基础，重点包含以下内容：解剖学知识、病理学基础知识、医学影像技术、影像诊断学专用名词解释、疾病的影像表现与鉴别等。

1. 解剖学知识　解剖学是医学生重点学习的基础课之一，对于医学影像学专业尤为重要，因此考核中也常常会加入部分与影像诊断密切相关的解剖知识，包括系统解剖学、局部解剖学和断层解剖学，如"组成肺门的主要结构""小肠的影像解剖与分组"等此类题目。

2. 病理学基础知识　病理学基础知识是医学影像学考核中的另一重要部分。疾病的影像表现往往反映的是大体病理的变化，熟知疾病的病理改变及动态演变过程有助于更好地学习和巩固影像诊断学知识。如呼吸系统中常常见到的"大叶性肺炎不同时期的 X 射线表现"，此类题目看似在考查学生相关疾病的影像学表现，但实际上需要学生掌握大叶性肺炎的基本病理学变化以及疾病的动态演变过程，才能对影像学征象进行正确分析和评价。由于病理学基础对影像诊断学的重要性，在过去的很长一段时间，病理学被很多院校列为医学影像学与核医学考研的必考专业基础课，也从中体现出了该课程对于影像专业学生的重要性。

3. 医学影像技术　影像技术是医学影像学学习过程中的基础，随着科技的不断发展，无论是硬件、软件都在不断更新迭代。但基本设备主要还是聚焦于 X 射线、超声、磁共振与核医学等。

医学影像学专业学生应熟知各类设备的基本原理、基本的操作方法和规范、设备特点、最新设备发展等相关知识，才能合理地应用影像技术做出正确诊断。如掌握了 X 射线的特性，才能够更好地合理运用各种检查技术。

4.影像诊断学　影像诊断学作为医学影像专业的主要课程，重中之重，基本理论、基本知识必须掌握，而名词解释是影像诊断学的重点考核形式，其中主要包含两部分。首先是易混淆的定义，如"结节"与"肿块"的定义，"空洞"与"空腔"的鉴别等。此类定义多要求学生通过归纳总结，比较两者或多组相似定义的不同点来分别记忆。其次为影像诊断学特有的特征性征象解释，如呼吸系统中肺实变会出现"空气支气管征"，支气管扩张时高分辨率 CT 可出现的"印戒征""轨道征"，肝脏海绵状血管瘤的磁共振表现为"灯泡征"等征象。此类影像学特有征象具有较高的诊断特异性及临床应用价值，对于影像科医学生学习影像基本技能和规范描述语言具有重要意义，也成为医学影像诊断学考核的必备内容。

疾病的影像学表现与鉴别诊断是医学影像学的核心考核内容，涉及全身各系统、各脏器的疾病诊断。单一疾病影像学表现的考核题目主要考查学生对疾病基本征象及基础的掌握情况，如"周围型肺癌的 CT 表现"。而鉴别诊断类的考核题目，如"肺内孤立性结节的 CT 诊断与鉴别"，重点考查学生对于某一征象的概括归纳与分析能力，同时也考核学生对过去学习的基础包括临床知识的掌握情况，对学生专业知识掌握和逻辑思维能力提出了更高的要求。

5.其他医学影像课程　超声诊断学、核医学、介入放射学、放射治疗学等均为医学影像学科重要的组成部分，是医学影像诊断学专业考核的重点内容。

（二）考核方式

学业成绩评价包括形成性评价和总结性评价，形成性评价强调教学过程和评估过程的结合，重视并强调及时反馈与改进教学过程；总结性评价在教学活动结束后进行，用来判断教学目标是否达到。医学生学业成绩的评价方式主要有考查和考试两种，考查一般是对选修课学习情况和成绩进行的一种检查和评定，常采用二级制计分进行成绩评定。考试一般是对必修课或核心课程的学业成绩进行的阶段性或者总结性的检查和评定，成绩评定一般采用百分制。按考试的时间安排可分为平时考试、期中和期末考试，平时考试是在教学的过程中进行，属于形成性评价，期中或期末考试在学期中、学期末进行，属于阶段性或总结性评价。按照考核内容，医学生的考试也可分为课程考试和毕业考试，课程考试是对一门课程进行考核，课程考试的成绩是学生获得学位和毕业的重要依据，毕业考试往往是针对多门课程内容进行的综合性考核，对于医学影像专业学生的学位评定和毕业同样有重要影响。

考试的方法有笔试、口试、面试和操作考试等，可根据不同的测试目标和测试内容选择合适的方式，但医学影像学的传统考核方式以笔试为主，其题目类型主要包括名词解释、选择题、判断题、填空题、问答题等。具体分值分配及题目类型比例各高校略有差异，但其中以问答题的比重较高，分值比重为 30%～50%。

1.名词解释　名词解释是对影像学基本概念的内涵或意义所做的简要而准确的描述。如前所述，对于影像学特有征象名词的解释，有助于加深相应影像表现的理解。

2.选择题　选择题属于客观题，是 20 世纪 50 年代以后发展起来的用于评价教学质量的新方法。其一般由题干和备选项两部分组成。题干部分通过陈述或提出疑问，备选项则提供与题干有直接关系的备选答案，包括正确项和干扰项。目前常用的选择题类型包括以下几种：A1、A2、A3、A4、B1 及 X 型题等。

（1）A1 型题：为单句型最佳选择题，一般在题目下方给出 A、B、C、D、E 五个备选答案，从中选择一个最佳答案。此类题目重点考核学生对于一般概念的掌握情况。

（2）A2 型题：为病例摘要型最佳选择题，此类试题由一个简要病例作为题干，在给出的备选答案中选择一个最佳答案。此类题型能够考查学生较为基础的临床应用能力。

（3）A3 型题：为病例组型最佳选择题，每一题开始先叙述一个以患者为中心的临床场景，然后提出 2～3 个问题，每个问题对应五个备选答案。每个问题的关注点不尽相同，且问题之间相互独立。回答此类题目，要注意明确每一个题目考查要点的区别，又要找出临床场景中能够回答这个问题的相关内容。

（4）A4 型题：为病例串型最佳选择题，开始叙述一个以患者为中心的临床情景，然后提出 3～5 个相关问题。随着患者检查的完善或病情的进展，可逐步增加患者新的信息。有时会在题目中提供一些次要的或有前提假设的信息，所提供信息的顺序对于问题的回答是至关重要的。每个问题均与开始的临床情景有关，但又与随后的进展或改变有关。

（5）B1 型题：为标准配伍题，此类题目提供 2～5 组试题，每组试题共用前面提供的 A、B、C、D、E 五个备选答案，选择其中一个与问题关系最密切的答案。此类题目重点在于考查学生对于相似疾病的精准鉴别，具有一定的难度。

（6）X 型题：也称多项选择题，由一个题干和 A、B、C、D、E 五个备选答案组成，要求从五个备选答案中选出两个或两个以上正确答案，多选、少选、错选均不得分。此类题目为选择题中难度较高的类型，重点考查学生对知识掌握的全面性和精确性。

综上所述，不同类型选择题难易有所差异，各种类型题目交叉应用，能够更加全面地考查学生对于基础知识的理解和临床知识的综合运用能力。

3．判断题　判断题其命题内容主要是比较重要的概念、原理或结论。由于存在较大的可猜测性，无法体现学生的思考过程，目前在影像诊断考核中应用得相对较少。

4．填空题和简答题　两者均为主观性试题，其中前者要求学生对知识的精准掌握，具有一定难度；后者可依据学生对知识的掌握情况，以命题为核心进行拓展，允许在限定的范围内自由发挥。

（三）考核中应注意的问题

1．考核内容的变化　就考核内容而言，与时俱进，以临床应用为导向。随着学科的发展和临床应用的变化，目前临床中已不再应用或较少采用的技术一般不再考核。如"肺门舞蹈征"，该征象所应用的 X 射线透视技术在目前临床诊断中已较少使用。

2．考核形式的变化　虽然目前的医学影像学考核方式仍以笔试为主，针对基础知识的笔试能够较为全面地评价学生的掌握情况。其考核内容有较广的覆盖面，许多院校为了更好地评价学生综合运用知识的能力，增加临床病例分析、影像阅片等实践内容，作为医学生应该避免死记硬背而单纯应试，尤其是考试前的突击刷题现象，应该综合运用已学习的基础知识分析问题和解决问题。

三、新教学模式下的成绩考核方案变革

医学影像专业学生学业成绩考核不仅重视专业理论知识和临床实践能力考核，也需要重视学生人文素养、科学精神以及主动学习和终身学习能力的考核。由于教学模式的不断创新和改变，包括 PBL、CBL、网络教学、翻转课堂、MDT 等在影像教学中的应用，促使医学影像学考核方式的相应变化。

（一）重视实践能力的考核

医学影像学专业实践性强，所以实践性考试要在学业考核中占重要的地位，在医学影像学考核中，课堂学习表现、随堂测验、技能考核尤其是读片能力等是重要的形式，既提高学生课堂学习的兴趣和积极性，又能够培养和加强学生的实践能力。

（二）考核方式的变革

随着医学影像设备的不断更新，目前大部分医院均采用 PACS 系统进行图像传输与储存。针对影像学生的实践考核也紧跟时代步伐，利用 PACS 系统模拟真实的影像诊断报告场景，增强学生的体验感。

（三）标准化考试模式

客观结构化临床考试（objective structured clinical examination，OSCE）评价体系始于1975年，由英国 Dundee 大学 Harden 教授首次提出。使用模型、标准化患者或者真实患者模拟临床场景以测试医学生临床能力，评估医学生应用知识和掌握技能的能力，以及评判医学生职业态度等的一种考核方法。通过一系列预先设计的考站测试考生的临床实践能力，以能力为导向的结构化考试框架来评价学生的综合临床能力，与传统的应试考试相比，能充分调动学生的积极性，能客观评价学生临床实践能力和解决问题的能力，最大限度地减低传统考试容易出现的偶然性和主观性。

四、医学影像学的思政与人文考核

2016年12月，习近平总书记在全国高校思想政治工作会议上提出"课程思政"的理念，要求"坚持把立德树人作为中心环节，把思想政治工作贯穿教育教学全过程"。课程思政是一种教学体系，以构建全员、全程、全课程的育人格局形式将课程与思想政治理论相结合，医学影像学专业课堂同样体现有思政内容，思政内容并非通过生搬硬套的灌输、机械的考核方式获取，学生需要有主动的学习态度，通过课题中生动的案例和潜移默化的教育，一方面学习到做人做事的基本道理、社会主义核心价值观的内涵，树立实现全心全意为人民健康服务的理想和责任心。另一方面，培养学生爱岗敬业、恪尽职守的精神，提升岗位核心技能的水平和综合素养，通过课程学习真正做到内化于心，外化于行，把价值观融入知识传授和能力培养之中，借助课程为载体，实现思政育人功能的过程。

思政课程是通过教师设计教学案例，将素质教育、理想信念、人文关怀等思政教育内容融入课程教学中，教师会在课堂中对学生关心和感兴趣的问题进行讨论，如通过行业内的先进事迹与呼唤医学人文精神回归的医者精神融于课题教学中，引导立德树人的教育。由于医学影像学专业的职业要求和职业特点，在校学习和毕业后工作难免会接触到放射线，一方面需要学习和掌握放射防护知识，另外一方面需要培养职业奉献精神。

医学生在校学习的课程比较多，学业负担比较重，考核内容比较广泛、频次也比较多，毕业后在工作中仍然需要参加各类考核，如国家医师资格考试作为医师行业准入考试等，对于考试和学术的诚信格外重要。在校期间学生们就要树立一个正确的学习态度和考试观，医务工作者作为人民健康的守护者，其诚信关乎患者的生命安危，诚信缺失所造成的社会影响更具危害性。一方面要重视考试，考试是对自己学习效果、知识和技能掌握情况的评价，可以督促自身认真学习、努力钻研，需要保持健康的考试心理。另一方面要提高自身修养，提高自律能力，端正学习与考试的态度，遵守考风考纪，诚信考试，自觉践行社会主义核心价值观。

（徐　凯）

第五节　医学影像教学改革与发展

一、形势与挑战

教育的发展对各学科均提出了新的更高的要求，"教育要面向现代化，面向世界，面向未来"，教育部于2019年发布《教育部关于一流本科课程建设的实施意见》中明确指出，课程是人才培养的核心要素，课程质量直接决定人才培养质量，必须把教学改革成果落实到课程建设上。医学影像学本科课程建设包括：第一，学校层面统筹指导本科课程建设工作，组织专家制定课程建设、应用及管理规范；第二，以课程负责人为核心，组建优秀的教师团队，建立课程建设激励机制，完善课程管理和评价机制；第三，积极引导学生参与到课程学习当中，完善学习平台的使用培训体系；第四，鼓励优质课程资源共享，加强课程平台的交流与合作。

　　教育国际化目前已提升为国家发展战略要求，也是高校建设发展的重要任务之一，明确定位、突出重点、发掘特色，才能在教育国际化建设中取得更长远的发展，教育国际化将为医学教育发展带来新机遇。2020年6月，世界医学教育联合会（World Federation for Medical Education，WFME）宣布中国教育部临床医学专业认证工作委员会机构认定获得"无条件通过"，标志着我国医学教育标准与认证体系得到了国际教育组织的认可，将大大提高我国医学教育在国际的地位，对医学院校的国际招生、培养都将起到积极的作用。教育国际化既要引进来、也要走出去，因此无论是对老师还是学生都提出了更高要求，语言沟通作为传授和接受知识的基本能力，要求清楚、准确地用英语表达和理解自己的思想是基本功，需要学生重视英文学习，加强英文口语表达与沟通能力学习。国外的教学和学习风格具有其自身特点，这与我国目前的教学方式有所不同，学生思维往往更加活跃，在课堂中主动性更强，喜欢互动式教学，学生有更多实践机会。

　　医学模式的变化加速了医学教学改革的进程，为课程改革提供了机遇和挑战，在课程设置上将进一步加强预防医学的教育，增加人文和社会科学的课程内容，如心理学、社会医学、医学伦理学、医学社会学等，各高校也积极采取不同措施使医学生及早接触临床，多接触临床，培养医学生的综合素质。

　　由于新型冠状病毒肺炎疫情的影响，高校的许多课程教学转为线上，由于医学教学的专业性较强，且有大量的实践技能内容。如何快速有效地改进学习模式，适应疫情条件下的医学教学需求成为亟待解决的问题。对于医学影像学专业学生而言，可以利用网络教学阅读大量的影像学病例和图片，利用仿真教学手段加强自己实践的能力培养。

二、教学平台的发展

　　大数据和云计算技术的发展为医学教学在线平台的发展奠定了基础。目前国家在大力推进一流本科课程建设，其建设类型主要包括线上一流课程、线下一流课程、线上线下混合式一流课程、虚拟仿真实验教学一流课程、社会实践一流课程等五大类。其中线上课程、线上线下混合式课程已成为一流课程建设的主力军。

（一）慕课平台

　　慕课的主要特点为在线、开放性、大规模和透明性。慕课课程短小精干，可在线互动交流，学习内容和时间个性化。不同的教学平台均有各自的特点，慕课高效地利用了互联网的技术，让教育资源达到最大化共享，能够让医学影像学知识活起来，提高了学生学习医学影像学的积极性。学生通过自主学习提高了学习能力，满足了个性化需求，可以在虚拟社区中结成学习伙伴，共同探讨问题。

（二）移动互联网平台

　　随着移动互联网终端的广泛普及，通过手机、iPad等移动终端设备不仅能够满足日常教学任务，更能够有效利用课余碎片时间进行巩固复习。此外，移动平台能够加强师生之间的互动，如线上答疑与交流等。特别是在疫情期间，移动互联网终端在特定环境下为教学提供了强有力的支持，为医学影像学教育提供了数字化、网络化的教学平台和应用模式，使医学影像学教育更为高效和便捷。

　　利用移动互联网平台实施的线上教学可实现①课前预习：在正式上课前通过预习移动平台发布的授课内容、授课重点及难点，同学们能够带着问题进行学习；②知识拓展：除课上教师讲授的基本知识，学生可根据自身学习及掌握情况，在移动平台自主学习课程相关视频、书籍、PPT等相关学习资料，在知识深度与广度上加以拓展；③课后练习与答疑：可通过教师预留的作业检测学习效果，并对疑难问题进行留言和讨论。

（三）在线直播平台

近来由于新型冠状病毒肺炎疫情的影响，促使了在线直播教学迅速、广泛地在全国各类各级教学机构开展。在线直播教学是以互联网直播平台为基础而实施的教学活动，与传统的面对面教学相比，可以不受空间约束，与慕课等网络视频相比较，可以有效地开展师生的实时互动。但在线直播同样存在一些不足之处，比如师生之间的交流无法像面授一样充分和方便，教学督导作用不充分，实验课等需要动手操作的课程难以通过在线直播平台完成。也需要同学们加强自律，认真收看和学习课堂的内容，所以在线直播平台在特殊时期、特殊情况下具有特定的优势，还需要不断探索和完善。

三、教学方法的改革与发展

（一）教学模式改革

本科教育作为大学人才培养的核心地位、教育教学的基础地位、新时代教育发展的前沿地位举足轻重，围绕着本科教育教学方法的改革近年来有了较快的发展，许多先进的教学理念和方法得以开展，包括基于问题式教学法（problem-based learning，PBL）、案例教学法（case-based learning，CBL）、多学科诊疗（multi-disciplinary treatment，MDT）、翻转课堂（flipped classroom）、情景教学等，均在影像教学中得到了广泛应用。

1. PBL 教学　PBL 教学能够激发学生学习能动性，培养学生解决问题的能力。

2. CBL 教学　CBL 教学法教学模式以案例为基础，是在 PBL 教学方法的基础上，增加各种临床案例来组织教学活动。在 CBL 教学过程中，老师根据教学对象和教学内容精心选择来自临床的热点问题作为案例，引导学生进行课堂学习，最后提出解决问题的方案。"以病例为先导，以问题为基础，以学生为主体，以教师为主导"的小组讨论式教学，其优点在于突破学科限制，围绕问题打造课程内容。

3. 多学科协作诊疗的教学　MDT 以循证医学理念为引导，以患者为中心，通过多个学科来共同制订最优诊疗方案，是近年来发展起来的新型诊疗模式。在 MDT 基础上提出的多学科交叉教学，则打破了不同学科之间的界限，通过多学科不同领域的相互补充、渗透与融合，能够提高学生的兴趣，尽早接触临床，调动其自主学习的积极性，更重要的是培养学生的临床思维和团队合作精神。

4. 情景教学　情景病例教学是教师设定一定的临床医疗场景，将学生带入一个或系列医疗任务中，让学生在这种场景中分别担任不同角色，通过学生的任务执行达到最终训练目的。该方法实现了理论与实践相结合，能够增强学生的临床体验，可激发学生兴趣，充分发挥其参与的积极性，提高教学效率，将教与学进行有机结合。增强学生对知识的理解和记忆，培养学生分析能力，提高自学能力和临床适应能力。情景教学可以在 CBL 的基础上将 PBL 教学问题导入到具体模拟情景或实际情景中，弥补 PBL 和 CBL 教学方法的不足。

5. 翻转课堂　翻转课堂是通过利用现代化信息技术，实现信息化教学环境构建的新型教学模式，提前录制好教学视频，要求学生在课前观看相关视频，将学习中的体会和疑惑带入课堂，在课堂上师生共同完成答疑和互动交流，实现课堂以"教"向"学"转化的翻转改变。翻转课堂是一种区别于传统授课的教学设计方法，有利于提高学习自主性，充分发挥学生的主体地位和作用并着重培养学生独立思考、协作沟通及解决问题等综合能力，整合了课堂教学和网络教学的优点。

6. 混合式教学　目前多种教学模式的叠加应用在各地高校医学教学改革中广泛开展，此方法有助于提高影像科医学生的临床实践能力。首先 MDT 观摩，安排学生参与到相关疾病 MDT 的临床观摩，包含影像、内科、外科、肿瘤、病理等学科专家共同组成的 MDT 团队进行病例讨论。其次 PBL 教学，MDT 结束后，由主讲老师进行病例的 PBL 教学，指导学生利用医学数据库对所提出的问题进行文献检索、资料搜集，并通过小组讨论获得最终答案，由主讲老师引导讨论的主要方向，重点把握病变的影像学特征、诊断与鉴别诊断要点，以及临床关注点等，注重多学科知识的相关交叉与融合。最后将与案例相关的知识点进行延伸，提供最新研究进展，对学生表现进行综合性评价，指出不足之处。培养学生的独立思考能力、分析解决问题的能力、团队协作能力，也能够对临床科研能力培养起到积极作用。

（二）双语教学

随着国际交流日益密切，语言作为交流的工具，其作用也越来越重要。双语教学对于医学生未来的国际交流与合作越来越重要，对培养具有国际视野的医学影像学人才具有重要意义。为适应经济全球化和科技革命的挑战，本科教育不可避免地要使用外语进行专业课教学。早在2001年，教育部就印发了《关于加强高等学校本科教学工作提高教学质量的若干意见》的通知，其中明确指出要积极推行使用英语等外语进行教学。

医学影像学专业双语教学的语言作用只是作为传递医学专业知识的中介，在课程之中是辅助作用，其最终目的是学习专业知识，因此外语在其中的地位并非等同于外语课。双语教学对教师和学生都具有挑战性，一方面教师要对专业知识融会贯通，对英语有着强大的掌控力，才能把知识完整、准确地传递给学生，另一方面学生作为双语教学的受众，要对英语具备一定的理解能力，才能在课堂上接收必要的知识量，获取有效信息，所以学生要加强对英语学习重要性的认识，采用多种举措提升自身的英语水平，才能真正保证双语教学的效果和质量。

（三）教学媒介的革新

1. PACS 教学数据库　影像资料的学习是医学影像学实践教学过程中的重点。传统教学模式以 PPT 讲授为主，虽然能够提供部分典型教学图片，但远远不能满足教学需求。因此，建立基于影像教学图片数据库能够很好地解决这一问题。PACS 系统将医学图像资料转化为数字信息，对图像信息进行采集、存储、管理、处理及传输，可使医学影像资料得以有效管理和充分利用。通过建立符合教学需求的多层次医学影像学教学及评估数据库，实现学生学习的主动性、灵活性和教学的个体化，提高教学资源的使用率，具有临床资源丰富、实时和真实等优点。

数据库包含患者的检查 ID 号、检查方法、诊断名称、DICOM 全套影像资料，以及临床病史、实验室检查、病理等相关临床资料。依据病例资源进行的分类，如按照人体系统分为中枢神经系统、头颈部、呼吸系统、循环系统、泌尿系统、乳腺、骨肌系统、儿科等。基于影像数据库构建的影像诊断学阅片实验室，模拟真实影像报告场景，使学生能够早期、深入了解临床一线的工作状态。数据库的应用需要学生及早地学习到患者隐私保护、安全网络等相关的规章制度。

2. 3D 打印模具教学　3D 打印技术是数字医学的重要组成部分，起源于 20 世纪 80 年代。该技术有别于传统工业制造的减材制造，利用的是"增材工艺"，具有高度个性化、精度高、材料利用率高和制造速度快等优点。3D 打印以数字资料为基础，将金属或塑料等黏合材料逐层堆积而成，主要包含以下 4 个步骤：①获取原始扫描数据，如 CT、MRI 等；②将图像进行分割，获取目标核心数据；③转换图像格式；④利用 3D 打印机成型。

一方面，3D 打印技术的实现依赖医学影像的基础；另一方面，3D 打印技术也逐渐渗透到医学教学当中，根据医学图像数据构建精准三维立体生物模型，不仅有助于学生理解影像图片与解剖间的立体关系，更有助于激发学生的学习兴趣，提高学习效率。由于 3D 打印模型制作相对复杂、耗时，模型制作需要精良的打印设备和较高的费用，随着将来技术进步和规范化、标准化的生产和推广，成本的降低，将能够对医学影像学习提供更多的资源和手段。

3. 虚拟技术　虚拟现实（virtual reality，VR）、增强现实（augmented reality，AR）和混合现实（mixed reality，MR）技术是目前主要的 3 种虚拟技术，在医学教学中的应用亦越来越广泛。

VR 通过计算机虚拟仿真，建立三维空间的虚拟场景，利用 VR 设备模拟人体的视、触、听觉感受，给操作者以真实的体验。VR 技术通过提供沉浸式体验式学习环境，在影像解剖学教学、影像技术实践、虚拟介入手术培训等方面均提供了更真实的操作体验。也可利用 VR 技术进行放疗 CT 模拟定位的远程培训,学生利用三维仿真 CT 模拟定位机模型及虚拟定位室,能够手动操作设备旋转或平移,在显示器全方位动态观察机器构造及毗邻关系,提高学生的感官认知。

AR 技术则源于 VR 技术,是将"虚拟场景"与"现实场景"进行融合,利用计算机技术实时地将虚拟的物体融合于真实物体之上。VR 技术构建的场景完全为虚拟,需要佩戴不透明的头戴显示设备,而 AR 需要佩戴透明的头戴设备,使其能够看清真实环境中的物体以及叠加在其上的虚拟图像或信息。

混合现实技术是将 VR 技术与 AR 技术相结合的新技术,是虚拟现实技术的进一步发展。通过混合式全息头戴设备,使操作者保持真实环境与虚拟世界的联系,从而在用户、虚拟和真实世界之间搭建起相互交流与反馈的平台。例如将混合现实全息影像技术应用于心血管系统影像教学当中,使学生能够 360° 观察数字化模型,对目标血管的解剖细节、血管变异、疾病位置进行更直观和深入的理解。以主动脉缩窄的影像学表现为例,利用混合现实全息影像技术可以更加清晰、直观、立体地观察缩窄部位、缩窄程度、管状或隔膜状缩窄,除此之外可以对缩窄后胸廓、肋间动脉的侧支循环建立进一步加深理解。

虚拟技术打破了现实与虚拟世界的界限,能够将医学信息直观、立体地呈现在学生面前,模拟真实场景,增强学生的沉浸感,改变既往单一、枯燥的教学模式,提高学生的学习热情与效率。

4. 国外教学资源 充分发掘国外优质医学影像教学资源,特别是作为学生自主学习或课外能力拓展均具有较好的意义。一方面能够了解国外医学影像教学模式;另一方面,国外纯正的外语资源能够培养学生的专业外语学习能力,为今后的学术交流提供学习基础。

四、教学内容的延伸

新时期医学影像学教学不仅需要单纯教授医学影像学基本理论知识和阅片技能,同时需要在专业相关课程、科研课程及思政和人文等方面进一步延伸。

(一)医学影像学专业相关课程

随着计算机、网络技术的飞速发展,影像阅片早已不再局限于"黑白胶片",临床实际工作中主要采用计算机和 PACS 系统,因此医学影像学专业学生应熟练掌握与其相关的计算机知识和技能,如 PACS 使用、图像后处理等多重技能。

(二)医学影像科研课程和培训

科研课程和培训落实以提高人才培养质量为核心,以创新人才培养机制为重点目标,通过各种形式的培养,培养大学生独立思考、善于质疑、勇于创新的探索精神和敢闯会创的意志品格,学习与国际接轨的影像新技术、新进展、科研成果等,可以开阔学生视野、培养影像科研思维。可适当学习医学影像学主流国际学术会议的信息和知识,如北美放射学会(RSNA)、欧洲放射学年会(ECR)、国际医学磁共振学会年会(ISMRM)等,对于学有余力的或有浓厚科研兴趣的学生,可激发其热情。学生积极参加老师指导的大学生创新创业训练计划项目等科研项目,可为将来的科研工作打下坚实的基础。

(三)医学影像思政与人文课程改革

思政课程和课程思政是落实立德树人根本任务的关键,尤其在当前教育环境的变化、信息技术的发展等因素的影响,需要不断加强思政和人文课程的改革和发展,提高教学方式方法的科学性和实效性,推动各类课程与思政课同向同行、有机融合,也将增加与影像学相关的思想政治教育,通过学习树立良好的医德医风,学习合理的医患沟通方式,增强对患者的人文关怀。增强对医学影像专业爱岗敬业的奉献精神,通过科研诚信教育,及早培养医学生良好的科研习惯,规范科研行为,杜绝学术不端事件的发生。

(徐　凯)

第七章 医学影像学学习

医学影像学知识面广、实践性强、更新迅速、与其他学科交叉融合度高，学习时要求熟练掌握医学影像学基础知识，联系基础学科和临床学科内容，理论与实践相结合，整体与局部相结合，全面观察、具体分析、综合判断，不断训练和提升诊断思维能力，了解本专业前沿发展动态，并兼顾培养一定的科研能力、人文修养及医患沟通能力等。医学影像学学习的策略与方法包括一系列学习记忆技巧、思维训练和学习方法等，掌握后可以起到事半功倍的效果。

第一节 医学影像学学习的特点和原则

一、医学影像学学习的特点

（一）知识要求全面

医学影像学作为临床医学的重要分支，是利用各种影像技术手段，如 X 射线、CT、超声、磁共振、核素等对人体疾病进行诊断和在影像监视下进行疾病治疗的一门新型学科，是现代医学领域发展最快、涉及范围最广的学科之一，包括影像诊断、介入医学、超声医学、影像技术学和核医学等亚专科。本学科属于基础与临床的交叉学科，涉及生物工程、基础医学及临床医学。近几年，随着"精准医学""大数据"及"人工智能"等概念的提出，计算机、医学图像处理及各种影像技术日新月异，介入微创技术应用日益广泛，医学影像学发展迅猛，已经成为临床医学中不可或缺的重要支撑学科。

医学影像学是一门独特的医学专业，主要培养思想政治素质优良，具有扎实的基础医学、临床医学基本理论、基本知识和基本技能，一定的医学影像专业知识及较强的医学影像诊疗实践技能、宽泛的自然科学和人文社会科学知识，适应国家卫生服务体系和学生个性发展需要，具备较强的社会责任感与职业素养、自主学习能力、批判性思维能力、交流沟通能力、创新实践能力和发展潜质，德智体美劳全面发展的具有岗位胜任力的复合应用型卓越医学影像专门人才，为毕业后继续深造和在医疗、保健、康复等各级卫生保健机构执业奠定扎实基础。应掌握与医学相关的人文社会科学、自然科学、生命科学及行为科学等基础理论知识和科学方法；掌握生命各阶段的人体正常结构和功能、异常病理结构和机制、致病病原体以及药理学基本知识；掌握各种常见病、多发病的发病原因、发病机制、临床表现、诊断与治疗原则和康复保健原则；掌握医学影像诊断、超声、介入及核医学基本理论、基本知识及基本技能；掌握生物统计学、临床流行病学和循证医学基本原理和方法，掌握医学研究的设计、实施和评价的基本原则和方法。

（二）实践性强

医学影像学是实践性非常强的一门学科。该专业的培养目标要求学生能够正确运用 DR、CT、MRI、DSA、US、SPECT/CT、PET/CT 等相关影像学成像设备获取高质量的影像学图像，以帮助临床医师精准诊断。遵循现有的实践教学为重点、以学生为主体、教师为主导的实践教学体系的模式，促进学生培养从实践中思考、创新的能力。"纸上得来终觉浅，绝知此事要躬行"，这就要求学生需要投身于实践中，应重视每一次实习操作的机会，将理论与实践相结合，在实践中加深对理论知识的理解,尤其是注意真实临床实践案例的学习、随访。在实践中规范化放射卫生的防护、必要的设备操作,在实践中合理、综合运用各种影像技术并做出较准确、全面的诊断。

(三)知识更新迅速

医学影像学发展迅速,知识更新周期较短。自 1895 年德国物理学家发现 X 射线以后,医学影像学完成了从无到有的跨越并蓬勃发展。医学影像学是 20 世纪知识更新最为迅速的科目之一,DR、CT、MRI、DSA、PET/CT(MR)等设备不断更新、完善。进入 21 世纪,医学影像学进入数字化阶段,新设备、新技术不断涌现,医工结合、医理结合不断深化,我们应保持不断学习的态度,应用新设备、新技术、新知识获得更高质量的影像学资料,为临床提供更多的影像学信息以供医师进行精准诊断和治疗。"精准医学,影像先行,精准影像,技术先行",医学影像学的发展引领着临床诊断的进步。作为一名未来的医学影像学工作者,在技术不断革新的时代,应树立忧患意识,加强知识更新的紧迫感,不断学习,走在医学影像学知识更新的前列。

(四)影像与临床、基础医学、工科等学科的交叉融合

医学影像学需要注重加强临床能力培养,使学生成为既具有宽厚的临床医学背景,又能熟练运用各种医学影像技术对疾病进行诊疗的复合型人才。医学影像学通过影像技术获取影像资料,结合临床资料对疾病进行诊断和治疗。学习范围覆盖基础医学、临床医学、医学影像技术及影像诊断学等理论及实践教学。医学影像学作为一门特殊的学科,作为临床疾病诊断手段,需与临床医学、基础医学紧密结合。学习医学影像学,既要重视各部分的理论及实践学习,也要整合各学科知识从整体上进行判断。整体与局部相结合,重视各学科的相互交叉与渗透。

二、医学影像学学习的原则

(一)熟练掌握医学影像学基础知识

1. 熟悉正常影像学表现,辨认异常表现　熟悉并掌握人体器官、组织的正常影像学表现,能够辨认异常影像学表现是影像诊断的前提。只有熟悉并掌握正常及异常影像学表现,才能在使用医学影像设备进行检查时准确辨别所呈现的影像是否能够满足诊断需求,是否存在伪影等;才能在进行诊断时准确辨别是否存在异常影像,才能区分异常影像是由病理改变引起还是图像伪影所致。

2. 掌握影像诊断、影像技术及放射防护知识　影像诊断与影像技术并不是完全独立分开的,两者相互交织在一起,各有侧重。掌握一定的影像诊断知识有助于在使用成像设备进行扫描时针对受检者的疾病进行个性化扫描,更好地运用现有的成像技术更详细地为医师提供疾病的影像学信息。掌握一定的影像技术知识有助于诊断医师了解该成像技术下影像的信号特点或者该成像技术所获得的影像能呈现出来的信息所代表的意义。

熟练掌握放射防护知识是医学影像工作者所必需的。DR、CT、DSA 影像学检查利用人体不同密度组织对 X 射线衰减系数的差异进行成像,但 X 射线对人体组织存在辐射损害,因此在影像检查过程中进行放射防护十分必要,尤其是备孕或已孕妇女、婴幼儿等特殊群体以及晶状体、甲状腺、性腺等对射线敏感的器官和组织,放射防护极其重要。

(二)医学影像学与解剖、病理学相结合

病理学是医学影像学专业的重要基础课程。病理学是基础医学与临床医学之间的桥梁学科,事实上它也是基础医学与医学影像学之间的桥梁。病理学改变是影像学征象改变的基础,影像学检查为病理诊断提供参考。正确的影像学诊断离不开坚实的病理学基础。

(三)理论与实践相结合

医学影像学是一门实践性很强的学科,仅仅依靠书本上的理论知识不足以支撑现实中的临床工作。在实践中学习是医学影像学学习过程中非常重要的环节,重视医学影像学理论知识的学习,但是更要重视理论与实践相结合。通过影像学理论和见习的教学实践,激发学习兴趣,培

养学生理论与实践相结合的能力,以理论指导实践,以实践不断丰富理论。

(四)全面观察、具体分析、综合诊断

通过影像资料上的异常表现,可对疾病进行初步诊断,进一步诊断还需要结合其他检查手段以及临床资料进行综合分析及诊断。一般情况下,不同病变影像特征缺乏特异性,常常出现"异病同影"的现象;同时,病变组织在不同的发展阶段可能会出现不同的影像特征,出现"同病异影"的现象。因此在进行影像诊断时应全面观察,结合患者病史及其他临床资料具体分析、综合诊断,不能仅仅依靠影像学资料就直接进行定性诊断。

(五)整体与局部相结合

局部与整体是哲学上的一对概念。整体和局部不可分割,相互影响。这在医学影像学中同样适用,也是影像学诊断思维之一。人体是一个有机的整体,某一器官组织只是机体的局部,局部的病变及影像表现,往往是全身疾病的一种表现;同时某一脏器的疾病,也往往影响其他脏器,引起邻近脏器甚至远处脏器的改变及影像表现。任何疾病基本上都具有其整体表现与局部表现,将整体与局部相结合要求我们要熟悉常见疾病的病理特点。应遵循整体与局部的原则来为患者进行影像学图像的采集与影像诊断,从整体上诊断疾病,并且注重局部,因为任何整体上的疾病都是由局部疾病组成的,这样才能更好地诊断。

(六)影像诊断思维的不断训练和提升

影像诊断思维是以影像作为思维的起点,依靠影像的特征并结合解剖学、病理学知识、临床病史等进行综合分析、思考、判断,得出结论以认识疾病的思维过程。影像诊断学中思维方法对诊断是十分重要的,应建立起基本的诊断思维。例如,影像思维整体观,包括人体的整体观和影像改变与临床表现的整体观;动态观,包括时间动态观与机体动态观;影像表现的共性与特性的辩证观,包括疾病共性与特性的认识。影像诊断思维的提升需要在不断的实践中进行,勤于思考,学思并重。

(七)了解本专业前沿发展动态

了解行业前沿,激发学习兴趣。医学是个发展中的专业,人类对疾病的认知始终处于不断加深、不断完善的过程中,我们还有很多医学难题等待攻克。某一时期医学前沿领域往往代表着该时期医学科学发展的主流方向,对医学事业的进步与发展会起着重大的推动作用,对人类健康事业的发展产生深远影响。医学影像学是一门相对年轻的学科,也是发展最快的学科之一。新技术、新设备的不断开发、改进和应用,使其在疾病诊断和治疗中的作用不断提高。因此,作为未来的医学影像学主力军,我们应当关注并了解本专业前沿发展动态与热点领域,为本专业医学前沿贡献个人智慧。

(八)一定的影像科研能力

具有一定的科研能力是当代大学生基本的要求。为此,应培养自我发现问题的能力,发现问题是科研逻辑的起点;应夯实外语基础,英语是当代大学生应该熟练掌握的、获取最新学术信息和进行广泛学术交流的重要工具。扎实的专业英语基础是熟练查阅、阅读英语文献及英语原版书籍的前提;应提高文献搜集与阅读能力,熟练使用常见的检索工具,在文献阅读的基础上学会分析判断、归纳总结;应注重培养科研逻辑思维能力,逻辑思维能力对于医学科研工作者是至关重要的,当代大学生应该不断加强逻辑修养,不断提升科研逻辑思维水准。

(九)人文修养与医患沟通能力

具有与患者、家属或同事进行有效沟通和合作的能力,具备基本的健康宣传教育、社区卫生服务和疾病预防能力。

(李小虎)

第二节　医学影像学学习的策略与方法

医学影像学既是独立发展的临床主干学科，承担着重要的诊断和治疗任务，也是重要的平台学科，支撑所有临床学科的发展；既是医工多学科融合的学科，也是联系基础与临床的桥梁学科，是现代医学发展最快、涉及范围最广、不可或缺的重要学科。该专业学生除了需要具备基础医学、临床医学、医学影像学的基本理论知识，还要掌握数学、物理、机械、信息等知识，同时需进行X射线、CT、MRI、超声、DSA、核医学等操作技能的基本训练，掌握常见病的影像诊断和介入放射学操作的基本能力。因此，医学影像科医生既要横向掌握医学、工程、信息等多学科的知识，又要纵向掌握全身各个系统的解剖、生理、病理、临床等诊疗知识，同时需要掌握医学影像学专业知识。所以，医学影像学专业的学生要在博学的基础上体现专科的特点。这就要求影像学专业的学生要更加刻苦地学习，同时要注意策略和方法，只有这样才能掌握浩瀚的知识，才能把握精髓，起到事半功倍的效果。本节将介绍一些医学影像学的学习记忆技巧、思维训练以及学习方法。

一、医学影像学学习的记忆技巧

医学影像学需要记忆人体系统解剖和断层解剖学知识，理解不同疾病诊断和评估的影像学表现，内容繁多，记忆困难，学习记忆效果差。本节总结归纳一些便于学生记忆的技巧和方法，旨在着重培养学生的记忆能力，提高学习效率，加强学习效果。

（一）理解记忆法

理解记忆法，是指在积极思考、深刻理解的基础上去记忆材料的方法。记忆影像学上的变化，需要从疾病的发生原理和病理改变为出发点。让我们以磁共振的脑出血信号变化为例，学习如何进行理解记忆。磁共振的信号在不同时期变化多样，在临床工作中很多学生和临床医生很难记忆，会导致对脑出血诊断困难，出现混淆。

脑出血不同时期MRI的表现主要取决于出血时间、氧合作用、血红蛋白状态、偶极相互作用以及磁场强度和扫描方法等。我们需要先弄清楚脑出血后血肿内血红蛋白的演变过程。

脑出血后血肿内血红蛋白的演变过程为：氧合血红蛋白→脱氧血红蛋白→正铁血红蛋白（或高铁血红蛋白）→含铁血黄素，其中可出现互相重叠现象。氧合血红蛋白具有抗磁性，脱氧血红蛋白和正铁血红蛋白具有顺磁性，含铁血黄素是超顺磁性，因此在不同时期，血肿的磁共振信号不同，具体如下：①超急性期（<6h）：血肿内容物类似血液，为蛋白溶液，主要为氧合血红蛋白，氧合血红蛋白具有抗磁性，不影响T_1、T_2弛豫，血肿对核磁的影响主要为血肿里面含水比较多，T_1WI呈等或稍低信号，T_2WI呈稍高或混杂高信号为主。②急性期（3d以内）：急性期红细胞的细胞膜仍然完整，细胞内的氧合血红蛋白变成脱氧血红蛋白，脱氧血红蛋白具有顺磁性，以缩短T_2为主，对T_1影响不大，因此T_2WI表现为低信号，T_1WI信号变化不明显。③亚急性早期（3～6d）：红细胞内的脱氧血红蛋白转变为正铁血红蛋白，正铁血红蛋白具有很强的顺磁性，缩短T_1、T_2，MRI表现为T_1WI高信号，T_2WI呈低信号。④亚急性晚期（7～14d）：红细胞溶解破裂，正铁血红蛋白游离，以缩短T_1为主，对T_2的顺磁作用消失，MRI表现为T_1WI高信号，T_2WI高信号。⑤慢性期（>2周）：血肿内血红蛋白最终被吞噬、分解，留下大量的含铁血黄素，具有超顺磁性，以缩短T_2为主，因此，T_1WI表现为低信号，T_2WI出现周围含铁血黄素的低信号环（表7-1、图7-1）。

（二）口诀记忆法

口诀记忆法，是指把需要记忆的内容编成简单的口诀或押韵的句子来提高记忆效果的方法。编口诀的方法没有绝对的原则，简单、方便、易于记忆即可。在这里我们举一些口诀的例子，供大家学习和应用参考。

表7-1 出血病理变化与MRI信号强度关系

出血成分	T₁WI	T₂WI
氧合血红蛋白	等/稍低信号	稍高/混杂高信号
脱氧血红蛋白	等/低信号	低信号
正铁血红蛋白		
细胞内	高信号	低信号
细胞外	高信号	高信号
含铁血黄素及铁蛋白	低信号	低信号

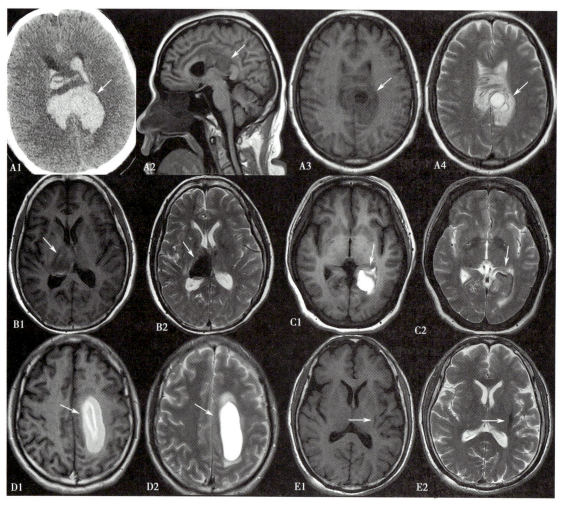

图7-1 脑出血不同时期的影像特点

A. 超急性期脑出血(出血1h),A1. CT平扫显示呈高密度,A2,A3. T₁WI呈等信号,A4. T₂WI呈混杂稍高信号;B. 显示急性期脑出血(箭头),B1. T₁WI呈等/低信号,B2. T₂WI呈低信号;C. 亚急性早期脑出血(箭头),C1. T₁WI呈高信号,C2. T₂WI呈稍低/低信号;D. 亚急性晚期脑出血(箭头),D1. T₁WI呈高信号,D2. T₂WI呈高信号;E. 慢性期脑出血(箭头),E1. T₁WI呈低信号,E2. T₂WI呈低信号。

1. 利用数字排序,加入记忆口诀中 例如【十二对脑神经口诀】:

一嗅二视三动眼

四滑五叉六外展

七面八听九舌咽

十是迷走副舌下

依次数字对应为嗅神经、视神经、动眼神经、滑车神经、三叉神经、展神经、面神经、听神经、舌咽神经、迷走神经、副神经和舌下神经。

2. 编写成顺口溜　例如【CT肺段定位口诀】：

独眼能看双上肺，

左下还留一点背。

对眼能看前后背，

双眼能看前和背。

嵴角出现能看中舌背，

基底干出现就看余下肺。

3. 编写成记忆歌　例如：【骨龄测定歌】：

肱骨小头一岁多，桡（骨）头、（肱骨）内上（髁）五岁过，

鹰嘴滑车十一岁，十二岁出肱骨外上髁。

（三）形象记忆法

形象记忆是记忆的一种形式，是指以感知过的事物形象为内容的记忆。在医学影像学的学习过程中，通过观察图像内容的大小、形态、边界、密度高低、信号强度等特征，产生一定的联想，生成我们容易记忆的知识点，增强形象记忆。

1. 将影像特征的形态学表现进行相似联想并具体形象化记忆　烟雾病是一组以颈内动脉虹吸部狭窄或闭塞，脑底出现异常毛细血管网为特点的脑血管疾病，形成多而广泛的脑实质和脑膜侧支循环。"常春藤征"（ivy sign）是指烟雾病患者MR检查增强扫描时，图像上观察到沿软脑膜分布的点状或线状强化信号影，这一影像学表现在形态学上，很容易联想到多年生常绿攀援灌木植物常春藤（图7-2）。因此"烟雾病-常春藤-颅底异常新生血管网"就产生了相似联系，增强了对烟雾病学习的形象化记忆。

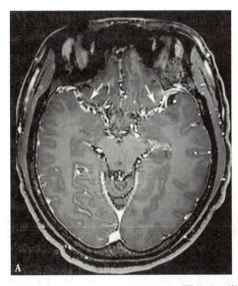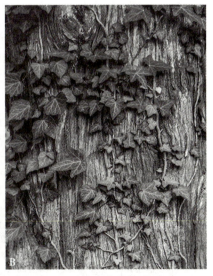

图7-2　常春藤征

A. 烟雾病患者MR检查增强扫描时图像上观察到沿软脑膜分布的点状或线状强化信号影（箭头）；

B. 类似多年生常绿攀援灌木植物常春藤。

2. 将影像特征的信号强度信息进行相似联想并具体形象化记忆　肝血管瘤是一种较为常见的肝脏良性肿瘤，MRI是临床诊断肝海绵状血管瘤的重要影像检查方法。在典型肝血管瘤的MRI成像中，重 T_2WI 上可以看到明显且均匀的高信号，类似于发光的灯泡，称为"灯泡征"（图7-3）。重 T_2WI 明亮的高信号归因于病变血管间隙中存在缓慢流动的血液，是诊断肝血管瘤最可靠的发

现之一。"灯泡征"结合在动态钆增强 T_1WI 图像上显示结节性外周增强和渐进性向心填充这些典型肝血管瘤的特征表现，其重要性在于可以将肝血管瘤与其他肝脏原发性和继发性恶性肿瘤相鉴别。

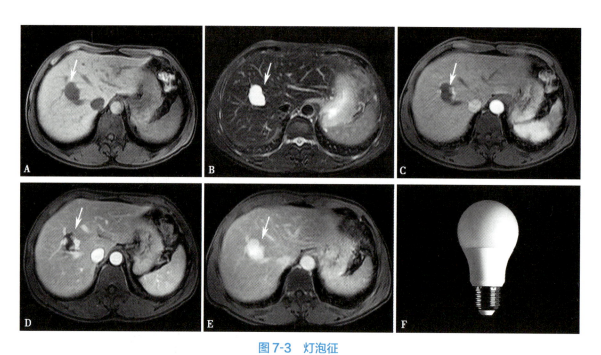

图7-3 灯泡征

A. 肝血管瘤在 T_1WI 呈低信号；B. 在 T_2WI 脂肪抑制序列呈明显高信号；C～E. 动脉期、门静脉期和延迟期动态增强显示结节性外周增强伴向心性填充；F. 由于肝血管瘤在 T_2WI 上信号明亮均匀，类似灯泡，故称"灯泡征"。

3. 将影像特征的动态变化信息进行相似联想并具体形象化记忆 原发性肝癌是我国最常见的恶性肿瘤之一，由于肝细胞肝癌（HCC）较少采用活检，动态增强 CT 和 MRI 对 HCC 高风险人群的筛查、诊断具有重要价值。根据 HCC 的血供特点，依靠病灶的强化方式（动脉期明显强化，随即出现延迟期强化廓清）便能够进行诊断。

根据肝脏病灶在动脉期、门静脉期和延迟期三期影像病灶强化程度的动态变化过程，为了便于理解和记忆，临床工作中通常将肝细胞肝癌三期动态增强的结果表述为"快进 - 快出"征象（图7-4）。这一形象化的表述是根据影像学的动态变化结果加以提炼，能够让临床工作者更直观地得到病灶影像学表现和诊断的信息。

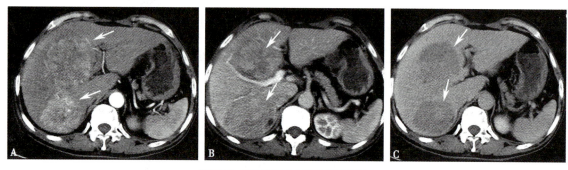

图7-4 肝癌的 CT 动态增强表现

显示肝右叶肝细胞癌（箭头），A. 动脉期病灶早于正常肝实质明显强化，密度高于肝实质；B. 门静脉期病灶持续强化；C. 延迟期病灶强化快速廓清，密度低于正常肝实质。

（四）思维导图法

思维导图，是表达发散性思维的、有效的图形思维工具。思维导图的学习方法其实是对知识进一步深层次加工，制作思维导图相当于是对接受的知识信息重新进行编码，这种提炼整理的学习方式更有利于记忆和理解。

例如，在对肝脏结节病变的鉴别中（图7-5），首先进行主标题的逻辑分类，以肝动脉期的病灶强化特点分类为肝动脉期明显强化、肝动脉期不强化或强化不明显；在次主题中，依照疾病的性质：良性肿瘤、恶性肿瘤、血管性或感染性等进行归类整理，形成大纲或结构式的框架，如果需要细化每类疾病的影像特征，则可以进一步完善丰富思维导图的内容。根据不同的学习和记忆要求，可以制作出符合自己学习特点的思维导图。

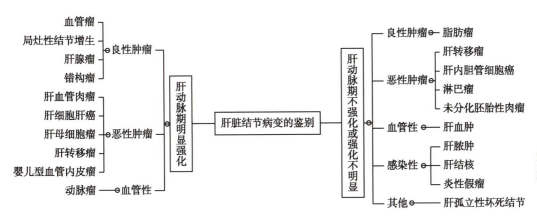

图7-5　肝脏结节病变的鉴别图

二、医学影像学学习的思维训练

随着医学影像技术与计算机信息技术的飞速发展，医学影像学从单纯的形态学诊断发展成集形态、结构、功能和代谢改变于一体的综合影像诊断体系与介入治疗体系，在临床诊疗实践中的重要性日益凸显。影像诊断是通过各种成像技术反映疾病的病理结构改变和动态演变过程，影像思维方法逐渐形成一种综合性的专业体系，如何培养合格的临床影像诊断医生，使其具有科学的影像诊断思维，更好地参与多学科诊疗（multi-disciplinary treatment，MDT）工作，已成为现代医学影像学科临床教学质量提升的关键，尤其是以患者为中心的临床影像诊断思维模式，需要我们在实践中探索与思考。

（一）临床影像诊断思维原理及主要类型

疾病的诊断是一个主观反映客观的认识过程，临床诊断思维贯穿于始终。所谓临床思维，就是以患者为中心，运用医学科学、自然科学、人文社会科学和行为科学的知识，通过充分的沟通与交流，获取患者的病史，并结合体格检查和必要的实验室检查，对疾病信息进行分析、综合、类比、判断及推理等一系列思维过程和思维活动，以达到认识疾病本质并形成诊断、治疗、康复和预防的个体化方案。因此，临床思维是医疗行为的核心，必须在医疗实践中培养和实现。临床影像诊断思维是以影像表现作为思维的起点，根据疾病的影像特征，结合患者的临床表现，从病因学、病理学及解剖学等角度出发对疾病进行综合分析、思考和判断并得出结论，以达到认识疾病的思维过程。影像诊断思维除具有一般的临床思维特征外，又有其自身的思维方式和特点。一般来说，影像诊断思维以空间结构思维为先导，以时间逻辑思维来串联，同时又有经验思维和辩证思维穿插出现。影像诊断思维过程必须同时兼顾宏观与微观、静态与动态、形态与功能、诊断与决策。只有将各种思维形式合理地交叉运用，才能得出最接近真实的诊断结论。清晰的图像是影像诊断的前提和依据，临床病史和相关实验室检查是实现正确影像诊断的重要因素。

1. 医学影像诊断的整体思维

（1）人体的整体思维：整体思维就是把思维对象作为由各个组成部分构成的有机整体，进而研究整体的构成及其发展规律。人体是一个有机的整体，某一器官组织只是机体的局部，某"病灶"的出现及影像表现，往往是全身疾病的一种表现，同时某一脏器的疾病也往往影响其他的脏器，引起邻近脏器甚至远处脏器的改变及影像表现，所以我们在检查分析时，始终应把人体作为整体来分析。

（2）影像改变与临床表现的整体思维：影像改变与临床表现所反映的是疾病的不同侧面，只有两者整体综合分析，才能全面地做出判断。如果只注意影像表现而忽视临床表现，或遗漏某些重要病史，常常会造成影像诊断的错误。

2. 医学影像诊断的动态思维　人体系统是一动态系统，因此在做影像分析时，应用动态的眼光看待疾病的发生与发展，并及时调整和控制一些不确定的或相互矛盾的因素，尽量减少人体系统内的有害耦合，以提高对病变的符诊率。

（1）时间动态思维：疾病是在发展和变化的，每一种疾病都有其转归规律，而影像检查只是将其某一阶段表现进行瞬间记录，如仅静止地分析则易误诊。只有充分地认识各种疾病的转归、病理生理及影像动态发展规律，才能掌握好检查的恰当时机，有利于疾病的诊断。比如 MRI 对"肝脓肿"的诊断即体现出一个动态过程。首先，该疾病初期表现为实质性病变，此时易与肝肿瘤相混淆，但随着病程发展，该实质性病变边界变得十分模糊，随之内部出现脓肿液化腔，DWI 弥散受限，此时 MRI 诊断肝脓肿成立。以后随着大量抗菌药物的应用，液化腔逐渐变小，病变亦逐渐减轻。可以说，整个病理的变化在 MRI 图像上显示得非常清楚。但是单独从某个过程看，上述诊断就会变得不明确。

（2）机体动态思维：人体的许多器官是运动的（如心脏、肺、膈肌、消化道等），而有些影像检查的记录是静止的，如果忽视这些器官的运动情况，就会遗漏某些重要的影像表现而造成误诊。把多种影像检查手段有机地配合，才能更好地发挥影像诊断的优势，准确地做出诊断。

3. 临床影像诊断的辩证思维

（1）事物是普遍联系的：人体的各组织、器官、系统始终处在相互联系、相互作用之中。然而，临床实际工作中的影像资料却往往抓取了某个时间点的空间结构变化，很容易忽略同一时间点的其他空间结构变化或者同一空间结构不同时间点的变化。

（2）事物是永恒发展的：疾病的发展有既定的模式和自身的规律，在影像诊断中需要以动态的眼光来观察影像表现，以发展的观点来理解影像变化。影像检查是抓取疾病发展过程中某个瞬间的形态学表现，反映的是某个瞬间的病理变化。每种疾病都有一个发生、发展和动态演变的过程，在不同的病理时期可能出现不同的影像征象，即"同病异影"。不同疾病也可以在某一病理时期可能出现相同的影像征象，这就是所谓的"异病同影"。因此，在临床工作中必须以"发展的观点"来认识和分析影像征象，才能最大限度地接近正确诊断。

（3）影像表现的特性与共性的辩证思维

1）特性的认识：特性在鉴别诊断中最为重要，所谓特性是指某一种疾病具有的特征性表现，它有别于其他疾病，充分地认识特性，才能准确地将"异病"鉴别开来。疾病的影像特性具有其自身的病理学基础，所以必须充分认识其病理基础，才能掌握影像学的特性。

2）共性的认识：一类疾病往往在影像上有某些共同的或相近的表现，就是影像表现的共性，所谓"异病同影"，所指的也是共性表现，但这"异病"并非无规律，它代表着一组或一类疾病。认识影像表现的共性有以下意义：①可以清晰思路，把具有某些同样表现的疾病进行分类，可缩小鉴别诊断范围。②对于鉴别良恶性肿瘤方面有较重要的作用，良恶性肿瘤各自具有共性，如良性肿瘤具有完整的包膜、密度均匀、边缘光滑、形态规则，对邻近组织无破坏侵蚀等共性，而恶性肿瘤则表现形态不规整，密度欠均匀，浸润性生长，侵蚀邻近组织等共性。

总之，只有充分地认识疾病的影像特性与共性，辩证地分析各种影像表现，才能更准确地诊断疾病。

4. 临床影像诊断的时空思维

（1）影像诊断的时间逻辑思维：逻辑思维的材料来源是言语概念，加工方法是将这些言语概念按出现的时间先后排序，因此称为"时间逻辑思维"。当某一疾病有多种影像表现时，即"同病异影"，则常用逻辑上的类比推理。在影像诊断思维中，往往在已有图像知识的基础上，把陌生的图像和已知的图像进行比较，找出它们相似的属性和联系，相似属性越多，两者相同的可能性也越大。这就是当我们在观察一张陌生的影像检查图像时，不仅要注意判断影像检查技术、图像质量是否能够满足临床诊断要求，还要关注病变部位、数目、大小、形态、边缘、内部以及与邻近结构的关系等，其目的就是要找出与已知病变影像更多的相似属性，而得出更可靠的结论。要提高影像科医生诊断报告的准确性，一个公认的重要前提是，影像信息必须与临床资料紧密结合。例如脑出血后血肿的演变过程包括超急性期、急性期、亚急性期和慢性期，影像学上表现为不同的密度或信号，反映了血肿不同时期的病理改变，体现了时间逻辑思维与空间结构思维的统一。

（2）影像诊断的空间结构思维：根据思维材料的不同，空间结构思维又可分为两类：一类以表征事物基本属性的"属性表象"作为思维材料，称为形象思维；另一类以表征客体位置关系或结构关系的"空间关系表象"作为思维材料，称为直觉思维。形象思维的加工方法主要是运用事物表象进行分析、综合、抽象、概括、联想和想象。直觉思维的加工方法主要是运用关系表象进行整体把握、直观透视和快速综合判断。尽管两者的加工方式有所不同，但都具有整体性的特点。以风湿性心脏瓣膜病（二尖瓣狭窄）为例，心脏的房室增大与血流动力学改变密切相关。心脏舒张期，由于二尖瓣打开受限→左心房血液不能充分流入左心室→舒张末期，左心房血液有不同程度残留→心脏收缩期，肺循环血液经肺静脉回流至左心房，加上之前残留的血液→左心房容量负荷增大，压力增高→左心房增大→下一个心动周期继续重复上述改变→左心房上游的肺静脉压力增高（肺淤血）→肺毛细血管压力增高、通透性增大（肺水肿）→肺动脉压增高（肺动脉高压）→右心室后负荷增大→右心室增大。

基于上述血流动力学变化，影像学上出现相应改变：左心房增大；肺淤血、肺水肿；肺动脉高压、右心室增大。左心房增大在 X 射线上有一定特征：向后增大→食管左心房压迹加深；向上增大→气管分叉夹角增大；向左增大→左心缘"四弓"征；向右增大→右心缘"双弧"征。

5. 临床影像诊断的经验思维 我们认识事物总是先从感官接受外部信息，并在头脑中储存，再遇到新信息时常把它与头脑中储存的信息进行比较，这种同既定信息比较的认识活动就是经验。影像诊断思维的过程就是眼前的"新"图像与头脑中储存的"旧"图像进行对比的过程。在临床医学实践中，有时凭直觉和灵感可直接得出诊断，这就是非逻辑思维形式。直觉和灵感作为认识事物的特殊思维形式，具有爆发性和突破性的特点。在已有的背景知识和长期积累的丰富临床经验的基础上，瞬间可以爆发出巨大的智慧能量，从而突破常规思维方式和时间顺序。因此，直觉产生的结论常常带有偶然性和错误性，但直觉往往有助于诊断方向的指引，在影像诊断思维过程中发挥着重要作用。

经验思维是在长期实践中形成的，影像诊断医生基于临床实践中反复接触的大量病例影像信息，不断在大脑中重复与叠加，逐渐形成一种牢固而潜在的反射连接模式，以后当这类信息再度刺激大脑时，我们就会不自觉地对影像做出快速判断。因此，经验思维可以提示启发诊断思路，产生联想和类比，引导我们朝着某种疾病来思考，靠经验可进行类比、筛选、决定取舍，把问题局限于最大可能的较小范围内。经验思维的基础是实践，尤其是影像诊断，要把书本知识和别人的经验变成自己的经验，需要大量的实践活动。

（二）临床影像诊断思维的流程

1. 思维先导 影像诊断思维流程与临床诊断思维流程既有相同之处，又有不同的特点。一

163

般来说，临床诊断思维是从患者的病史、体征等情况出发，初步考虑某一种或几种可能性，再结合各种辅助检查，来验证或否定初步诊断。影像诊断一般以获得的图像为诊断思维的起点，形态放在第一位，考虑形成这种影像征象的病理基础和多种疾病的可能性。结合临床表现，找出最能合理解释或排除这一征象的原因。在此过程中，始终以影像变化为主导，把影像作为诊断思维的前提和基础，因此空间结构的形象思维在影像诊断中起着先导作用。

2.思维过程 传统的影像诊断思维模式即以影像为信息载体，反映的主要是组织或器官病变的大体病理信息，诊断思维分析主要以形态学改变为依据。随着现代医学影像学的发展，要求影像诊断思维模式和思维过程随之发生相应改变，必须同时兼顾宏观与微观、形态与功能、静态与动态、诊断与决策等。

（1）宏观与微观相结合：传统的影像检查受限于图像的分辨率，一般主要反映人体的宏观结构改变。随着现代医学影像技术的发展，各种影像检查的精细度不断提高，图像的分辨率越来越高。借助于功能与分子成像，微观领域甚至可以达到细胞、亚细胞、分子和基因水平的成像。

（2）形态与功能相结合：传统 X 射线检查主要观察病变的大体形态变化，很少能反映功能变化。消化道造影检查借助于 X 射线透视手段，可以同时观察消化道的形态结构与运动功能的变化。现代医学影像技术与计算机相结合，为各种功能成像提供了可能。CT 灌注成像、功能 MR 成像、PET 成像等在反映脏器形态结构的同时，还可以提供其功能与代谢信息的变化。

（3）静态与动态相结合：消化道造影检查可以通过 X 射线透视观察脏器的运动情况，发现异常时立即抓拍静态图像留作记录。消化道造影检查、CT 与 MRI 的动态增强检查、病变治疗过程中的动态影像随访等也属于静态与动态相结合的影像诊断思维过程。

（4）诊断与决策相结合：影像学检查在提供影像诊断的同时，还可以指导临床诊疗决策。

3.思维结果 经过上述影像诊断思维过程，最终形成思维结果，即影像诊断结论，一般包括病变的定位、定量、定性和分期。

（1）定位：病变的解剖学定位是影像诊断的关键线索。实际影像诊断工作中，我们经常通过对病变的定位诊断来指导定性诊断，比如肺部肿块的鉴别首先需区分病变来源于肺、胸膜、纵隔或者胸壁等。病变定位的思维过程主要涉及空间结构性思维，有时候会借助逻辑推理来进行病变定位。

（2）定量：确定病变的数目（单发，多发）、大小、形态（圆形，椭圆形，不规则形）、边缘（光滑，毛糙）、内部特点（密度，信号，回声等）、范围（局限，弥漫）、与邻近结构关系、增强后强化方式与程度等，有助于病变的定性和分期，指导临床诊疗决策。

（3）定性：确定病变的良性/恶性、原发性/继发性、先天性/后天性等。病变定性的思维过程需要多种思维形式的参与，既有空间结构性思维，又有时间逻辑性思维，还有经验思维与辩证思维的成分。只有充分地联合运用多种思维形式，才能得出最接近真实的诊断结论。总的原则是"常见、典型"优先考虑，其次是"常见、不典型"，再次是"少见、典型"，最后考虑"少见、不典型"。针对临床实际病例进行病因大类的排除鉴别诊断，逐步完成"收缩圈"过程，既可保证定性分析顺理成章，又能避免在病因推导上的遗漏。

（4）分期：病变的发生、发展有一个动态演变过程，影像表现抓取的只是其中一个静态时间点的空间结构变化。根据该时间点的病变影像特征，可以对疾病进行影像学分期或分级评估，为进一步指导临床决策提供影像学依据。

（三）临床影像诊断思维模式

1.传统影像诊断思维模式 传统的影像诊断思维模式一般包括临床病史收集、影像征象解读与分析、确定初步诊断印象、梳理鉴别诊断和给出进一步处理建议等几个环节。该模式一般由临床医生发起影像检查申请，影像诊断医生根据临床提供的病史信息，阅读影像征象并进行分析、归纳、总结，初步建立诊断意见，同时提出需要鉴别的疾病，最终明确诊断、排除诊断或提供概率性诊断，并提供进一步检查或处理的建议。根据后续的诊疗策略，往往需要随访诊疗效果或修正初期的诊断印象。

2. 基于安全的影像诊断思维模式

（1）基于安全的"降阶梯"思维模式：传统影像诊断思维模式一般不强调"降阶梯"思维。所谓"降阶梯"思维，是指将患者所患疾病按照一定的方法依次进行排除，先从危及生命的疾病到一般性疾病，从迅速致命的疾病到缓慢进展的疾病，从器质性疾病到功能性疾病，最早在急诊专业领域提出，目的是争取时间尽快给高危患者以有效救治。

疾病早期患者可能没有任何危重的影像表现，但并不能排除潜在的威胁生命的疾病存在。此时必须通过详细的病史、体格检查以及必要的实验室检查，采用符合"降阶梯"临床思维的原则进行逻辑分析和排除，运用动态观察的方法把握患者的病情变化，早期识别危重病和高风险传染病，做到未雨绸缪、防患于未然。例如，一位急腹症患者行全腹部 CT 平扫检查，我们的诊断与鉴别诊断思路主要包括以下疾病：消化系统，消化道穿孔、消化道梗阻/扭转、急性阑尾炎、急性胰腺炎、胆道结石等；泌尿生殖系统，尿路结石、尿路梗阻、异位妊娠、卵巢（肿瘤）蒂扭转等；循环系统，腹主动脉/肠系膜动脉夹层、肠系膜动（静）脉栓塞、各类动脉瘤破裂、急性门静脉血栓形成等。一般情况下，根据临床表现和影像征象不难做出诊断。但是当影像表现无异常或者不典型时，我们不能忽略了可能危及患者生命的某些疾病，比如发现肠壁广泛水肿增厚或肠系膜上静脉密度增高，需高度警惕肠系膜血管栓塞的可能。

（2）基于安全的"矛盾"思维模式：矛盾是指事物内部两方面之间既对立又统一的关系，矛盾是普遍存在的。在事物发展过程中处于支配地位、对事物发展起决定作用的矛盾是主要矛盾，在事物发展过程中处于从属地位、对事物发展不起决定作用的矛盾是次要矛盾。主要矛盾和次要矛盾在一定条件下可以相互转化。基于安全的影像诊断思维要求我们以"矛盾"的观点来看问题。临床实际工作中，我们常常会遇到一种影像检查同时发现多个问题，此时应该首先抓住主要矛盾。

例如一位老年男性患者因渐进性肢体活动障碍突然摔倒后行头颅 CT 扫描，结果发现颅内多发占位且伴有出血，首先考虑"脑转移瘤卒中"，应进一步寻找肺部有无肿瘤的证据（经验思维与逻辑思维）。如果肺部影像检查发现有孤立性肿块且具有恶性肿瘤的特征，应顺藤摸瓜，看看有无肺门和/或纵隔淋巴结肿大、双侧肾上腺有无结节或肿块、骨窗图像有无骨质破坏等情况。如果上述情况都存在，肺部肿块就成了疾病的主要矛盾，而脑转移瘤为次要矛盾。但是，如果脑转移瘤卒中导致了脑疝形成，可能立即危及患者生命，非主要矛盾即上升为主要矛盾，需要立即按危急值处理。在此种情况下，如果忽视了"脑转移瘤"这个主要矛盾，患者可能会很快死亡；如果未全面分析问题，忽视了肺部原发恶性肿瘤，可能导致漏诊，治疗方案不全面，给患者造成严重后果。总之，在保证患者生命安全的前提下，应该启动多学科协作诊治模式，为患者制订一个最佳的个体化临床诊疗方案。

（四）思维导图在医学影像思维训练中的价值

所谓思维导图（mind mapping），就是把大脑中抽象的思维过程通过现实的图文方式表现出来。思维导图就是将中心主题划为一个中心坐标，以这个中心坐标向外辐射，从而连接到下一个中心主题，即子节点，然后继续向外扩充，最后达到目标的过程。思维导图可以使用多种多样的颜色、符号和线条，把一系列文字信息串联在一起，形成容易被记忆的、有条理且色彩丰富的图片。这种图文并茂的方法能够将知识点之间的内在关系直观地显示出来，从而使相关内容更加容易被人们接受，让使用的人群在相对发散思维的基础上，掌握整个知识框架和体系。思维导图不仅仅显示出了人们思维的一个过程，同时也将相关内容进行了对应分类和扩展，使相关学习人员能够更好地对知识点进行记忆和梳理。

在医学影像学教学过程中，思维导图方便让学生直观地接触整个知识架构及相应的体系构成。通过绘制思维导图，可以展现出学生不同的思维过程，有利于知识结构的梳理和归纳，让医学生不断地通过思维导图训练思维，从而加深记忆。通过思维导图来解决教学中遇到的问题，可以提高学生的自主学习能力，通过结合典型的影像图片，思维导图这种新型的教学模式有利于教与学两方面的能力得到提高。

影像学教学是一个专业性比较强的教学模式，从疾病中获取的影像图片贯穿于影像教学的始终。相较于其他学科，通过思维导图的教学模式将不同类型的影像图片用相应的知识体系架构起来，相当于将陌生的图像与枯燥的知识点串联起来，能够让学生通过图像与文字的结合达到一种思维映射，从而使学习过程生动形象，让学生形成一个自主思维的过程。

思维导图的教学关键在于思维导图的设计。需要通过一系列已知的导图模型，调动学生的主观能动性，让学生自愿加入进来，通过老师的指引，完成思维导图的绘制，达到使学生掌握相关知识框架的目的（图7-6）。

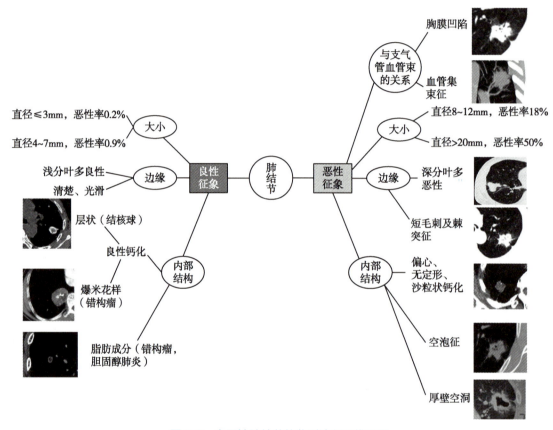

图7-6 良恶性肺结节的鉴别诊断思维导图

综上所述，影像诊断具体的思维过程极其复杂，是各种思维形式的交叉与有机联合。既有空间结构思维与时间逻辑思维的结合，又有辩证思维与经验思维的闪光，还有安全思维的灵魂。因此，今天的医学影像诊断，必须灵活运用多种思维形式，才能得出最接近真实的诊断结论。

三、医学影像学的学习方法

医学影像学的学习主要包括理论课学习和临床实践中的学习，同时由于现代科技的发展，网络学习资源不断增加，如何基于网络平台学习也成为医学影像学学习中重要的一环。针对不同的学习过程，学生应当找到最适合自己的学习方法，逐步提高自己的自学能力以及分析、解决问题的能力，从而起到事半功倍的学习效果。

（一）理论课的学习方法

医学影像学的学习过程中，理论知识的学习是奠基石，只有打好坚实的基础，才能后期在临床见习、实习中做到理论与实践相结合，真正掌握医学影像学的精髓。教学相长，针对不同的教学模式，学生的学习方法侧重点也有所不同。

1. 传统授课模式下的学习　传统的授课是以理论教学讲述为主，称为讲授式教学法（lecture-based learning，LBL）。它是以教师为主导地位，系统地传授理论知识，一般以大班授课模式进行。它的特点是灌输式学习，由于它强调学科知识的系统性和完整性，知识容量大，条理清晰，教学效率高，是目前医学影像学学习中最主要的一种教学模式。在传统的教学模式下，学生的学习过程主要是以下几个环节：预习、听课、复习、应用。

课前学生应当主动预习，参照教师提供的教学大纲，了解学习的目的和要求，预习重难点内容，将自己觉得疑难的部分标记出来，并学习与此相关的其他学科知识，比如该病变的解剖位置、发病机制、病理改变、临床特征等，可以帮助理解病变的影像表现，同时应当带着问题去听课。

课堂听讲是理论学习的核心环节，学生不仅要认真听讲，做好笔记，还应当积极思考，关注自己预习时提出的问题是否得以解答，有疑惑应及时提问。医学影像学的总论部分是影像诊断的基础，掌握各种影像设备（X射线、CT、MRI、超声以及核医学）的成像原理是重中之重，这一部分涉及一些物理学、计算机基础知识，也是学习的难点，这部分的理解更加依赖于教师的讲解。

课后复习是巩固知识的重要步骤。复习时，首先将上课内容温习一遍，并记忆其中的重点内容，尤其是一些专业术语或特征性的影像征象，可以参照前面章节的记忆法。同时也要尽量掌握专业术语的英文表述，多数医学专业词汇的英文都是组合词，所以学好医学英语的各种词缀是关键。其次，要按照自己的思维将内容归纳总结，比如我们在记忆炎症的磁共振信号时，炎症的病理是炎性渗出，组织间隙含水量增加，组织的 T_1 和 T_2 时间延长，因此 T_1WI 表现为低信号，T_2WI 则表现为高信号。而不同组织的炎症病理基本是相似的，所以病变的磁共振信号也是相似的。另外在疾病的鉴别诊断中，以对比表格的方式列出来，能加深记忆，医学影像学教材和网站上均有许多图表可以参照。课后复习也要做到劳逸结合，可以参照一些其他学科通用的学习方法，比如分配学习法，合理分配学习时间，利用整块时间和状态较好的时间进行重难点知识的学习，利用零碎的时间复习仅需了解和熟悉的内容，且最好与其他学科交替学习，避免重复单一科目学习引起的大脑疲劳。再比如程序学习法，即根据自身情况制订好学习计划，并循序渐进地逐步实施。此外，复习还应当注意时机，同一段内容需要间断复习多次，才能将学过的知识牢记于心。

应用是学习的成果展示。影像诊断最终是服务于临床的，在掌握好理论知识后，最重要的还是能应用于实际病例的诊断中，这方面可以通过做一些具体的病例分析题来提高。

2. 新型教学模式下的学习　新型的教学模式主要有基于问题式教学法（problem-based learning，PBL）、案例教学法（case-based learning，CBL）及翻转课堂（flipped classroom）。PBL或CBL分别是以问题或案例为中心，以学生为主体，以小组讨论的形式进行，教师起到引导及总结的作用（图7-7）。它能培养学生的自学、获取新知识以及解决问题的综合能力。翻转课堂指重新调整课堂内外的时间，将学习的决定权从教师转移给学生。学生在课前完成自主学习，他们可以看视频讲座、听播客、阅读功能增强的电子书等，而课堂上，老师则主要进行问题辅导，和学生讨论、互动交流，鼓励学生思考、探索新知识点。新型教学模式下，学生学习主要不同于传统模式的是课堂之外的自主学习以及课堂之中的讨论学习。

自主学习是新型教学模式下对学生挑战性最大的环节，除了要求学生有比较高的自觉性，还应当遵从一些原则和方法。学习资源首先应当以教材为基础，教材上的内容都是许多权威影像专家总结归纳的，比较准确，知识架构也是精心设计的，比较适合这个阶段学生的学习，而且这也是学生最容易获取的资源。另外比较可靠的资源就是教师自己录制的讲课视频或各所高校在慕课平台提供的教学视频。初步的学习就是基于上述两种资源，如果学生有疑问，一方面是查阅相关学科的书籍，再者就是查阅影响力较大的专业期刊上发表的文献或论著。总之，要注意获取知识的准确性和时效性。在查阅文献方面，学生需要掌握正确的文献检索方法，打好坚实的英

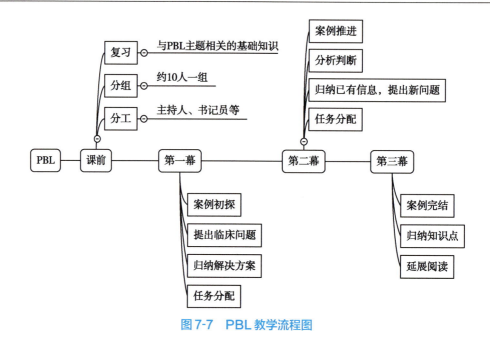

图 7-7　PBL 教学流程图

语基础,这样才能阅读一些国外先进研究的文献,获取更多有效的信息。由于大多数学生在传统的教学模式下比较依赖教师的讲授,缺乏主动发现问题和解决问题的能力,这也导致自学效率低下,学生需要不断尝试,并和同学、老师交流,找到适合自己的学习路线。

而在课堂上,学生往往是以小组的形式进行讨论,需要很好的团队合作能力以及表达输出能力,还需要学会制作幻灯片进行学习成果展示,这些都需要前期的积累,课前充足的准备是课堂准确输出的必要条件。此外,还要大胆向老师提出自己的疑惑,及时解决问题,充分理解知识点。

目前高校的教学是以传统教学模式为主,新型教学模式为辅,两者结合,学生不仅能汲取教师讲授的内容,还能通过自学、讨论等环节提高分析问题、解决问题以及团队合作的综合能力。

（二）临床见习和实习的学习方法

1. 在见闻中学习　见习,即"在见闻中学习"。对于医学影像专业的学生而言,影像相关的专业知识具有显著的抽象性,想要仅凭教师的课堂教学将其理解透彻,具有很大的难度。而见习可促使学生更早熟悉医院工作环境、影像科室工作流程,让学生能够将课堂上所学理论知识与临床实践有机结合起来,进行知识的消化、深化和融合。在影像见习中,学生应该多看、多听、多思考,并适时提出问题;熟悉影像设备的基本结构及操作方法,掌握各种检查技术的成像原理、图像特点并正确认识其诊断价值与限度,了解多种图像后处理技术;通过教师和学生共同阅读和分析影像图像,掌握规范的影像诊断流程,对常见病的影像表现及鉴别有初步的认识和掌握。

2. 在实践中学习　实习,即"在实践中学习"。医学影像学强调从疾病的影像征象来认识各种病变的发生、发展规律,从而推测疾病的性质。在临床实习过程中,学生可以充分利用图像存储和传输系统 / 放射信息系统(picture archiving and communicating system/radiology information system, PACS/RIS)阅读大量正常和异常的影像资料并进行对照学习,从而夯实已学过的专业理论知识;通过参与影像报告书写工作,提高综合运用所学知识的能力,养成临床影像诊断思维能力和专业实践技能;通过病例讨论、随访汇报以及专题小讲课,培养自己发现问题、解决问题的能力,最终成长为高素质的应用型人才。

充分利用 PACS/RIS 系统,阅读大量影像及相关病例资料,进行对照学习。在学习影像诊断学的相应章节时,检索相应图像来帮助理解相应影像征象,比如在学习日光状、葱皮样及 Codman 三角等各种类型的骨膜反应时,课本中描述较抽象且图片较少,可以在 PACS/RIS 上查找相应病例图像以帮助理解。此外,在临床实践中做影像诊断时,需努力回顾学习过的理论知识,比如,在临床中遇到"中年女性患者右耳听力下降，头颅 MRI 检查发现右侧桥小脑角区肿块"的病例，首先思考发生在桥小脑角区（cerebellopontine angle，CPA）的疾病有哪些，并翻阅相应章节，如桥小脑角区解剖、听神经瘤、脑膜瘤等章节，对照病变的影像表现及鉴别要点进行二次学习。

通过影像报告的书写，养成良好的阅片习惯。影像报告的书写可按照下列步骤进行。①核对信息：不仅要核对患者的姓名、性别、年龄和序号是否准确，而且要检查扫描的部位、范围及扫描条件等。②评价图像质量：识别各种各样的伪影，并排除其对诊断的影响。例如，机械伪影的出现有一定规律，形态固定，通过对机器的校准一般可以排除。③有序阅片：影像报告的类型很多，如 DR、US、CT、MR 等，且各种检查包含不同的检查部位，因此要养成良好的阅片习惯，按照一定顺序系统观察，以免遗漏。例如分析胸部 X 射线片时，可以按照胸廓、纵隔、横膈、肺、胸膜的顺序观察；在分析肺部时，可以从肺尖到肺底，从肺门到肺野外带逐一观察。同时应注意对比观察，例如位置（左右）对比、增强前后对比、随访对比。④发现异常：这是影像诊断的开始和重点，掌握正常结构、常见变异以及异常病变的影像基本表现，熟悉各检查、各方位 / 序列的优劣势，可以提高发现的能力。⑤分析诊断：可以按照病变的位置 / 分布、数目、形状、边缘、回声 / 密度 / 信号、邻近器官 / 组织的改变、器官功能的改变步骤进行全面观察并具体分析。此外，还要结合临床进行综合分析，要清楚影像检查的目的是什么，是为完善诊断，还是为了解病情进展程度或治疗效果，抑或是确定并发症的有无。⑥规范书写：目前临床提倡采用结构式报告，适用于肿瘤分期的影像检查，如直肠癌 MRI 结构式报告，以及有标准诊断流程的检查，如 BI-RADS（乳腺）、CAD-RADS（冠状动脉疾病）、LI-RADS（肝脏）等影像报告和数据管理系统。

通过病例讨论、随访汇报以及专题小讲课，培养检索影像专业资料、归纳总结知识点的能力。在临床带教老师指导下，学生们以学习小组形式进行病例讨论、查阅资料以及随访汇报；另外，结合实习中遇到的病例，轮流进行主题性、阶段化的小讲课。其旨在提高学生们对影像学习的兴趣，加深对疾病的认识，并适当进行从影像解剖、常见典型病例等基础性内容向疑难病例、影像新技术新进展等的进阶学习。

此外，鉴于临床见习和实习实践时间与资源的有限性，目前多所综合性医院和高等院校正在加强临床技能中心的建设和优化，中心配备虚拟仿真教学系统（如临床思维模拟训练系统、PACS 网络教学系统等）、高端智能化医学模拟训练系统以及标准化患者等，可实现临床真实环境在实验室内即可模拟完成，为进入临床的医学生实践能力和实际操作技能的培养提供了全新的学习平台。

（三）基于网络环境的自主学习方法

当代大学生利用网络资源学习是非常重要的一种学习方法，也是提高大学生自学能力的重要途径。网络这种全新的学习形式具有开放性、多样性、互动性、虚拟性的特点，为学生的自主学习、教师的引导教学提供了许多便利条件。

1. 在线学习平台　网络在线学习被证明是一种高效的学习方式，在发展的不同阶段呈现出不同的特点，从网络公开课、精品课程到现在备受关注的慕课 MOOC 平台（详见第六章第五节"医学影像教学改革与发展"），均可以在计算机、iPad、手机等终端设备上实现移动学习，即"泛在学习"。

2. 影像专业学习网站　比如①国内外影像学会官方网站：中华医学会放射学分会、中国医师协会放射医师分会、中华医学会影像技术分会、中华医学会核医学分会、中华医学会超声医学分会以及欧洲放射学年会（ECR）、国际医学磁共振学会年会（ISMRM）、美国伦琴放射学会（ARRS）等；②国内外权威影像杂志网站：《中华放射学杂志》《放射学实践》《中华医学超声杂志》以及 *Radiology*、*Radiographics*、*Ultrasonics* 等。③国内外影像学习网站及医学影像类微信公众号等。

3. 学习软件　比如解剖学、影像学相关及其他学习整理 APP 等。

（朱文珍）

第八章 医学影像科研

医学影像科研的第一步是选题,继而进行专业和统计设计,拟订具体研究计划,最后根据科研基本要素和原则实施。科研数据管理要注意研究数据的收集、保存、核查以及共享,重视统计因素,规范使用和展示统计分析方法。科研结果多以论文的形式进行展示,应注意撰写格式及思路。医学影像科研,包括常见的临床试验、动物实验等,都需要注重合作、共享,并严格遵守研究伦理与法律法规。医学影像研究课题的申请、立项、研究、结题各阶段都需要注意研究中的知识产权、隐私保护以及科研诚信规范。

第一节 医学影像科研的选题

科研选题即选择科研的主攻方向、确定研究课题的过程和方法,是科研工作的第一步,反映了研究者的科研思维、学术水平、研究能力及预期目标,好的科研选题是发表高质量科研论文的前提。

医学影像学是医学的一个重要组成部分,学科发展日新月异,新的成像技术方法层出不穷,而随着影像信息人工智能挖掘手段的不断更新,图像智能诊断评估方法亦逐渐涌现。对于医学影像科研,影像学新技术、图像诊断评估新方法的开发、临床应用和改进是常见的课题来源,如何评价其有效性,如何实现其临床转化,均是影像科研工作者面临的重要问题。临床科研选题来源众多,可为临床中发现尚未解决或需要深入的问题,亦可是文献中的热点或存在争议的问题,也可以是既定研究方向的深入和拓展。临床实践蕴藏了大量的科学问题,可针对临床对医学影像学的需求,利用影像新技术、前沿新方法解决临床问题,辅助临床进行疾病的预防、诊断、预后预测及疗效评估。同时,医学影像学不仅与内、外、妇、儿等临床专业密切相关,与解剖学、病理学、免疫学等基础专业亦有紧密联系,应当注重影像和临床、基础学科的结合,借助影像技术、方法为疾病机制的探讨提供新手段。

科研选题通常包括以下基本步骤。首先,需要明确研究方向、确定研究范围。研究范围通常由研究者根据研究兴趣及自身前期研究领域来确定。在明确研究方向、确定研究范围的基础上,围绕研究方向和范围提出科学问题。而提出科学问题的一个重要前提是了解该研究领域的动态,这就需要深入了解相关领域研究难点、热点及前沿情况,评估围绕该问题的课题研究水平以及预测其未来发展趋势。最后,需要围绕科研选题的基本原则进行课题论证。

一、选题基本原则

针对恰当的科研选题论证评价标准这一问题,答案会依据学科和论文类型的不同而异,但仍有一些通用原则可供参照。其中,科研选题的基本原则包括价值性(意义性)、创新性、可行性、相关性、符合伦理道德要求等。对于医学影像科研选题,亦需要考量上述要素。

(一)价值性评估

评估科研选题的价值性,即研究意义的把握,是科研选题的重中之重,体现了科研选题的价值性原则。科研选题需要充分考虑课题的科学意义和价值,评估其对未来科学发展的贡献以及可能获得的社会效益和经济效益。对于临床研究,最终目的是为患者服务,因此选题应尽量选择对于疾病诊断、防治有重要意义或迫切需要解决的关键问题,即要求针对的问题具有重要临床意义。

在课题设计阶段,进行科研选题的价值性评估以明确研究意义是必须掌握的基础科研技能,其有多种方法来源。

1.依赖临床实践经验,从实际工作中考量研究意义 临床研究的本质是基于临床实践中发现的临床问题的医学科学研究,目的是提高诊断水平、治疗效果、改善预后和探讨疾病病因。因此,对于临床一线的医务工作者而言,最便捷的选题方式就是在临床实践中发现问题。在临床工作中,我们时常会发现利用现有的临床医学知识无法解答的问题可谓层出不穷,应学会抓住在临床工作中经常遇到的问题、难题和难以解释的现象,就某一方面尽力探索、大胆提出深入的设想,即有望找出值得研究的课题。例如,临床经验提示传统影像在临床诊疗中面临针对某种疾病的定量化评估障碍,那么开发先进手段以改良传统影像的评估方式、实现针对这种疾病的定量化评估即为有价值的科研选题,满足选题的价值性原则。

2.通过查阅文献对拟定的研究问题进行价值性评估 历史文献可反映研究是否具备潜在价值,而通过阅读前沿文献,可了解本领域内当前最新发展动态,明确研究问题是否尚未解决,是否仍然具备研究意义。查阅文献是贯穿研究全过程的一项重要工作。尤其在选题时必须集中一定时间进行文献检索,准确及时地把握与研究领域理论、实验技术有关的科技成果现状及研究动态,以确定研究意义。例如,随着医学科学的进步,个性化精准医疗受到越来越多医学工作者及医学杂志的关注,而医学影像学可能是个性化医学的核心和基础,越来越多的研究报道提示基于医学影像学的新方法新手段在术前诊断、预后评估、疗效监测中具有重大潜能、重要价值,亦是当前医学影像学领域研究前沿热点。

(二)创新性评估

确定课题研究意义,明确选题有价值之后,需要进行选题的创新性评估。创新性,是指选题要有新颖性、先进性,有所发明、有所发现,其学术水平应有所提高,以推动某一学科领域向前发展。选题时,应着眼于相关领域研究前沿,优先考虑前人没有解决的,可从不同角度、不同途径,以新的视野去研究的课题,才能获得创新性成果。即使是选择一些验证性研究课题,也应力图有新的发现。对于医学科研,具有创新性的课题所针对的问题或是目前尚未解决的问题,有待进行探索或补充;或是虽已解决但又出现了新问题,需要在原有基础上开拓新领域以解决的新问题;也可以是随着社会的发展和进步,原有技术、方法和产品已不能满足需求,有待进一步提高水平的课题。问题尚未得到解决而需要创新有以下几种情况:或是此问题尚无相关研究,如罕见病或突发性疾病;或是现有研究质量较差,如早期研究均是小型、单中心、缺乏对照的研究;或是现有研究未回答临床关心的所有问题。

在进行科研选题时,对有关学科专业领域文献资料进行搜集和阅读,是明确选题创新性的必经途径,以掌握本学科的国内外研究现状和最新进展,了解不同学者的思路特点及研究倾向,摸清前人所做的工作及达到的水平,最后才从中发现问题并提出创新性的独特见解。另外,学科渗透及交叉是科学在广度及深度上创新性发展的一种必然趋势。在学科渗透、交叉地带往往存在着大量的创新性新课题供选择。比如医学影像学科与生物医学工程、计算机学科交叉催生的影像组学、基于人工智能的影像图像信息挖掘,已成为近几年的新兴研究热点。

(三)可行性评估

可行性评估,是指在选题时考虑现实可能性。实施科研选题必须具备的客观条件和主观条件,是决定课题是否能顺利实施、完成的关键。一个课题的选择,必须从研究者的主、客观条件出发,选择有利于展开的题目。主观方面一是要求研究课题的主要技术指标的实现可行;二是科研设计方案和技术路线可行;三是研究者是否具有完成课题的研究能力;四是所选课题是否具备相关的前期研究基础。客观方面一是指是否具备实验所需的主要的仪器设备;二是是否有合格的动物实验场所和实验动物(若涉及动物实验),是否有足够的样本(如受试者)和研究方法是否能为患者所接受；三是是否具备一定的科研经费及科研时间。要注意结合个人优势选择研究方向，扬长避短，量力而行，充分利用前期科研基础和条件。

（四）相关性评估

相关性评估在进行科研选题时较容易被忽视。研究问题往往应是基于临床实践中出现的问题而有针对性地提取而凝练而来，即使一个研究问题创新且可行，研究结果亦可提供一定的新的有用信息，但若研究结局对要解答的临床问题相关性不大，则研究选题不具有相应的临床意义。这就要求在进行科研选题的凝练过程中，需要特别注意使研究方向聚焦于临床问题，务必使预期研究结果与需要解决的临床问题相对应。

（五）符合伦理道德要求

临床科研的基本要素之一为研究对象，故拟定研究问题时不仅应该考虑到法规的因素，还应包含比法律更高的标准，例如伦理的要求，包括对参与者临床安全的保护以及信息安全的保护，相关临床研究方案须通过伦理委员会的审核、需要签署知情同意书。

二、实 践 案 例

现以笔者所在团队的一项研究为例，展示科研选题可从临床实践中来。

临床经验告诉我们，淋巴结转移状况是结直肠癌预后评价及治疗决策的重要依据。术前的淋巴结转移状况的评估可对结直肠癌患者的治疗方案决策提供即时的辅助，但目前明确结直肠癌患者淋巴结转移状况需依据术后的组织病理学检查，现有的术前临床评价手段及影像学方法仍无法精确评估治疗前的淋巴结转移状况。因此，如何精准评估术前结直肠癌患者是否发生淋巴结转移是临床亟待解决的问题。

下一步即围绕科研选题的基本原则对选题进行论证评估。所找到的临床存在的这一问题（无法在结直肠癌患者治疗前精准评估淋巴结转移状态）若能得到解决，则会对结直肠癌的预后评估提供重要依据，具有重要的临床实用价值。因此，该选题符合价值性原则。而新兴的影像组学（radiomics）可通过高通量定量特征的提取将医学图像转化为高维定量特征，这种可提取的客观、定量特征有望作为肿瘤定性及预后评估的生物标志。因此，可试图从术前常规CT图像中创新性提取影像组学特征，并结合临床资料以预测结直肠癌患者的淋巴结转移状况，为后续个体化精准治疗提供辅助工具，符合创新性原则。

团队人员回顾整理可利用的结直肠癌病例资料，通过交叉学科合作，进行了详尽的可行性分析，设计了严谨且可行的方案和技术路线，最终利用已有的CT图像挖掘影像组学信息，建立了实用、有效的结直肠癌淋巴结转移预测模型，实现个体化精准预测；同时，该预测模型转化而来的诺莫图便于临床使用，可为结直肠癌患者的预后评估及治疗决策提供简便易用的辅助工具。最终研究结果发表在肿瘤学领域高影响因子期刊 *Journal of Clinical Oncology*。

（刘再毅）

第二节　医学影像科研的设计和实施

一、科研设计的内容

科研设计即科学研究具体内容、方法的设想和计划安排，它是科学研究的开始，亦是关键。研究设计的好坏直接关系到研究的质量和结果，正确的设计不仅能保证课题顺利实施，还能帮助研究者节约时间和经费，也是保证研究成果临床转化的基本前提。

科研设计包含的主要内容有"专业设计"与"统计设计"。"专业设计"是动用专业理论技术知识来进行的设计，是为了回答和解决实验观察结果的有效性和创新性，因此是科研是否有用、是否先进的前提和基础（决定了科研成果的大小），包括确定研究目的与内容。"统计设计"则主要针对研究方法学，是运用统计学知识和方法来进行的设计，是为了排除偶然因素或减少抽样误差的干扰，保证样本的代表性和样本间的可比性，保证实验观察结果的精确性，从而提高和保证结果结论的可靠性和可重复性，并提高效率，使较少量的实验观察提供大量的有用信息，因此是科研结果可靠性和经济性的保证，是揭示事物内在本质和客观规律的过程。因此，科研设计需要有坚实的专业知识和统计学知识做基础。

（一）专业设计

专业设计是科研设计的第一步，即依赖相关专业知识，明确研究目的、设置研究内容。对于医学影像学科，在专业设计阶段，通常探讨如何针对未解决的影响疾病诊断、治疗、预防和预后的难题，借助医学影像学科工具，提供解决思路或手段。解决疾病诊断、治疗、预防和预后等临床问题即为研究目的；而提供何种解决思路或手段，如何解决难题即为研究内容。需要注意的是，研究内容在预期有效实现研究目的的基础上，需具备相应的科学性，即所提供的解决思路或手段可用于发展新的理论科学框架或发展、推进现有的理论科学框架，激发新的、重要的问题，推进科研前沿，具备相应的科学价值。

（二）统计设计

统计设计内容包括研究类型的确定及具体研究方案的制订（包括收集数据资料的方法、抽取样本和分组的方法、对资料的统计分析方法的选定等）。临床研究通常以处理因素对于结局的时间关系及研究者能否主动地控制试验性措施（处理因素）作为分类原则。

根据处理因素对于结局的时间关系不同，制订的研究方案可分为以下三大类型，包括①前瞻性研究方案：即由因求果。在研究开始时，患者只暴露于因，其结果还未出现，研究设计就是观察其果。这个因可能是假定的致病因素，发生了或不发生某病即为其果。研究者以处理因素为起点，向前地追踪、观察、探讨处理因素与结局的关系。本类研究方案设有对照。在试验条件和措施方面，研究者可主动控制或不能主动控制。②回顾性研究方案：即由果追溯其因。在研究开始时结果已经存在，研究者从此结局回顾性地分析处理因素对结局的可能作用。本类研究方案设有对照组，以比较患某病和不患该病者与可疑致病因素的暴露情况。因为暴露与否已为既成事实，研究者不能主动控制病例组和对照组对危险因素的暴露。③横断面调查研究方案：即对一个群体或一组患者进行一次性调查，了解因果联系。临床试验、实验性研究以及大部分队列研究都采取前瞻性研究方案；而病例对照研究和回顾性队列研究则采取回顾性研究方案。前瞻性研究其结论的论证强度强于回顾性研究。

根据研究者能否主动地控制处理因素，制订的研究方案可分为试验性研究和调查性研究。处理因素能为研究者所主动控制者为试验性研究，否则为调查性研究。如随机对照试验、自身前后对照试验、交叉试验等属于试验性研究；队列研究、病例对照研究、横断面研究等属于调查性研究。试验性研究的结论论证强度强于调查性研究。

二、具体方案设计与实施的要素及原则

无论对于何种研究类型，具体方案的设计与实施均需要确定研究对象的种类、纳排标准、抽样方法、样本含量、对照分组，处理因素的性质、质量、强度、施加方法，效应观察的项目或指标、检测方法、判断标准，以及数据资料的收集方法和统计学处理方法等。具体研究方案的设计与实施需注意遵循科研的三要素（研究对象、处理因素、观测指标）和五原则（对照、盲法、随机、重复、均衡）。

（一）基本要素

具体研究方案的设计与实施需注意遵循的基本要素包括研究对象、处理因素和观测指标。

1. 研究对象　无论是观察性研究还是临床试验，均须根据研究目的选取符合一定条件，一定数量的个体（样本）作为研究对象，通过对样本的研究去推断所有具有相同特性个体（总体）的情况，即抽样研究。临床研究几乎都是抽样研究，这种研究的结果能否确切、可靠地反映总体的情况，很大程度上取决于样本的代表性，这就要求在选择受试对象时（如病例），需有确定的纳入和排除标准。符合诊断标准的患者不一定都能成为研究对象。患者的性别、年龄、病情轻重的差别对结果可能有不同影响，随访条件对结果的收集也可能造成困难，患者是否可以纳入研究或患者是否同意参加研究等，都必须在设计中设置纳排标准以限定研究对象的范围。此外，由于个体变异的存在，研究对象必须达到一定的数目才能反映出规律性来。样本例数多少通常是由研究所要求的精确度、指标的特点及受试对象间个体差异的大小来决定。样本量估计是设计中的一个重要组成部分，原则是在保证一定精度和检验效能的前提下确定最少的观察单位数。必须根据资料的性质，在选定抽样方法的前提下，借助适当的统计学方法进行样本含量的估计，或研究者可根据需要来确定一个适合的样本含量。

2. 处理因素　指根据研究目的人为施加于受试对象的特定实验措施。一般应注意抓住实验研究中的主要因素，找出非处理因素，处理因素必须标准化。

3. 观测指标　观察或试验效应指标对于任何研究项目均必不可少，是指处理因素作用于实验对象的反应，这种效应将通过实验中观察指标显示出来。观测指标的选择要求客观性较强，灵敏度较高，测定值的精确性较强。所选指标应该同研究目标有实质性的联系，能够可靠地说明研究的问题。主要观测指标一般是那些最能代表临床意义且最能说明研究问题的指标，通常只有一个，整个研究设计应当围绕这个主要观测指标来设计，首要保证主要结局的分析具有最高的科学性，因此样本量应当基于主要观测指标来计算，以保证主要结局分析具有足够把握度。设置次要观测指标一般有两大目的，一是对主要结局进行支持，二是为了回答研究的次要研究问题，或为进一步的研究提供线索。

（二）基本原则

在临床科研设计与实施过程中，要遵循对照、盲法、随机、重复、均衡等基本原则。

1. 对照原则　是指设立与实验组除了观察研究因素外，其他一切条件应尽量相同，具有完全可比的一组观察对象，以消除和减少实验误差，对比观察处理因素的效应。根据不同的实验目的和内容，可选用不同的对照形式。

2. 盲法原则　是指观察者或研究对象不知道研究的分组情况，其目的是避免受试者或研究者的偏倚和主观偏见。具体又包括单盲（即只有研究对象不知道分组情况）；双盲（即研究对象和研究的观察者均不知道分组情况）；三盲（研究对象、研究观察者及资料分析者均不知道分组情况）。

3. 随机原则　是指总体的每一单元都有相等的机会被研究者抽样，或每一受试对象均有相等的机会被分配到任何一组中去，使分组的结果不受人为因素的干扰和影响。可消除人为因素的选择偏差。通过随机不仅可以平衡已知影响疾病预后的因素，更重要的是还可以平衡对疾病预后产生一定影响的未知因素。

4. 重复原则　是指实验组与对照组均要有足够的样本量，以重复测量效应指标，通过观测值的差异计算出实验误差大小，进而降低实验误差，提高精密度。如果观察数量太少，实验的结果可能受到个别极端值的影响，产生较大的误差。遵循重复的原则，就是要求实验要有一定量的实验单位，也就是根据实验容许的误差及实验要求的精确度确定样本量。

5. 均衡原则　是指各实验条件下受试对象的非处理因素的干扰和影响要均衡一致，用于消除非实验因素对实验的影响。

三、研究计划的制订和执行

在课题实施之前，应拟订完成整个研究课题所需要的时间，包括每项研究内容的具体进度时间,明确各研究阶段所要达到的目标和时间(包括试验准备、人员培训、实验观察、资料收集整理、阶段性交流、年度小结、成果报告等具体安排)。在课题实施过程中,应遵循依据已设计的研究方案,按照拟订的研究计划进度开展相应的研究工作。如果在实施过程中出现方案设计阶段未考虑到的情况而影响计划的执行,则必须及时修改相应的研究方案和计划,反复试验、改进,最终形成完整的研究成果。

四、数据处理

(一)重视数据采集、储存及清洗

在大数据背景下,科研工作对于数据的完整性和准确性具有更高的要求,同时对数据共享和重新利用的需求也极为迫切。对于临床试验研究,通常需要对大量试验对象进行长期随访跟踪、收集诊疗相关数据,对于回顾性队列研究,亦需要收集、整理大量临床数据,以从中发现和捕获影响疾病诊断、治疗及预后的关键因素。因此,构建数据平台以快速、准确地采集临床数据显得尤为重要。而临床研究结束后,若研究数据得到妥善保存并能够被重复利用,不但对于研究者本身,对于整个科研机构,甚至对于整个专业领域,都具有积极意义。同时,数据共享、开源更是目前大势所趋,其不仅可以提高研究的效率和可信度,增强研究多中心验证、数据跨领域利用的影响,更是研究者的义务和责任。

数据清理是进行统计分析之前的必要步骤。在对数据处理阶段,需要进行系统、全面的核查,确保数据的完整性、有效性和正确性。统计资料可靠,才能减少结果偏移和错误,保证研究结论准确、具有科学性。但是在科研工作当中,通常一些研究者对于收集到的数据并不注重,在没有进行校对、核实的情况下直接开始分析,导致无法得到可靠的研究结果。

(二)合理选用统计分析方法

科学的统计分析方法是临床科研成果正确、可信的前提条件。临床工作者花费了大量心血收集到的宝贵资料,需要进行适当的统计分析方可使预期成果顺利呈现。如何选取统计分析方法分析处理相应的实验观察得到的数据,包括如何对数据包含的信息加以整理、概括、浓缩以表达数据资料的特征和规律(统计描述)、如何由样本数据对未知的总体参数做出估计或者比较(统计推断),是临床科研的难点问题。这一问题可通过学习专业医学统计课程、阅读并参考相关文献学习相应的统计分析方法得到解决。

可供选择使用的统计软件类型繁多,目前临床研究常用并且比较权威的统计软件有 SPSS、R 语言、SAS 等。可使用合适的统计软件进行统计分析。

五、遵照指南

报告指南是提高医学研究透明性和完整度的重要手段,在课题设计和实施过程中均应注意参照相应的指南,才能为相应的研究结果报告奠定基础。譬如,诊断性研究可参照 STARD(standards for the reporting of diagnostic accuracy studies)指南,预后性研究应参照 TRIPOD(transparent reporting of a multivariable prediction model for individual prognosis or diagnosis)指南。从如何明确数据来源(随机对照试验、队列或注册研究数据等、是否构建多个数据集、研究中心数量)、如何描述研究对象关键信息(纳入/排除标准,是否有干预因素)、如何清晰定义结局指标(如何测量以及何时测量)、如何拟定预测指标(如何测量以及何时测量),到如何选择和使用统计方法(研究对象特征描述、预测模型类型、预测模型建立过程和预测模型验证方法等),均可从指南中找到相应的清单、条目参照,以在课题设计阶段详尽构思计划、在课题实施阶段予以严格遵照。

总之,科研设计及实施就是针对研究目的并遵循相关科研要素及原则进行合理安排并实施的过程。临床科研设计在科学严谨、完善合理的基础上,需兼具可行性原则,方能保证课题的顺利实施。对于医学影像科研亦是如此,研究设计必须建立在可行性基础上,针对研究目的,结合研究实施的实际具备条件以拟订研究方案，力求科学、严谨，才能规避课题实施中的重大错误和调整，保障课题的顺利实施，最为理想地实现事先拟订的研究目标。

（刘再毅）

第三节　医学影像科研的数据管理与统计

医学科研的数据管理与统计是研究结果真实、可信的重要保证。数据管理与统计分析计划以及相应的质量控制措施，是科研方案设计的重要组成部分。

医学影像科研是最为依赖数据管理效率和完整性、准确性的学科之一。随着基于影像图像的大数据挖掘、人工智能分析研究数量的不断增加，研究数据也呈现海量增长的态势。这类研究所要求的影像图像数据、临床数据体量往往较大，伴随而来的研究低效率重复、研究数据质量缺陷、研究数据孤岛化等问题也由此不断显现。其中特别是对于回顾性研究数据，若能长期保存、多研究中心合理共享，则不仅能够促进研究的规范执行快速进展、促进研究结果的验证以及研究成果的快速临床转化，同时能最大限度地提高科研经费的投资回报，获得高质量的科研成果。因此，采用规范化的流程提高研究数据管理的效率和质量，保证研究数据的完整性和准确性，是医学影像科研领域面对的迫切需求。鉴于此，对于医学影像科研，亦应重视研究数据管理的理念和方法，并在实践中迅速发展。

医学影像科研同时也对数据统计有较高的要求。合理、严谨且完善的统计分析方案是课题设计合理、实施可行高效及研究结果可靠的重要保证。对于某种类型的数据分析，可能有多种统计方法可供选择，因此对于科研工作人员，应知道如何选用适合的特定统计分析方法以及如何解释相应的统计结果。在大数据信息新时代，这一问题因大型数据分析的复杂性逐渐显现而显得愈加重要，如高通量影像组学或联合影像组学在内的多组学研究（包括基因组/蛋白质组学等）往往涉及海量多元数据的分析，针对不同数据类型需选用多种不同统计分析方法。由于统计分析方案不完善而导致的课题设计缺陷，往往造成后期更换数据处理与统计分析亦无法弥补的影响课题目标实现的严重后果。

一、数　据　管　理

研究数据管理，是指对研究数据进行获取、计划、组织、存档、共享、分析、利用、保护等与研究数据相关的所有管理活动的总称。数据管理属于研究进程的一部分，但同时又贯穿整个研究周期，其主要目标为保证研究尽可能准确、高效地进行，以满足研究者的预期和要求，最终顺利实现研究目标。

一个科学、完备的研究方案是整个课题研究高质量进行的基础和保证，也应是整个研究数据管理流程的开始，其中涉及数据采集的内容和方式、数据质量的保证措施、数据分享和传播的方法等。在制订临床研究方案过程中，可以参照相关指南进行该课题数据管理计划（data management plan，DMP）的制订。数据管理计划是在项目正式启动前制订的针对描述整个课题周期内数据处理及相关质控的规范性文档，主要包括该科研项目进展过程中以及项目结题后数据收集、数据创建、数据组织、数据处理、数据存储、数据共享和数据复用的全过程，以保证研究数据的准确性和完整性。

（一）研究数据收集与保存

多数临床研究从研究对象入组、随访直至研究结束，均需要跨越从数个月到数年不等的较长周期。特别是在大数据背景下，临床科研人员更希望对研究对象病例进行长期、动态、实时的随访跟踪，从中发现和挖掘影响疾病发生发展、诊断、治疗和预后的关键因素。因此，高效、准确地收集研究数据显得尤为重要。

对于研究对象为病例的临床型科研课题，通常研究方案中涉及的、与研究目的相关的所有数据信息，均会通过病例数据表收集，如临床试验研究为病例报告表（case report form，CRF）。因此病例数据表的科学性和规范性在很大程度上决定了研究的质量。设计良好的病例数据表通常页面布局清晰易懂、随访流程条理顺畅、字段设计和编码符合相应标准，易于建立电子数据库并进行统计分析。而传统依靠纸质病例报告表来收集临床数据的方式采集周期长、中间环节多，且无法保证数据的可靠性和安全性，因此推荐进行电子化病例数据表采集。电子数据采集系统，无论是基于本地的单机采集系统，还是基于网络的云存储系统，都是值得推荐的临床数据采集方式。本地单机数据采集系统提供较完备的基础功能应包含数据双录入核对、数据逻辑检查、多种数据导出格式等。对于较为复杂的多中心研究，通常使用基于网络的云存储系统，数据库统一存储在服务器云端，除了提供基础的录入功能，需要提供更为全面的权限控制、逻辑检查、数据溯源等功能。网络云存储系统功能强大，但建库和维护的成本也较高，通常需要委托专门的公司或者学术机构进行管理，需要考量可选用系统的稳定性和成熟性，是否经过多个项目的研究验证，以及相关技术人员的资质水平等因素。无论对于本地单机还是多中心网络云存储数据采集平台，在构建过程中均需要有效结合数据存储的软件技术和硬件技术。软件技术层面，需要具有灵活配置数据类型、标示、权限、仓储格式、属性等相关信息的能力，最大限度地实现数据存储的完整性和可操作性；而在硬件层面，需要应用性能强大、易于管理、灵活扩展、运行稳定的数据存储介质，以保证存储数据的高速访问和全时访问。

对于医学影像学科，目前大多数影像数据只是经过简单的存储、提取，用于满足基础的查询检索需求，大量蕴含价值的医学影像数据未能得到有效利用。完善数据收集管理可便于从以往珍贵的影像数据中挖掘出更多具有研究价值的图像信息，为疾病诊断、预后预测、疗效评估提供辅助决策支持。医学影像研究数据的收集包括图像采集、整理、建立索引、归档建立数据库等全过程，是对医学影像数据进行统计、分析、挖掘、加工、开发以及利用的基础。医学影像数据库所存储的内容包括医学图像以及相应的医疗文本信息。其中，对于图像的存储，临床工作中使用的图像存储和传输系统（picture archiving and communication system，PACS）是以影像图像的采集、传输、存储和诊断为核心，将影像诊断查询、报告管理、集影像采集传输与存储管理、综合信息管理等综合应用于一体的综合系统。主要的功能是把医院影像科日常产生的各种医学影像数据通过DICOM标准接口，以数字化的方式海量保存起来，帮助医生快速使用图像资料。但对于科研工作者，若要对图像进行进一步管理和使用，须进行影像数据的导出和管理，有时还需进行图像格式的转换。伴随着图像数据的收集，患者个人信息、病案信息等也应被一同录入管理，在数据库内部实现彼此的数据关联，将影像信息、患者信息、病案信息等进行关联。

（二）研究数据核查

研究数据需要系统、全面的核查，核查的目的是确保数据的完整性、有效性和正确性。数据核查内容包括但不局限于确定原始数据被正确且完整地录入到数据库。

（三）研究数据的共享

在单项科研课题结束后，若研究数据能够得到妥善保存并能够被重复利用，不但对于研究者本身、对于科研机构，甚至对于整个相关专业领域，都具有积极意义。而数据共享、开放存取更是目前大势所趋，数据开放共享不但可以提高研究的效率和可信度，增强研究数据跨领域利用、引用以及影响，更是研究者的义务和责任。如The Cancer Imaging Archive（TCIA）、The Lung Image Database Consortium（LIDC）等数据共享平台，能为广大影像科研工作者提供公共数据。亦有一些高影响力的杂志，要求研究者在投稿时提供原始数据储存的位置以及获取方式，以核查研究结果的可靠性，推进数据共享、开放。

二、数据统计

科学研究中比较困难的部分之一是如何正确处理数据进行统计分析。研究数据的统计描述错误或统计分析方法误用并非少见现象。对于科学研究者,特别是对于临床医生,树立正确的统计观念十分重要,它是研究结果正确、可信、实现成果临床医疗转化的前提。重视数据统计思想应贯穿在研究设计、数据收集、数据整理、数据分析各环节。

医学统计学是应用概率论和数理统计的基本原理与方法,结合医学实际阐述统计设计的基本原理和步骤、研究资料或信息的搜集、整理与分析的一门学科。它能帮助人们透过许多偶然的现象,分析并判断事物的内在规律,已成为医学科研中不可缺少的一种分析和解决问题的重要工具。对于影像科研,如其他的医学研究一样,统计学方法仍要以分析目的和设计类型作为前提与基础来进行选择和使用。

(一)在课题设计阶段重视考量数据统计因素

1. 样本量估算　研究样本量过少易导致所得的指标不稳定、检验效能低、结论缺乏充分的依据;而样本量过多,则会增加课题实施的难度,造成人力、财力、物力和时间上的浪费。最恰当的例数应是能保证研究结论具有一定可靠性的前提下的最小样本例数。估算研究病例数一般是根据研究的目的和技术要求,借助统计公式进行计算。选择公式时,要考虑主要结果判定指标的类别以及将要使用的统计分析方法,如计量资料的例数估计与计数资料的例数估计方法即有所不同。

2. 数据采集方案制订考虑统计因素

(1)指标选择及定义:主要指标应是客观性强、易于量化、能说明问题并得到认可和对研究目的贡献大的指标。次要指标如年龄、性别等,也应是与试验有关的指标,它们对主要指标构成补充。随机误差大和/或容易产生系统误差的指标,数据的重复性和可靠性差,缺乏说服力,应尽量避免。对于计量的指标不要简化成定性记录;对定性的指标,要注意判断/分级标准的一致性,特别是常用的指标,往往存在人为的习惯性误差。

(2)数据的质量控制:为了保证统计分析数据来源的可靠性,有必要制订一套数据质量控制计划,其中包括主要指标的收集方法和过程、评定标准和观察起止时间;资料的排除和纳入标准;缺失数据和异常值的处理规则等。

(二)在课题实施阶段重视数据统计分析方法的规范使用和展示

1. 数据类型　数据是统计分析的基础。最常见的数据类型包括以下两种:分类数据或称定性数据;定量数据或称计量数据。其中,分类数据类型有无序和有序分类,分类数据的分层 >2 时,又称为多分类数据,则包括连续性数据以及不连续性数据。统计分析方法的选择取决于不同的数据类型,因此,明确数据类型是进行数据统计分析的前提。

2. 统计描述　选择如何展示研究数据非常重要,不应仅仅基于习惯或惯例。在数据采集完成应进行实验数据的统计描述,计算统计指标或者绘制统计图表来描述数据的具体特征,如果发现存在异常,要对数据进行核验清洗、校对而并非人为篡改。最常用的描述集中趋势的统计量为算术均数,但其值易受极端值影响,可以采用中位数等代替,对于数值呈几何分布的资料,则可采用几何均数。临床研究论文中最常采用均数±标准差或均数±标准误来表示定量数据的分布特征。具体统计描述方法要以分析目的和设计类型作为前提与基础来进行选择。

3. 统计分析　统计分析方法的选择需要依照数据类型和分析目的而定。如是否为单组/两组/多组资料的分析,数据是否符合正态分布,均影响统计分析方法的选择。又如分析目的若是分析一段时间后生存、死亡或其他事件发生情况则需要采用生存分析,涉及对一组研究对象两个连续性变量的相互关系的研究则可能需要使用相关性分析。临床研究的对象常常为患者,与有严格实验条件控制的动物实验不同,除了研究的因素外,常需要控制许多混杂因素或协变量,统计分析需要采用多因素模型对协变量进行校正。根据反应变量的类型,可以采用多元线性回归、

Logistic 回归等方法进行多因素分析。医学影像学研究中亦常涉及感兴趣区域勾画相关数据的一致性评估。

4．统计软件　目前临床研究常用并且比较权威的统计软件有 SAS（statistics analysis system）、SPSS（statistical package for the social sciences）、STATA（statistics and data analysis）和 R 语言等。SPSS 的菜单式操作使用简便，目前已经成为国内非统计专业人员统计的首选软件。SAS 是主要针对专业统计用户设计的软件，在数据处理和统计分析领域被誉为国际上的标准软件系统。在实际操作中，可使用合适的统计学软件进行统计分析。

5．论文撰写　完整和清晰的统计学分析描述有助于读者理解并鉴别医学论文的结论与质量。论文撰写中完整、详尽的关于统计学分析的描述应包括：观察指标、数据表达方法、统计学分析方法、研究设计的类型、统计分析软件及版本、显著性检验的水准。

总之，经过周密设计和科学实施的临床研究还需要规范的数据管理和统计分析，才能得到可靠的结论。作为医学影像科研人员，树立正确的统计思想，系统学习医学统计理论，及时了解一些实用、有效的新方法对于课题设计和实施均十分必要，亦是实现研究目的的前提。

（刘再毅）

第四节　医学影像论文的分类和撰写思路

一、医学影像论文的分类

医学影像论文从不同角度可以有不同的分类，例如从出版途径，可以分为期刊论文、会议论文、学位论文等。本节以文献期刊发表的一般要求，将其分为以下几个类型。

（一）研究型论文

该类论文在投稿时属于原创研究（original research）一类，在英文期刊中也可能被称为 original article、research article，或者直接称为 article。它属于最常见的论文发表类型。顾名思义，其撰写及发表是基于作者原创的科学研究。从提出科学问题，设计研究方法，完善方法细节，到数据分析及文章的撰写投稿，都需要基于作者及其研究团队的原创工作。研究型论文也可以在提出科学问题后，利用已有的公共科研数据平台，按照自己的研究目的申请获得对应的公共数据，而不是通过自己招募受试、采集临床及影像数据来进行研究。公共科研数据平台例如 UK Biobank，纳入样本量极大，采集了纳入人群的人口学数据、临床量表评分、基因组测序数据、影像学数据等，研究者依照自己的研究设计填写申请表申请所需数据，付费并通过申请后，就可以使用获取的数据完成研究并撰写发表研究型论文。

无论是自己采集数据还是利用公共科研数据，这类论文都强调其原创性。有价值的科学问题，研究的创新之处，以及更新、更可靠的研究方法，都能为研究型论文增色。依据研究内容不同，可以将医学影像研究型论文分为以下两个大类。

1．临床研究　医学影像学应用于临床，以解决临床问题为目的，例如提高影像诊断的敏感度及特异度，判断患者预后，辅助选择治疗方法等。其研究对象主要为患者和健康人，通常在医院及社区完成。通过临床研究，实现前述研究目的，则可以撰写发表临床研究类论文。其基本结构及撰写要点详见后文（二、医学影像论文的撰写思路）。

2．基础研究　作为一门结合了临床医学及理工科学知识的学科，医学影像学的发展与理工科息息相关。以生物学、细胞学、生理学、生物化学、药理学等方法为基础，解决医学问题的相关研究，被认为是基础研究，通常在实验室完成。影像学专业学生进行基础研究时，往往需要学习上述学科的相关知识和实验技能，或者寻找可靠的科研合作伙伴完成（科研合作相关内容见第八章第五节"医学影像科研的合作和共享")。通过细胞实验、动物实验等基础实验，可以对临床研究中发现的现象进行科学解释，探寻疾病的发病机制、致病基因等。在探索疾病治疗手段方面，基础研究的研究结果可以作为临床研究的理论基础，两者相辅相成，最终实现临床转化。

除了解释临床现象，寻找新的治疗方法以外，基础研究也是探索新领域的重要方法。例如分子影像学融合分子生物化学、纳米技术等，在细胞、组织水平进行研究，并逐渐应用于动物实验和人体试验中，逐渐开创一种高特异性的成像技术，甚至未来有希望应用于临床疾病的治疗中。

针对此类研究进行的论文撰写，归于基础研究论文一类中。

（二）病例报告

病例报告（case report）是将在临床中遇到的有学习分享价值的病例进行发表，通常为罕见病或者是某种疾病的罕见表现。其内容包括该病例的临床及影像学信息，对病例的分析，对该病例相关的既往发表文献进行综述，以及对该病例的潜在价值进行分析。

除了单个病例的病例报告以外，还有病例系列（case series）。病例系列是投稿者原创性收集的某些具有相似性病例的归纳和报道。病例系列纳入的样本量更大一些，更能为某个假设提供线索，有时甚至可以进行分组比较和统计学分析。

对罕见病而言，病例报告和病例系列对临床医生了解该疾病、解决临床问题有很大意义。但需要注意，因其样本量过少，偏倚难以避免，在阅读该类文献时需注意客观评估其可参考性。对于科研新手而言，其撰写难度不是很高，在遇到合适的病例时，该类论文可作为学习论文撰写发表的途径。

（三）综述型论文

综述型论文是对某一领域或研究问题相关的多项研究进行归纳描述，并分析叙述该领域目前研究的不足之处以及未来的方向。综述型论文往往不需要进行原始数据采集分析等工作，通过查阅文献的方式即可完成，因此对科研新手而言，写出一篇文献综述似乎并不难。其实不然，一篇好的文献综述通常出自该研究领域的学术带头人。学术带头人对相关领域的研究进行了长期文献阅读、学术交流，并进行过大量实践操作，立足于已掌握的广泛信息，高屋建瓴，对该领域有系统性、创新性的观点和看法，对既往研究存在的问题、研究的难点和价值点了解透彻，写出的综述型论文对该领域的其他研究者有很大的价值，也可以作为其他领域研究者或研究新手了解该领域的最佳资料。不过，撰写综述型论文对研究新手而言，也是非常好的方式。一方面，通过文献检索、归纳、总结及撰写这个过程，可以锻炼科学研究中必备的多种技能，例如高效全面地检索感兴趣问题的相关研究、快速准确地阅读文献、精读重要文献、学术论文撰写等。另一方面，通过上述过程可以快速了解该领域的研究，通过思考找到自己感兴趣的科学问题，为未来的研究设计提供理论基础。综述型论文主要分为以下 3 个类型，文献综述（此处指叙述性综述）、系统性综述和 Meta 分析。

1. 文献综述　叙述性综述（narrative review）是比较传统而常见的文献综述形式。作者根据感兴趣的研究问题或研究领域，收集相关研究资料，对其中重要的文献资料根据自己的思路进行定性描述分析和评价，整合形成综述论文。其研究问题或研究领域可以很广泛，例如精神影像学领域。文献检索时无须保证作者阅读了该领域的所有文献资料，可以根据研究者对该领域的观点整合成文。无须说明参考文献的具体纳入标准，对纳入文献的评价角度比较灵活，归纳总结时也是定性而非定量。对读者而言，是了解一个领域或一个较广泛的研究问题的良好途径。因其主观性较高，阅读高质量的叙述性综述往往能有更大的收获。

2. 系统性综述　系统性综述（systematic review）也被称为系统评价，与叙述性综述相比要更新一些，涉及的研究问题更为精确、狭窄一些。例如某影像学诊断方法对某疾病的诊断效能如何。作者需明确其检索、选择和评价相关研究的方式，选定上述几种方式的标准后，纳入所有符合标准的研究，按照自己的需求从中提取相关数据，进行定量的分析统计，充分评估，对结果进行归纳描述，并需要依据新证据进行更新。需注意，文献检索过程常需要两个作者独立完成，以相互印证。

通过明确纳入研究、定量分析的方法，可以减少偏移。为了保证系统性综述的质量，可以利用 PICOS 原则提出问题。P 为研究对象（population），I 为干预措施（intervention），C 为对照（control），O 为结局（outcome），S 为研究设计（study design）。

下面我们通过一个具体的例子来解释上述方法。例如，想要了解包含 MRS、DTI 的多模态 MRI 对颅内胶质瘤的诊断效能是否高于常规的平扫＋增强 MRI，我们可以按照 PICOS 一一确定如何完善研究设计。P 为颅内胶质瘤患者，需明确患者的诊断标准，例如经过手术病理确诊为颅内胶质瘤的患者。I 为干预措施，此处为多模态 MRI，需详细列出自己所感兴趣的序列，例如需包含 MRS。对照组 C 是常规平扫＋增强 MRI。O 为诊断效能，两种影像学检查各自的敏感度和特异度。S 为纳入研究的研究设计类型，例如随机对照研究、队列研究、病例对照研究等。明确了上述几点，即可开始设计优化检索方式，获取相关文献。

系统性综述对具体问题的利弊分析是基于定量的方法，对临床决策选择而言有重要的意义。叙述性综述与系统性综述的区别如表 8-1 所示。

表 8-1　叙述性综述与系统性综述的区别

	叙述性综述	系统性综述
研究问题	常较宽泛	精确
文献检索策略	无须说明	明确检索策略，全面，无遗漏
文献纳入排除	主观选择	明确纳入排除标准
评价方法	不统一，具有主观性	需对文献真实性、偏倚等客观评价
结论得出	主观归纳总结	定量统计学分析
内容更新	常无	作者有更新义务

3. Meta 分析　Meta 分析（Meta-analysis）与系统性综述有部分相互重叠，一般情况下可以理解为使用了特定统计学方法的系统性综述，可以对多个研究结果进行综合定量。它也是利用循证医学（evidence-based medicine，EBM）的方法，定量地整合既往研究的结果，减少偏移和误差，为临床实践提供可靠证据。所谓循证医学是指基于客观临床科学研究依据来进行诊疗决策。

如果所确定的研究问题有足够数量的满足纳入标准的研究，则可以通过 Meta 分析的统计学方法，合并若干研究的研究结果。该分析方法可以根据各研究样本量大小、研究质量等进行加权，通过对结果进行敏感性分析，异质性检验，对发表偏倚进行评估等，验证统计结果的可靠性。高质量的 Meta 分析基于循证医学方法，可以对具体研究问题给出较为可靠的答案，从循证医学等级上高于单个的原创研究。

相同的，掌握 Meta 分析的统计分析方法并不是很难，但处理好研究各环节的细节，获取高质量的可靠的结论，需要学习很多。系统性综述和 Meta 分析的具体实施，可以参考 Cochrane 的相关手册，此处不一一赘述。

（四）其他常见论文类型

除上述几种论文类型外，文献期刊中还常见以下几种发表。

1. Letters　中文可译为通讯论文，篇幅较一般的研究型论文短，对创新性要求较高。编辑及论文评阅人对其研究方法、研究结果等感兴趣，因此对其进行发表。研究者之后也可以将更多的数据细节，更透彻的统计分析进行完善，形成完整研究论文进行后续发表。

2. 观点评述　学者对某一研究进展或某一发表论文进行评述，稍类似于文献综述，但是更加简短且内容更聚焦于某一点。

3. 技术方法类 对于影像学而言，新的方法技术对学科发展至关重要，因此学术期刊也常接受此类论文发表。论文内容常对某影像学新技术或设备进行描述，文中需要对该新技术的相关研究数据进行统计分析。

4. 图片类投稿 对影像科医生的诊断技能提升有很大意义。通常投稿者需在第一部分提供患者的病史和影像学结果，读者根据已有资料进行影像诊断。第二部分投稿者会给出最终诊断，分析鉴别诊断思路等。

除上述常见类型外，还有其他论文发表类型，具体可以到对应期刊官方网站的投稿要求中了解。包括各种类型的格式、字数和内容等详细信息，都会列入其中。在进行研究团队内部的文章修改后，依据出版社要求进行文章格式等的调整，文章即可在目标期刊上投稿。编辑及论文评阅人将对稿件进行评估，并给予反馈。无论是被接收或是遭到拒稿，这些珍贵的修改意见都将给作者带来成长。

二、医学影像论文的撰写思路

（一）确定研究问题

1. 提出研究问题 研究问题是指研究者拟解决的临床问题，经过凝练转化为一个具体、可研究的科学问题。针对如何评价研究问题的优劣性，有学者提出了一个"FINER"标准，即可行性（feasible，F）、趣味性（interesting，I）、创新性（novel，N）、符合伦理（ethical，E）及相关性（relevant，R）。可行性是指研究问题在现实条件下是否可以顺利开展；趣味性是指研究者提出的研究问题是否能激起自己开展研究的热情；创新性是指研究问题是否跟现有研究有所不同，可以是验证、反驳或拓展已有的发现，也可以是研究方法学创新，还可以是能够引起医学实践转化、改写指南的研究；符合伦理是指研究问题是否以患者的利益为出发点，遵守《世界医学大会赫尔辛基宣言》以确保受试者不会遭受身体伤害或者隐私暴露的风险；相关性是指研究问题可能产生的结果，是否会对科学知识、临床实践或卫生政策产生重要影响，是否与学科、行业息息相关，最终可以服务于临床。只有当研究问题具有实际应用价值、能解决临床棘手问题时，研究才更有开展的意义。提出有意义的研究问题，需要研究者在平时的临床工作中养成善于观察、重视细节、勤于思考的好习惯。

2. 文献检索与阅读 大量阅读科研文献是培养研究者创新思维的源泉。提升研究者的文献检索及阅读能力，是培养创新性科研人才优先需要解决的问题。研究者应熟练掌握常用数据库的使用方法，包括在具体数据库中查找文献的方法以及数据库的高级检索功能。常用的中文数据库有：中国知网、万方数据库和维普数据库等。常用的英文数据库有：PubMed、Embase、Web of Science等。为了从众多文献中找到与研究者检索目的最相关的文献，研究者应培养自己如何通过标题、摘要快速获取文献信息的能力，以及对文献的归纳管理能力。常用的文献管理软件有：Endnote、Mendeley、NoteExpress等。通过大量的文献阅读，研究者可以掌握国内外研究现状及发展动态，以便衡量新课题的研究意义。

3. 研究方案设计 当一个好的研究问题配上规范化的实施方案以及准确恰当的统计学方法，才有可能产生一个高质量、可转化的研究成果。所以在课题正式实施之前，研究者就需要设计一个总体的研究方案。研究方案的内容应包括：研究方法、技术路线、实验手段、关键技术等说明。研究方法部分可以包括：受试者的纳入与排除标准、数据采集方法、数据处理与分析、数据的统计分析方法等。研究者可以采用简洁的图形、表格、文字等形式描述所有实验步骤，即描绘一个技术路线图。此外，针对一些特殊的实验手段或关键技术，可以进一步详细阐述。

4. 可行性分析及研究方案调整 可行性分析指客观评价研究方案在现有的条件下是否可以顺利开展，比如：是否可以纳入足够数量的研究对象、技术上是否有足够的支撑、提出的研究问题是否可以在可控的时间和经费预算内完成。在研究开展前进行可行性分析，有利于了解研究实施的限制条件以及可能存在的问题,可以在一定程度上避免由研究中断造成的时间和资源浪费。研究者也可根据可行性分析结果对研究方案进行调整。

(二)研究的实施

当研究方案确定后,大部分前瞻性研究还需要经过伦理委员会的批准之后才能实施。研究的实施方案是指对研究工作,从目标要求、工作内容、方式方法及工作步骤等做出全面、具体而又明确的安排计划。研究的实施应阶段性地进行,不同的阶段应完成不同的研究目标。研究者也应总结阶段性成果,并撰写相应的进展报告、论文等其他有关材料。

(三)论文的撰写

1. 研究型论文的基本结构　研究型论文的基本结构主要包括:摘要、前言、材料和方法、结果和讨论部分。

2. 论文各部分的撰写要点

(1)摘要部分撰写要点:摘要部分是学术论文的重要部分,它能够起到吸引读者并为读者提供精确信息的作用,同样也是读者检索和阅读文献的重要端口。因为摘要的写作水平能在一定程度上反映该学术论文的质量,并直接决定了该学术论文的阅读率和引用率,所以研究者应重视摘要的撰写,努力做到用语规范、表达简明、语义确切、描述客观、结构严谨、重点突出。很多英文杂志对摘要的字数有严格的要求,通常要求摘要字数不超过 250 字,在这种情况下,撰写摘要可以遵循以下结构:第一句话概括研究意义,第二句话阐述一下方法,并逐层深入展示研究结果的新颖性,最后一句总结和强调研究结果的潜在价值。

(2)前言部分撰写要点:文章的前言部分就像是一座城市的大门。当我们看见一座城市的大门时,我们便可以猜测城市内的风貌和历史文明。前言部分要有一定的吸引力,才能促使读者阅读文章的后续章节。前言可以分为 3 部分:①对研究主体进行简单、准确的阐述,以保证即使对研究主体一无所知的读者也能顺利读懂后续章节,这样可以在研究者和读者之间建立一个温暖的关系。接着阐述文章的主题,为后面描述研究目的埋下伏笔。②结合国内外研究现状,分析所遇到的问题。问题数量应尽可能减少到一个。当然,问题可能不止有一个,但是研究者应明确地写明本文的主要目的是解决其中一个问题,其他的问题将在其他工作中解决。因为如果想解决的问题数量很多而且复杂,解决方案将不止一个,这样就容易让读者产生困惑。同时,作者心中应有宏大的图景,不要只写正在研究的东西,可以从自己的研究领域跳出来,看看其他领域的研究结果,从侧面反映自己的研究主题是全领域都在研究的热点、难点内容。③描述解决方案,即简单介绍研究方法,并提出自己的假设。这一部分的撰写不要只抛出问题引起读者兴趣,却不给出解决方案。因为在阅读科学文章时,读者希望能及时获取最有效的信息,而不是自己得出结论。按照上述逻辑顺序撰写前言部分,读者便能很容易地追踪存在的问题及其解决方法。否则,即使后面的研究设计很完美,但前言部分信息不足、隐藏解决方案,也会让读者丧失阅读兴趣。

其他需要注意的问题包括:①句子应有吸引力且通俗易懂,避免使用神秘、混乱的表达方式。②参考文献应尽量选择高质量文献,且发表时间为近 5 年。③即使有些缩写词在摘要中写了全称,但在前言部分第一次出现时也要写出全称。④撰写英文论文的前言,最好采用一般现在时态。

(3)材料和方法部分撰写要点:众所周知,材料和方法部分是一篇文章中相对容易撰写的部分。因此,最好先写材料和方法部分。应该注意的是,高质量的材料和方法部分显著地提高了文章被发表的机会,这也是文章的关键部分。因为"可复制的结果"在科学上非常重要,所以这一部分应该详细介绍这项研究。如果作者提供了足够的细节,则其他科学家可以重复他们的实验来验证前者的发现。一般建议材料和方法用过去时态书写,可以用主动语态,也可以用被动语态。材料和方法部分包含的内容有:伦理批准、研究日期、受试者人数、分组、评估标准、排除标准和统计方法。在临床研究的"材料和方法"部分,应提供以下问题的答案:①研究的开始和结束日期。写明临床研究的开始和结束日期将有助于对文章的科学解释。比如,使用新方法得到的结果可能与常规方法获得的结果不同。此外，疾病的发病率，以及受影响的人数可能会因社会波动和环境因素的影响而有所不同。因此，很有必要写明研究的开始和结束日期。②参与研究的受试者/实验动物的数量。因为样本量会影响结果的可信度。可以通过统计计算或咨询统计学专家来预估样本量，并且根据研究设计说明是否需要一个对照组。③是否已获得伦理委员会的批准。作为患者权利的一项要求，文中应获得伦理委员会的批准，应在文中标明其注册号。此外，还应说明从患者处获得知情同意书。④研究设计类型及其特征。写明研究设计类型，如前瞻性、回顾性、横截面、纵向研究、随机、双盲、安慰剂对照或双盲、平行对照等，有助于让读者明白实验的难度和结果的可行度。⑤研究者工作的机构是否应该写在"材料和方法"部分，这是一个有争论的问题。近年来，越来越多的期刊要求匿名评审，所以会要求作者在文章送审阶段隐匿单位信息，等文章被正式接受后清样时，作者可以补充自己的单位信息。此外，在"材料和方法"部分还应注明研究仪器的品牌和原产国。⑥数据采集和处理的规范性。不同的实验可有不同的采集和处理方式，通常为了证明操作的规范性，可以在自己的操作步骤后引用高质量的文章作证。⑦统计分析的正确性。"材料和方法"的最后一段应为统计分析部分，应指出采用的统计学方法，可适当解释理由。

（4）结果部分撰写要点：简而言之，结果部分应该纯粹地呈现和描述发现。不需要对结果进行解释或进一步讨论。因为讨论部分是专门为解释结果而设计的。因此，结果部分应该只包含数据、表格、图片以及对上述内容的解释。换句话说，一个好的结果部分将致力于讲述数据的故事，正如研究者在之前文献回顾和方法部分所描写的那样。糟糕的结果部分只会显示一长串乏味的分析和表格。然而，重要的是结果部分要呈现所有相关的结果，而不仅仅是那些在统计上有意义或支持研究者假设的结果。事实上，研究结果应该按照方法论和前言假设部分的顺序和格式呈现。文章的每个部分都应该是其他部分的镜像，努力为读者保持一致的模式。因此，认真考虑结果的结构和表达是很重要的，并可能改变前面内容的格式，使论文更成体系且更易于理解。值得注意的是，不要在讨论部分出现在结果部分没有提到的结果。因此，将结果部分视为讨论的前奏是有益的，但讨论部分本身不应该是多余的。由于有太多的方法来呈现结果，所以大多数学术期刊会要求研究者按照出版社的统一标准来调整图表的字体、大小、排版等格式。

（5）讨论部分撰写要点：虽然讨论部分出现在论文的结尾，但其实从刚开始构思研究起就应该思考将来在讨论部分需要写些什么。比如：为什么这项研究很重要？这项研究与之前的研究有何关联？研究设计的局限性是什么？哪些问题应该讨论或回避？最重要的是，研究者需要谨记讨论部分的目的——向读者解释结果的意义。讨论部分不是炫耀自己学识的地方，而是应该努力让读者相信研究结果的可靠性和合理性。讨论部分应包含的内容有：①讨论的第一段应该直接、简洁地陈述主要发现，不应包含参考文献。②解释这些发现以及为什么这些发现是重要的。作为构思和实施研究者，这些结果的意义和重要性显而易见。然而，对于第一次阅读该论文的读者来说可能不是很清楚。讨论的目的之一就是解释这些发现的意义以及它们为什么重要。③研究结果与相似研究结果之间的相关性。讨论部分应该将本研究的结果与其他研究结果联系起来。前期研究提出的问题可能是作者学习的动机。其他研究结果可能支持作者的发现，这就加强了作者研究结果的重要性。④其他可以解释结果的原因。大家很容易落入陷阱设计，即研究是为了证明偏见，而不是发现真相。研究者很容易只考虑那些符合其偏见的解释。所以写讨论时仔细考虑所有可能的合理解释，而不仅仅是符合偏见的解释。⑤阐明结果的临床意义。将研究结果与临床实践联系起来是很重要的，比如这些结果适用于哪些患者，不适用于哪些患者；在实验室进行的基础实验通常不涉及人体试验，但其结果可能有临床意义。⑥写明研究的局限性。所有的研究都有局限性。某些局限性可能是导致文章无法发表的致命缺陷，但自己承认这些局限性要比让同行评议专家或读者指出来更好。⑦指明未来研究方向。虽然一项研究可能会回答一些重要的问题，但其他与该课题相关的问题可能仍未得到解答，应该在讨论部分提出进一步研究的建议。⑧讨论最后再次总结发现及其意义,即希望读者从该研究中记住什么。

讨论部分应注意的问题有:①对结果的解释很容易夸大。对结果的解释不能超出数据所支持的范围。②毫无根据的猜测。在讨论中几乎没有推测的余地。如果觉得有必要进行推测,请给出恰当的理由并写明哪些内容仅仅是推测而已。③夸大研究结果的重要性。我们都希望我们的研究能够做出重要的贡献,为后代所引用。然而,毫无根据地夸大研究结果的重要性将会使评论者和读者感到厌恶。④偏离主题。关注假设和研究结果很重要。在讨论部分插入一些无关紧要的问题会分散读者的注意力,使读者感到困惑。无关紧要的问题会稀释和混淆研究结果的真实信息。⑤得到结果并不支持的结论。整个研究应该是一个紧密的过程,应尽量避免将自己的偏见带入结论。

(吕　粟)

第五节　医学影像科研的合作和共享

一、科研合作的开展

(一)科研合作的必要性

现代科学研究高度分化又高度交叉、高度综合和规模化发展的实际使科研合作的重要性日益凸现,科研合作的状况已经在很大程度上决定了科学研究的成功与否。因此,科研合作既是科研工作自身发展的要求,也是时代的要求。科研合作具有以下作用:①充分发挥知识共享、技术互补作用,提高科研质量。②创造良好的科研环境,促进人才成长。③缩短科研周期,节省人力、物力和财力。④促进科技成果转化。

医学科研合作是指通过组织,把分散的、多方面的医学科技力量统一起来以发挥更大作用。积极开展科研合作不仅是当代医学科技发展的基本要求,而且是发挥人才资源、物力资源和信息资源的必由之路。同时,医学科学综合化已成为现代医学的一个重要特征,它使得医学科学研究具有显著的广博性、多学科性、多结构性和相互交叉渗透的特点。另外,医学基础研究和应用开发研究的紧密结合,促使医学科学研究的规模越来越广、深度越来越大,任何个人都不可能完全解决复杂科研项目中的全部技术问题。因此,积极开展医学科研合作不仅是医学科技发展的必然趋势,而且已成为当代医学科学综合化发展的必要条件。

(二)科研合作的具体开展过程

1. 科研合作的定义　是一种由两个及以上的科学家(或科学团队)为了完成一个共同的科学目的和任务而彼此按照计划协同合作的劳动形态。本身具有高度不确定性、任务形式多样,需要较强的先验假设等特点。

2. 科研合作的分类

(1)以学科分类:可分为学科内、学科间、多学科及跨学科4种形式。学科内合作描述的是同一个学科或领域的学者彼此合作,在理想状态下充分运用各自的专业知识并进一步凝练而产生新的科学知识。学科间合作说明的是两个学科以上的学者通过把彼此的专业知识整合在一起而产生新的科学知识。虽然多学科合作有时可与学科间合作互相使用,但是许多研究人员容易混淆两者之间的定义。多学科合作研究一般只需用不同学科的专业知识,而不涉及具体的知识整合与凝练。跨学科合作定义为针对某一具体的科学问题,研究人员需要把与之相关的多个学科专业知识进行整合。

(2)以参与科研合作的研究人员(或团队)的地理位置分类:可分为远程合作、分布式合作、科学协同实验室3种方式。

远程合作和分布式合作均指处于不同地区之间或同一地区不同片区之间的科研人员为了同一科研目标而进行的合作与交流。两者之间的主要鉴别点在于合作对象之间是否存在单向交流。前者既可以是单向交流，也可以双向交流；而后者则以双向（或多向）交流为主。科学协同实验室最初的意思是"没有隔墙的实验室"，旨在通过采用各种不同的远程设备和方法以打破物理距离的阻隔，使得位于不同地区的实验室能够顺畅地展开科研合作。

（3）以参与科研合作的研究人员（或团队）所属组织和机构分类：根据研究人员所属组织和机构是高等院校、企业还是政府部门，可将科研合作分为产学合作、行动研究、启发性研究等形式，其中以产学合作为重点。产学合作也称校企合作，是高等院校与企业之间建立的一种合作模式，有助于重点培养人才的实用性与实效性。而在大学附近创建科学园区是促进企业专业技能人员和高等院校研究人员之间紧密合作、实现知识转化和创新发展的一种有效机制。

3. 开展科研合作的四个阶段（表8-2）

（1）准备阶段：在开展科研合作之前，应全面地考虑影响合作基础的因素，即首先施行有关科研合作所必需的因素，同时尽量减少不利于科研合作的因素。总结已发表的科学论著可知，当前影响科研合作准备阶段的3类因素包括：科学因素、社会经济因素以及社会网络和个人因素。

1）科学因素：首先，能及时、有效地解决复杂的科学问题和发现全新的科学知识，促使研究人员相互之间开展科研合作。其次，各学科知识的日益专业化、科学仪器和技术的不停更新换代以及结合不同专业知识以解决复杂科学问题的需求，也进一步为开展广泛的科研合作提供了基础。同时，多数学科的实验过程已不可能靠一个研究人员独立完成。因此，科研合作可扩展研究项目的深度、增加实验成功的概率和结果的可靠性，并在前沿领域产生新的学科分支和职业。

2）社会经济因素：科研合作已被视为实现社会经济繁荣的一个重要跳板。许多国家提供的科研项目需要高等院校和实业公司之间开展必要的合作。比如，瑞典政府建立的创新局旨在通过建立有效的创新体系，构建大学机构的基础科学研究与商业化项目之间的桥梁，以实现国家经济发展。大学机构则可以从上述政府提供的合作项目中获取资助，但是在分配比例上可能存在分歧。一般来说，合作项目中牵头的大学机构（或研究所）是主要受让对象，因此参与科研合作的每家大学机构都希望成为牵头单位。这可能阻碍研究人员之间的合作。

3）社会网络和个人因素：首先，社会网络和个人因素为科研合作提供了基础。社会网络可以跨越学科、机构和国家的界限，使得科研合作的边界进一步扩展并得以延续。比如，研究人员观察到在科研合作过程中存在"小网络"现象，即两位研究人员在认识同一个合作对象的情况下更加容易开展科研合作。同样地，研究人员也可通过自身的社交网络寻求新的科研课题，并筛选和确定对应的合作者。而个人因素（文化背景、性别、性格等）在此过程中起到重要作用。

（2）规划阶段：在研究人员规划和制订科研合作计划过程中，应从以下3方面仔细考虑：

1）研究愿景、目标和任务：虽然科研合作的愿景在开始阶段难以清晰表达，特别是在加入新的科学问题后，但是应尽可能地在参与科研合作的研究人员之间达成一致，形成共同的研究目标，并制订对应的科学研究任务。而制订具体的科学研究任务则由相应的研究人员负责，尤其是在开展远程合作时。

2）组织架构：科研合作的组织架构可以是多种形式的。而 Chompalov 等研究人员把跨机构科研合作项目的组织结构分成了以下4种。①官僚式合作：此类科研合作方式存在明确的权力分级、规范化的制度和规定以及专业化的劳动分工。同时，官僚式合作还包括外部评价系统、学科委员会以及正式任命的项目负责人。②群龙无首式合作：虽然此类科研合作方式存在行政领导，但是没有相应的科研负责人。而具体科研项目的负责人则是由熟悉本领域的研究人员担任。同时，群龙无首式合作也存在学科委员会和规范化制度与规定。③非专业化合作：此类科研合作方式存在分层管理，但缺乏角色（或职责）的规范化和差异化。④参与式合作：此类科研合作方式不存在行政或科研负责人，所有参与科研合作的研究人员是平等的。除去不具有约束力的谅解备忘录外,参与式合作没有正式的规章制度。

3)知识产权和法律法规:涉及知识产权以及相应的法律关系应在规划阶段明确,以避免在知识产权开始创造市场价值或责任问题出现后随之产生的误解和利益冲突。

(3)实施阶段:在这个阶段,科研合作会面临各类挑战,比如研究过程耗费时间变长、实验结果不可预测、参与者之间的相互竞争以及保密等。研究人员之间可通过学习交流及搭建良好的沟通交流机制,以规避科研合作过程中的挑战和风险。

1)学习交流:事实上,科研合作被认为是最有效的知识转移形式之一。研究人员之间需要互相学习与交流,以对参与合作的科研任务有一个统一的准确认识,并且懂得如何有效地整合自身的专业知识从而产生新的科学知识。

2)沟通:是科研合作当前阶段的另一个基本组成部分。假如没有持续良好的沟通与交流,相应的科研任务就无法协调地开展,研究人员之间就不能互相了解,研究结果也就不能进行整合、凝练,并最终产生信任危机。因此,成功的科研合作项目通常具有良好的协调沟通机制。

(4)总结阶段

1)科研合作成功的定义:科研合作产生的一个重要结果就是创造了新的科学知识,包括新的研究问题、倡议及新理论和模型。研究人员科研合作是否成功一般通过已发表论著的数量和引用次数进行衡量。

2)科研合作结果的传播:一般情况下,科研合作项目产生的成果通常以共同撰写的文献和出版物的方式进行传播。而当科研合作是多学科时,研究人员则面临着难以选择合适刊物的困境。在某些科学领域,新的跨学科期刊正在不断涌现以解决这个难题。另外,不同学科的研究人员对同一文献的评价可能是不同的。这也在一定程度上阻碍了科研合作结果的有效传播。其他类似的问题还包括论著作者的归属、作者的次序等。

表8-2　开展科研合作过程中需考虑因素

科研合作四阶段	需考虑因素
准备阶段	科学因素,社会经济因素,社会网络和个人因素
规划阶段	研究愿景、目标和任务,组织架构,知识产权和法律法规
实施阶段	学习交流,沟通
总结阶段	科研合作成功的定义,科研合作结果的传播

二、医学科研数据的共享

(一)医学科研数据共享的必然性

医学科研数据共享是国家科研数据共享工程的重要组成部分。实施医学科研数据共享,有助于对其他科学领域解决关键问题提供医学数据支撑,为科技进步与创新提供可靠的科研数据与资源储备,有助于提高全民科学素质,对促进我国乃至全球实现人人享有保健具有重要意义。

实施医学科研数据共享,建立具有国际水平的国家级医学科学数据体系,有助于对数据资源进行科学合理的管理,为医学科研和教学工作者、临床医务工作者提供信息共享服务的支撑平台;有助于推动科研、教学、临床工作的开展,有助于促进医学科研源头创新。

医学科研数据共享是实现科研数据发挥最大效益的有效方法。医学科研数据资源的利用不仅不会使之消耗,反而会不断产生新的数据,并使其增值。实施医学科研数据共享,有助于促进国内外科研数据资源的有效利用;有助于避免低水平和重复性研究,节约人力、物力、财力。

(二)医学科研数据共享的优势

1.研究结果的验证和优化　医学科研数据共享可用于检验已发表的单中心研究的结果可靠

性,并可用于说明某一新的研究发现或者通过分析不同数据库的数据以增强研究结果的准确性。其次,医学科研数据共享可减少学术造假的可能性,尤其是涉及数据捏造。

2.减少临床研究的成本和时间 通过防止重复试验,医学科研数据共享可使临床研究的成本和时间得到优化。此外,基于已创建的公共数据库,新的研究结果的产生时间可远早于单独开展临床新研究所产生的研究结果。

3.提高临床医疗水平 医学科研数据共享的最终目的,是在医疗诊断和治疗过程中不断发现更高级别的循证证据,以提高公共卫生健康水平。

(三)医学科研数据共享的基本原则

1.价值原则 医学科研数据共享应明确目标价值。现阶段的共享价值原则更多强调的是能产生价值。就参与者而言,共享行为的价值产生和价值回馈等措施有利于激励医学科研数据共享的参与。因此,无论是公益性无偿共享还是有偿共享,都应考虑体现参与各方的需求和价值期望。

2.尊重原则 个人信息属于敏感信息。医学科研数据共享不应以牺牲个人隐私作为代价,因此在数据共享行为中必然要有严格的隐私安全保护要求。

3.信任原则 医学科研数据共享的开展应建立在参与者之间互相了解、互为诚信的基础之上,医学科研数据共享的标准化和透明性有利于合作者之间的信任增进,进而促进医学科研数据共享活动的密切进行。

4.公平与公正原则 对于数据共享利益分配的公平与公正体现,是促进医学科研数据共享的关键。在公平与公正原则指导下制定数据交换共享规则和利益分配规则,能使得数据共享和利用透明化,实现互惠互利以增强参与方共享意愿。

5.安全原则 安全是医学科研数据共享开展的重要前提。在大数据时代背景下,医学科研数据基于必要且适当原则实现大规模共享的同时,更需考虑数据机密性和安全性之间的平衡。因此,医学科研数据分享不仅要强调数据共享流程的透明可追溯,还应针对参与流程共享的相关人员做好安全教育和监管。

6.规范性原则 规范性原则强调医学科研数据共享在执行层面应遵守的法律规范、行为和流程规范。合法是医学科研数据共享的基本遵循,任何医学科研数据共享的实施均应确认其法律背景。此外,科研数据共享操作规范的制定与遵循可成为共享行为规范开展的有益补充。

(吕　粟)

第六节　研究伦理与法律法规

一、医学伦理的基本原则

在医疗工作中,患者与医生之间存在着信托关系以及契约关系。信托关系主要是指由于医患双方在对医学知识概念的掌握方面存在明显差别,医务人员在提供医疗帮助时具有疾病诊治权和特殊干预权等特殊职权,可以获得患者与疾病相关的信息;与此同时,患者需要向医务人员如实地提供各类信息并积极配合治疗。契约关系则是指在诊治疾病的过程中,患者及其家属针对医务人员采取的各项医疗决策和措施所签署的"知情同意书",是在法律的角度上所建立的基于平等基础的诊治契约。

综上,由于医患关系是一种建立在信托和契约基础的特殊人际关系,需要对其进行行为规范和分析,因此医学伦理学应运而生。最早在公元前4世纪,《希波克拉底誓言》就指出了医务人员应当基于自己的能力和判断,为患者做出最为有利的医疗决策并保守患者的秘密。医学伦理学是实践与理论相结合的产物,其产生和发展都经历了一定的过程,其主旨是解决在实践过程中遇到的各类问题和反思经验教训。

例如，纽伦堡军事法庭于 1946 年针对德国纳粹医生在第二次世界大战期间人体试验的审判，催生了《纽伦堡法典》(Nuremberg Code)。其核心内容是：知情同意和免予强制；合理设计的科学试验；有利于试验参与者。《赫尔辛基宣言》(Declaration of Helsinki) 作为《纽伦堡准则》的延续，在 1964 年举行的第 18 届世界医学大会中被通过并在后续大会中不断修订。该宣言是涉及人类为受试对象的医学临床研究的伦理规范和国际性指南。

我国医学伦理学基本原则反映出了我国医疗卫生行业具有人民性、人道性和时代性的特点，是社会主义卫生事业性质和当代医学服务目的的集中体现；其次，是社会主义医学道德及其要求的最高概括，即医务人员应当全心全意为人民健康服务。虽然医学伦理学随着社会经济、文化、价值等的改变在不停地发展，但它的基本原则是恒定的，其主要包括了尊重(respect for persons)、不伤害(nonmaleficence/do not harm)、有利(beneficence/do good)和公正(justice)四大原则。

（一）尊重原则

尊重原则指医患双方应当互相尊重对方的人格和尊严，医务人员和研究者应当在临床工作及研究中保护患者隐私，不得在未经过本人同意的情况下将信息以及疾病状况泄露给他人。尊重原则的另一伦理要求是医务人员应当尊重患者的自主权，故尊重原则又称为自主(autonomy)原则。自主权指承认具有自主力的个体拥有根据个人价值观和信仰做出选择、持有观点和采取行动的权利。例如在临床工作和研究中，具有独立自主权的个体可以自行决定是否参与临床试验或实施相关医疗干预。即使该临床试验或医疗行为可以为受试者带来益处，医务人员或研究者也不能强迫患者参加。但是，为了让患者的受益最大化，医务人员或研究者仍需尽力劝导患者及其家属，使其充分而又完全地了解研究和治疗的相关信息。在临床试验进行的过程中，受试者也随时有可以退出试验的权利。

需要注意的是，在丧失或缺乏自主能力的患者及人群中（例如年幼的儿童、精神疾病急性发作期患者、处于昏迷或植物状态的患者等人群），由于他们无法准确地理解医疗行为和临床研究的内容并对其做出相应的回应，故自主原则并不适用于该患者及人群。对于丧失或缺乏自主能力的患者及人群，其自主权可以由家属及监护人代理。对于这样的特殊人群，尊重原则的良好实施体现在主动保护和维护他们的自主权。例如，在筛选受试者中不纳入自主能力受损的患者或者进行更为严谨的科研设计。

（二）不伤害原则

不伤害原则是指研究者在临床工作和研究中不仅有义务在最大程度上降低对患者造成的身体伤害、对患者及家属的精神伤害和患者及家属的经济伤害，更不能有意人为地制造伤害。不伤害原则在调解医患关系方面具有重要的作用，主要以规范医务人员和研究者的诊疗行为为主。医疗工作和临床研究常常具有两面性，不可能完全避免伤害和风险。例如对肿瘤患者进行化疗时，虽然可以抑制肿瘤生长，但治疗过程仍然会有难以避免的副作用。因此，研究者需要谨慎衡量研究和相关医疗行为的益处与风险，并在过程中对各种可能出现的伤害及风险进行密切监测。总的来说，不伤害原则的真正意义不在于完全避免伤害，而在于研究者对受试者严谨负责的态度，对待医疗伤害的正确认识以及权衡利弊后所做出的利大于弊的选择。

（三）有利原则

有利原则与不伤害原则联系紧密，不伤害原则是有利原则的基本要求。有利原则指医务工作者和研究人员有义务确保患者的健康利益，广义来讲，医务人员和研究者的医疗行为和临床研究需要有利于促进疾病研究，从而更有效地诊断和治疗疾病。在一些临床试验中，常常需要对照组受试者使用安慰剂以对比新药的疗效。这种状况可能导致对照组患病的受试者因得不到应有的治疗而受到伤害。使用安慰剂的科学正当性已经在既往实践中得到了阐明，但在临床试验中是否可以使用安慰剂是一个备受争论的话题，其本质是义务论和功利主义两种伦理辩护方式必须进行协调的内在需要。义务论指的是医务人员和研究者有义务针对患者使用疗效最佳、副作用最小的医疗决策和诊治手段。功利主义则认为现在的诊治方法和研究成果即受益于过去的研究,人们应当注意到临床研究的发展可以为社会带来远期的长久好处。基于此,《赫尔辛基宣言》当前对此选择的折中点为在某些场景如:虽然受试者在临床研究中不能受益,但是研究方案有科学上的根据并且研究成果可以造福于后续患者、为他人提供更为有效的治疗方法时,受试者所需承受的伤害或不适不严重或可逆时可以得到伦理学的辩护。

(四)公正原则

公正原则主要包括形式公正和内容公正,表现在公平、正直地对待患者,每位患者均享有平等的就医权利。研究者应对所有患者一视同仁,公平合理地分配利益或负担。所有患者都平等地享有合理的卫生资源和医疗保障权。在基本医疗保健需求上要求做到绝对公正。在医疗服务领域,针对我国稀缺的卫生资源,在提出公正分配时,具有同样医疗需要以及同等社会贡献和条件的患者,应得到同等的医疗待遇。

在临床试验中,形式公正可以体现在建立公平的受试者入组试验标准,从而避免不恰当的受试者承受风险或有适应证的受试者无法分享研究成果。针对易受伤害的脆弱人群如儿童、孕妇、精神疾病者等,只有当临床试验是以上述特殊人群为研究的目标人群而非出于该人群的可得性进行有意选择时,上述特殊人群才可作为受试者参加试验。

二、临床研究的法律法规和政策条款

(一)伦理委员会及伦理审查工作

临床试验应当符合世界医学大会《赫尔辛基宣言》原则及相关伦理要求,受试者的权益、安全和健康是研究者考虑的首要因素,优先于科学和社会的获益。1982年由卫生部颁行的《医院工作制度》是我国国内各政府官方网站中可查到的医学伦理相关的最早法规文件。1999年由国家药品监督管理局颁行的《药品临床试验管理规范》(GCP)第一次提出伦理委员会和知情同意书的重要性。2016年我国国家卫生和计划生育委员会公布了《涉及人的生物医学研究伦理审查办法》,该办法指出在研究中需要尊重受试者的自主意愿,同时遵守有益、不伤害以及公正的原则。除此以外,该办法还指出为了确保临床研究中受试者的权益,从事涉及人的生物医学研究的医疗卫生机构应当设立伦理委员会并保障其可独立开展伦理审查工作。伦理委员会应当由生物医学领域和伦理学、法学、社会学等领域的专家和来自其他机构的人员组成,其主要职责是审查机构开展的临床研究方案是否符合伦理,为维护受试者的合法权益、安全、健康和尊严做出贡献。由伦理委员会开展的独立、客观、公正的伦理审查以及受试者签署的知情同意书是保障受试者权益的重要措施。伦理审查的主要内容有:①参加临床试验实施的研究人员是否具有能够承担临床试验工作相应的教育、培训和经验。②研究计划书是否符合伦理原则的要求,是否清晰、详细、具有科学性和可操作性,是否能够确保研究风险与受益的比例合理,从而使得受试者在获益的同时尽可能避免伤害。中医药项目研究方案的审查,还应当考虑其传统实践经验。③知情同意书提供的有关信息是否完整易懂,获得知情同意的过程是否合规恰当。

伦理委员会批准研究项目的基本标准是:①坚持生命伦理的社会价值;②研究方案科学;③公平选择受试者;④合理的风险与受益比例;⑤知情同意书规范;⑥尊重受试者权利;⑦遵守科研诚信规范。试验方案须获得伦理委员会同意后才可执行,已获得批准的研究项目需要伦理委员会定期跟踪审查并及时处理受试者的投诉。在项目研究过程中,项目研究者应当将发生的严重不良反应或者严重不良事件及时向伦理委员会报告;伦理委员会应当及时审查并采取相应措施,以保护受试者的人身安全与健康权益。

(二)临床研究中的知情同意

知情同意主要包括两部分的内容:在临床研究中,研究者必须以受试者能够理解的方式向其提供充足和全面的可做出理性决定的研究相关信息,受试者需要在无欺骗、利诱、胁迫下做出自愿参加试验的决定。对无行为能力、限制行为能力的受试者,项目研究者应当获得其监护人或者法定代理人的书面知情同意。《涉及人的生物医学研究伦理审查办法》指出知情同意书应当包括以下内容:①研究目的、基本研究内容、流程、方法及研究时限;②研究者基本信息及研究机构资质;③研究结果可能给受试者、相关人员和社会带来的益处,以及给受试者可能带来的不适和风险;④对受试者的保护措施;⑤研究数据和受试者个人资料的保密范围和措施;⑥受试者的权利,包括自愿参加和随时退出等;⑦受试者在参与研究前后及过程中的注意事项。需要注意的是,在试验进行过程中,如研究方案有更新或变化,需要再次告知受试者并取得知情同意。

除此以外,《涉及人的生物医学研究伦理审查办法》还指出:①对于参与研究的受试者不得收取任何费用,并应当针对其受试过程中的合理费用给予适当补偿;②未经授权不得向第三方透露受试者的信息;③受试者参加研究受到损害时,应当得到及时、免费治疗,并依据法律法规及双方约定得到赔偿;④对儿童、孕妇、智力低下者、精神障碍患者等特殊人群的受试者,应当予以特别保护。

在研究的过程中,研究者应当遵守试验方案,凡涉及医学判断或临床决策应当由临床医生做出。参加临床试验实施的研究人员,应当具有能够承担临床试验工作相应的教育、培训和经验。所有临床试验的纸质或电子资料应当被妥善地记录、处理和保存,能够准确地报告、解释和确认。应当保护受试者的隐私和其相关信息的保密性。试验药物的制备应当符合临床试验用药品生产质量管理相关要求。试验药物的使用应当符合试验方案。临床试验的质量管理体系应当覆盖临床试验的全过程,重点是受试者保护、试验结果可靠,以及遵守相关法律法规。

(三)临床研究的法律责任

《涉及人的生物医学研究伦理审查办法》指出:对于未按照规定设立伦理委员会却擅自开展涉及人的生物医学研究的医疗卫生机构、违反相关规定办法的医疗卫生机构及其伦理委员会、项目研究者若逾期未进行整改将依法给予处分。医疗卫生机构、项目研究者在开展涉及人的生物医学研究工作中,违反《中华人民共和国执业医师法》《医疗机构管理条例》等法律法规相关规定的,由县级以上地方卫生计生行政部门依法进行处理。违反本办法规定的机构和个人,给他人人身、财产造成损害的,应当依法承担民事责任;构成犯罪的,依法追究刑事责任。

(四)临床研究中研究者的伦理责任

研究者在临床研究中还需要承担伦理方面的责任。科学诚信,实事求是是从事临床研究的研究者首要必备的品质。在研究工作中严禁出现造假、剽窃等学术不端的行为。不得在试验中伪造或篡改数据,从而使得研究结果符合预期的假设或得出自己想要的研究结论。不得将别人的研究成果等占为己有。这种不符合伦理道德的学术不端行为不能正确回答研究问题,影响相应研究领域的发展,甚至还可能对受试者的健康、安全和权益造成损害。

(吕　粟)

第七节　临床试验

临床医师进行临床决策的依据大多来自各学科专家所拟定的治疗指南,而拟定指南的最重要的依据是各领域学者所进行的随机、对照、双盲临床试验结论。临床试验经过了无数科学工作者的长期探索,最终形成了目前科学系统的理论方法,其结果可以为某种药物的疗效提供有力证据。如某公司研发了一种针对某疾病的新药,如何获得该药物的药动学信息?如何获得该药物的治疗剂量及服药疗程?如何向临床医生、患者及家属证明该药的安全性及有效性?为解决上述问题,进行系统的临床试验是广大科研工作者的必要选择。

一、临床试验的定义与内容

临床试验经过了漫长的探索过程，我国神话传说"神农尝百草"可以算是最早的药物观察性临床研究。但观察性医学研究具有较大的局限性：混杂因素较多而不能明确特定药物的确切疗效。为了控制混杂因素，中世纪的医学家艾维森纳第一次将设置对照组的科学思想引入了临床研究。

以前的研究均为无干预的观察性研究。1747年，身为英国皇家海军医生的Lind则在治疗坏血病时第一次系统地使用临床对照试验研究，发现柠檬汁可以有效治疗坏血病，在临床试验史上具有划时代的意义，标志着药物对照临床试验的出现。Lind出海的日子为1747年5月20日，为纪念这一伟大历史事件，5月20日被确定为"国际临床试验日"。

随后，经过无数科研工作者的不断探索与努力，终于形成了现在的随机对照双盲的临床试验方法（图8-1）。世界卫生组织（World Health Organization，WHO）先后发布了多版《药物临床试验质量管理规范指南》，对临床试验的研究及伦理的规范进行了指导。

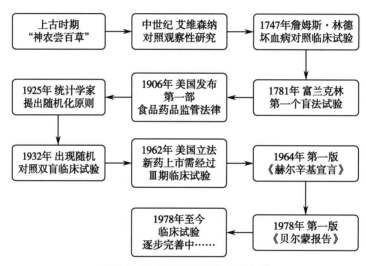

图8-1　临床试验的逐步完善之路

（一）临床试验的定义

我国国家药品监督管理局规定，临床试验（clinical trial）指以人体（患者或健康受试者）为对象的试验，意在发现或验证某种试验药物的临床医学、药理学以及其他药效学作用、不良反应，或者试验药物的吸收、分布、代谢和排泄，以确定药物的疗效与安全性的系统性试验。

我国药品监督管理局规定，新的药物需经过I～III期临床试验证明其有效性和安全性，才能上市销售。

（二）临床试验的内容

临床试验的内容主要包括通过试验获得人体对药物的耐受性、在人体中新药物的药动学规律、药物的安全性以及有效性。进行一项临床试验需要系统的准备工作，包括试验设计、样本量计算、入组标准、排除标准、分组进行干预、数据收集、数据统计与分析、结果撰写等。

根据验证指标的不同阶段，可以将临床试验分为四期，即I期临床试验、II期临床试验、III期临床试验、IV期临床试验。

1. I期临床试验　I期临床试验为临床药理学研究，是临床试验的起始阶段。其主要目的是寻找新药对于人体来说最佳的剂量、给药途径等，确定新药的最大耐受量，探索药物在人体内的药动学规律，确定该药物的安全性。I期临床试验针对健康人群，一般选择20～80例健康受试者，也可根据实际需要适当增加或减少（如遇到罕见病时可以适当减少受试者）。

2. Ⅱ期临床试验 Ⅱ期临床试验为探索性临床试验，是在Ⅰ期临床试验的基础上设置的对照试验研究，可采用双盲或非双盲随机对照试验研究。该期临床试验一般要选择药物的实际受试人群，如治疗帕金森病的药物则选择帕金森病患者为受试者。试验目的为获得药物在该特定人群中的有效性及安全性，该阶段的临床试验可以为Ⅲ期临床试验的用药提供依据。该期临床试验一般要求不少于 100 例受试者参加试验。

3. Ⅲ期临床试验 Ⅲ期临床试验为确证性临床试验，要求为随机、双盲对照试验，其目的是进一步验证新药物在目标人群中的有效性和安全性。例如某公司预注册治疗肺炎的新药物，则应设置新药物与安慰剂或已通过审批的可以治疗肺炎的药物做双盲随机对照试验，证明该新药的效果与安慰剂相比具有显著疗效。Ⅲ期临床试验为药物通过国家药品监督管理局审批的依据，是整个临床试验最关键的一环，耗时长、花费大，纳入的受试者应不少于 300 例。

4. Ⅳ期临床试验 Ⅳ期临床试验为上市后研究，是药物通过审批后的进一步临床试验研究，以期在更大样本的人群中考察药物的安全性及有效性，探索药物的不良反应以及与其他药物的配伍禁忌等信息。如果在该阶段的临床试验中发现严重不良反应，则药品监督管理局可以根据实际情况要求制药企业修改药物说明书，甚至撤销药物的上市资格。该期临床试验需要纳入较多受试者，一般应超过 2000 例。

二、影像学技术在临床试验中的角色

医学影像学的检查包括超声、X 射线、计算机断层扫描（computed tomography，CT）、磁共振成像（magnetic resonance imaging，MRI）、正电子发射断层成像 / 计算机断层扫描（positron emission tomography/computed tomography，PET/CT）、正电子发射断层成像 / 磁共振成像（positron emission tomography/magnetic resonance，PET/MR）等技术。

超声是使用超声波（频率为 1MHz～30MHz 的声波）对人体病变部位进行观察判断的技术。不同人体组织对超声波的反射能力不同，超声检查可以实时动态显示器官形态。超声对软组织的识别较好，临床上常用于腹部脏器以及心脏、大血管等部位的检查。超声检查对人体无辐射，尤其是在孕检中，超声具有不可替代的作用，可用于孕期或胎儿相关的临床试验。

X 射线是根据人体不同组织的密度不同而成像，其成像原理是基于 X 射线的穿透性、荧光效应和感光效应。可用于肺部疾病、骨折等相关的临床试验。

CT 是基于 X 射线的计算机断层显像，对胸腹部疾病、骨关节、颅内出血性病变等具有重要价值。CT 较 X 射线的密度分辨率更高，可以清晰显示病灶密度与正常组织的区别。CT 增强检查可以清晰显示血管，多用于识别病变与血管的关系，如 CT 增强扫描可以敏感地发现主动脉夹层。CT 可用于胸腹部、颅脑等相关的临床试验。

MRI 是基于磁场中人体内的氢质子在特定的射频脉冲作用下产生磁共振从而成像的一种技术。MRI 检查的组织分辨率较高，不仅能用于常规腹部、神经系统等检查，还可发现 X 射线、CT 等不能检出的微小病变。常见的 MRI 序列有 T_1 加权成像、T_2 加权成像、FLAIR、DWI、ADC、SWI 等序列，不同的序列可显示不同的病变。临床试验中常根据实际需要选择不同的序列进行扫描。

PET/CT 和 PET/MR 可以显示组织的代谢信息，对代谢旺盛的肿瘤病灶具有很高的敏感性，可以用于肿瘤的早期诊断，尤其是对检测肿瘤是否发生转移具有独特的优势，多用于肿瘤相关的临床试验。

以上不同的影像检查技术均有其各自的特点，根据临床试验中的实际需要，可以选择合适的影像技术获得相应的信息，从而帮助临床试验顺利进行。

（一）影像学技术在研究对象入组筛选标准制定中的作用

想要验证某一药物或治疗方式对某一种疾病的治疗效果，则需要严格筛选受试者。将符合预期的人群纳入研究，排除不符合标准的受试者。受试者的选择对整个临床试验的成功与否起到重要作用。医学影像学技术已广泛应用于临床试验，其在入组及排除标准中具有难以替代的重要作用。

研究头颈动脉狭窄的患者，一般使用超声、颅脑多普勒、CTA、MRA 等技术判定血管狭窄程度，从而由研究者决定是否纳入临床试验。代表性临床试验有在心脑血管领域的大型随机对照临床试验华法林 - 阿司匹林治疗症状性颅内动脉狭窄的随机对照研究（the warfarin-aspirin symptomatic intracranial disease study，WASID）、北美症状性颈动脉内膜切除术临床试验（North American symptomatic carotid endarterectomy trial，NASCET）等。

研究急性缺血性脑卒中患者的临床试验，需要对受试者进行颅脑 CT 或 MRI 检查以明确患者的卒中类型（鉴别出血性脑卒中或缺血性脑卒中）。代表性临床试验为随机对照临床试验 clopidogrel in high-risk patients with acute non-disabling cerebrovascular events（CHANCE）研究等。CHANCE 研究的主要研究对象为无残疾的发病 24h 内的急性缺血性卒中或短暂性脑缺血发作（transient ischemic attack，TIA）的患者。而急性缺血性脑卒中、急性出血性脑卒中和短暂性脑缺血发作的患者从临床症状上往往难以区别。那么如何确定患者为急性缺血性脑卒中或者 TIA？如何排除出血性脑卒中的患者？借助影像学技术则能准确鉴别：出血性脑卒中在颅脑 CT 上表现为高密度影；急性缺血性脑卒中在 CT 上表现为等密度或低密度影，而其在 MRI 的 DWI 序列上表现为高信号、ADC 相应区域表现为低信号；TIA 则在影像学检查上无异常（图 8-2）。该随机对照临床试验使用的即为此种鉴别方法。

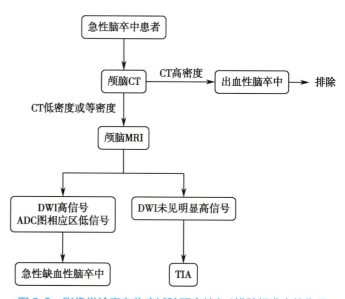

图 8-2　影像学检查在临床试验研究纳入 / 排除标准中的作用

（二）影像学技术在终点事件评估指标中的作用

影像学检查已渗入到临床诊疗过程中的各方面。在许多疾病的诊疗过程中，需要治疗前后的影像学检查对比来判断治疗效果。不仅临床试验初期需要影像学检查判断患者是否符合入组标准，在评估患者的终点事件时也离不开影像学检查。

急性出血性脑卒中的死亡率可达 30%～40% 及以上。对于出血性脑卒中患者来说，急性期进行适当的治疗可以减轻症状、防止血肿扩大并改善预后。而判断某种治疗方式是否能有效防止血肿扩大、改善预后，则需要进行随机对照临床试验。判断血肿是否扩大则需要治疗前后均行颅脑 CT 检查，测量血肿体积并进行统计学分析。2018 年发表在 *Lancet* 上的一篇关于探索氨甲环酸是否能有效减少血肿扩大并改善成人脑出血预后的随机对照临床试验研究就采用了此种方法。在纳入临床试验前，对受试者进行常规颅脑 CT 检查。然后试验组输注 1g 氨甲环酸，对照组输注 1g 与氨甲环酸匹配的安慰剂，24h 后再次进行颅脑 CT 检查，测量两次检查的血肿体积并进行统计分析。该临床试验证明与安慰剂相比，氨甲环酸可以防止早期血肿扩大、降低早期死亡率和严重不良事件，但是其 90d 功能预后未见显著改善，仍需要进一步大规模临床试验证实其疗效。

在众多肿瘤相关的临床试验中，终点事件一般分为总生存时间（overall survival，OS）、客观缓解率（objective response rate，ORR）、无进展生存期（progression-free survival，PFS）、疾病进展时间（time to progress，TTP）、无病生存期（disease-free survival，DFS）、治疗失败时间（time to treatment failure，TTF）等。以上终点事件除了总生存时间之外，其余的终点指标均需要进行肿瘤大小的测量，而测量肿瘤的体积则离不开影像学检查。影像学检查的重要性可见一斑。根据新版实体瘤疗效评价标准，与终点事件相关的疗效评价主要有以下几种。①治愈：所有的目标病灶消失，所有的病理性淋巴结（无论是否为目标病灶）的短轴≤10mm；②病情缓解：以基线目标病灶直径的总和作为参考，治疗后所有目标病灶的直径总和至少减小30%；③病情恶化：以目标病灶直径的最小值（包括基线时的直径即为最小值的情况）作为参考，所有目标病灶直径的总和增加20%以上，且目标病灶直径总和增加的绝对值必须>5mm；如果出现新的病灶也可认为是病情恶化。

例如在一项由我国学者发起的研究吉非替尼对比长春瑞滨加顺铂治疗肺癌的随机对照临床试验中，纳入标准为已接受肺癌病灶完全切除术的患者。研究者对所有拟入组的受试者进行了 PET/CT 或胸部增强 CT、上腹部增强 CT、腹部超声（肝、胆管、胰腺、脾和肾上腺）、胸片、颅脑MRI 和骨扫描等检查以排除肿瘤转移。在经过 12 周的治疗后，再次行上述检查评估患者是否出现病情恶化（即出现新的病灶）。

影像学技术在临床试验中的作用越来越广泛，现代医学的正常进行已离不开影像学技术的支持。影像学相关结果在对临床试验的终点事件评估中占有重要地位。为了评估的公平性及有效性，抗肿瘤药物的临床试验终点事件的测量必须交由具有测量资质的独立第三方机构进行评估。影像学数据的测量需保证其可重复性及准确性。影像学数据的传统测量方式目前仍然依靠有经验的医师进行手动测量，随着影像学技术以及人工智能的发展，影像学数据测量的可重复性及准确性有望得到提高。

（杨　旗）

第八节　动　物　实　验

一、动物实验的定义与内容

（一）动物实验的定义

动物实验（animal experiment）指在实验室内，以实验动物为材料，采用各种方法在实验动物体内进行实验，研究动物实验过程中实验动物的反应、表现及发生发展规律等问题，为获得有关生物学、医学等方面的新知识或解决具体问题进行的科学研究。需强调的是，动物实验必须由经过培训的、具备研究学位或专业技术能力的人员进行或在其指导下进行。

（二）动物实验的内容

急性实验和慢性实验是动物实验的两种主要形式。

急性实验（acute experiment）是在短时间内通过人为地控制实验条件，对动物或其标本的生理活动观察及干预，记录实验结果并将其作为分析推断依据的实验。急性实验对动物模型的伤害性较大，有可能会造成实验动物的死亡。根据处理方式，急性实验又可分为在体（in vivo）实验和离体（in vitro）实验。在体实验即在动物身上进行观察，操作较为简单且易于控制。离体实验是将动物器官或细胞自体内分离，在一定实验条件下进行的研究。例如，可利用离体肠管观察药物对肠管蠕动、吸收、通透性、血流情况等的影响，并进行药物作用机制的分析。其可排除不相关因素对实验的影响，但特定条件下的实验也有可能导致实验结果不能准确反映自然条件下整体的生理功能活动情况。

慢性实验（chronic experiment）是指在较长一段时间内，在自然状态下反复观察动物某些器官功能活动或生理指标变化的实验。实验一般在动物清醒的状态下进行，必要时也可先对动物进行预处理，待动物康复后再进行实验。慢性实验的结果可反映自然条件下整体的生理功能活动，但其对实验条件要求高,其耗时长,整体条件太复杂,无法排除无关因素,所得的结果有时不易分析。

总之,不同类型的动物实验相辅相成,取长补短,它们的采用及发展促进了医学科学的迅速发展,解决了许多以往不能解决的实际问题和重大理论问题。

二、动物实验设计及模型构建

(一)动物实验设计

无论是基础研究还是临床研究,成功的关键在于拥有好的实验设计。若课题实验设计不合理、各方面没有考虑周全,研究者可能会得出一个错误的结论,造成研究时间和资源的浪费。实验的设计直接关系到实验数据的质量,也直接关系到研究文章的水平。因此,科学、正确地设计实验和标准地进行实验操作才可能得到可重复、有效的数据。

对于动物实验结合影像学研究,实验设计需遵守以下基本原则:

1. 选题应具有创新性和科学性 创新是科学研究的灵魂,是衡量科研成果水平高低的根本标准。选题时应选择目前未解决或未完全解决的科学问题,应善于捕捉有价值的线索,勇于探索及深化科学问题。为避免选题的低水平重复,必须在课题开展前认真查阅文献,积极引入新技术、新方法。此外,选题必须有依据、要符合客观规律,科研设计必须科学,符合逻辑。

2. 成像技术应协同、合理应用 不同类型的医学技术各有其优势及不足,实验设计时应根据实验目的合理选用成像技术,以及根据不同成像技术的特点组建多模态影像研究,将动物模型与影像技术、静态与动态、断层与立体、宏观与微观、形态与功能等有机地结合起来、发挥各自的特长、协同前进。

3. 实验动物选择应遵守适宜性、相似性原则 选择适宜的实验动物和正确制作动物模型是成功开展实验影像学研究的关键之一。课题设计时选择的实验动物模型应尽可能反映人类疾病的情况,复制的动物模型应力求可靠地反映人类疾病的主要症状和体征。

4. 研究结果应具有可重复性 理想的实验影像学研究应该是可重复的,甚至是可以标准化的。为了增强重复性,必须严格设计并真实记录实验及环境条件,实验方法及设备成像参数;药品及对比剂生产厂家、批号、规格、剂量、途径、方法;麻醉、镇静、镇痛等用药情况。

(二)动物模型构建

动物模型(animal model)是指在生物医学科学研究中所建立的具有疾病模拟性表现的动物实验对象和材料。应用动物模型进行医学科学研究,可更方便地认识人类疾病的发生、发展规律,研究疾病的防治措施,也可更有效地验证实验假说和临床假说。

人的一生自出生至死亡会经历多种疾病,有些是先天的、遗传性疾病,如肝豆状核变性(Wilson disease,WD)、肾上腺脑白质营养不良(adrenoleukodystrophy,ALD);有些是伴随衰老产生的疾病,如帕金森病(Parkinson disease,PD)、阿尔茨海默病(Alzheimer disease,AD);但更多的是因环境污染、生活习惯不良引发的疾病,如肿瘤性疾病、糖尿病、肥胖症等。疾病动物模型可探究人类疾病的病因、病理机制、发展规律。人类所患的重要疾病几乎都有相应的动物疾病模型与之对应。目前可用于复制人类疾病模型的动物包括小鼠、大鼠、果蝇、猪、非人灵长类等多种动物。用于复制人类疾病模型的方法可大体分为非遗传性和遗传性动物模型两大类。

非遗传性疾病动物模型主要包括自然发生疾病动物模型、诱导疾病动物模型及手术动物模型。目前常用于复制非遗传性动物模型的动物包括小鼠、大鼠、猪、猴等动物。其中小鼠应用最为广泛,其价格低、品系多、分析手段全面且操作简单,适合神经、免疫、代谢、肿瘤等疾病临床表现或疾病机制的研究。遗传性疾病动物模型主要包括诱导突变动物模型、自发突变动物模型及基因工程动物模型。遗传性动物模型以小鼠和大鼠为主,包括自发突变、诱导突变、转基因、基因敲除、定点突变等稳定遗传的大小鼠品系。目前转基因和基因敲除动物模型最为丰富,主要以小鼠为主。

因人类疾病病因复杂，无论是哪种动物模型，其与人类的解剖、生理活动及生命周期都无法完全一致，所以目前并没有完全反映人类疾病的动物模型。在进行动物实验研究时，研究者要根据研究课题涉及的疾病、研究目的、研究方法及研究费用等因素综合考虑选择模型，只要适合研究目的并能说明科学问题的模型就是合理的模型。

三、现代医学影像学实践中的动物实验研究

（一）动物实验中影像学评价方法分类

实验影像学是利用影像学技术，以实验动物为材料，探讨正常和病理机体形态与功能变化的科学。目前用于动物实验的影像学成像方法主要分为 X 射线成像、CT、MRI、超声成像、PET、单光子发射计算机断层成像（SPECT）、光学相干断层扫描（optical coherence tomography，OCT）六大类（图 8-3）。

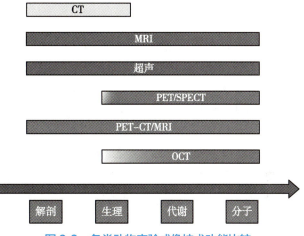

图 8-3　各类动物实验成像技术功能比较

X 射线成像结合动物模型主要用于骨关节系统疾病的研究。

CT 成像包括常规 CT 平扫、能谱 CT 平扫、CT 增强、CT 血管成像及 CT 灌注成像等。其结合动物模型主要用于神经系统、骨关节系统、呼吸系统、消化系统及心血管系统疾病的研究。

磁共振成像包括常规磁共振平扫及增强、磁共振波谱成像（magnetic resonance spectroscopy，MRS）、弥散加权成像（diffusion-weighted imaging，DWI）、血氧水平依赖的功能性磁共振成像（blood oxygen level dependent-functional magnetic resonance imaging，BOLD-fMRI）、灌注加权成像（perfusion-weighted imaging，PWI）、磁敏感加权成像（susceptibility-weighted imaging，SWI）、弥散张量成像（diffusion tensor imaging，DTI）及动态增强磁共振成像（dynamic contrast-enhanced magnetic resonance imaging，DCE-MRI）等。磁共振成像在中枢神经系统应用最为广泛，常规平扫及增强结合动物模型可用于疾病形态学的研究；MRS 结合动物模型可用于脑化学物质代谢的研究；DWI 结合动物模型可用于脑内水分子扩散运动的研究；BOLD-fMRI 结合动物模型可用于脑功能网络的研究；DTI 结合动物模型可用于脑结构网络的研究，DCE 结合动物模型可用于血脑屏障通透性的研究。

PET 成像包括单纯 PET 成像、PET/CT 及 PET/MR。其结合动物模型可用于神经退行性疾病、免疫性疾病、代谢性疾病、肿瘤性疾病及心血管系统疾病的研究。

超声成像结合动物模型可用于浅表器官疾病、心血管系统疾病及肿瘤性疾病的研究。

（二）影像学技术在动物实验中的应用

1. 影像学技术可作为评价疾病动物模型的方法　动物模型（animal model）是指在生物医学科学研究中所建立的具有疾病模拟性表现的动物实验对象和材料。应用动物模型进行医学科学研究，可更为方便地认识人类疾病的发生、发展规律，研究疾病的防治措施，也可更有效地验证实验假说和临床假说。建立稳定可靠的动物模型是进行各种疾病动物实验的基础，动物模型的成功构建对研究疾病的发生、发展及临床治疗至关重要，影像学方法可以评价疾病动物模型是否成功构建及动物模型的稳定性。

以脊柱侧凸动物模型的建立为例：若以山羊作为脊柱侧凸模型的实验动物，可采用胸 6～腰

2 单侧椎弓根螺钉内固定、右侧第 8～第 12 肋骨部分切除的方法建立脊柱侧凸模型。可用于评价该动物模型的影像学技术主要为 X 射线、CT。X 射线技术可观察山羊在脊柱侧凸构建术后其胸椎、腰椎椎体骨质密度的变化，脊柱整体弯曲程度随时间的进展及肋骨切除后山羊双侧胸廓形态的演变特点，进而可用于评价所构建的山羊脊柱侧凸动物模型是否成功，其是否可作为研究特发性脊柱侧凸这类疾病的研究载体。CT 较 X 射线而言，除可观察椎体、肋骨骨质变化外，也可观察术区周围软组织变化情况，如是否出现术区周围软组织的感染；CT 三维重建技术可更立体地评价所构建的山羊动物模型的稳定性。

总的来说，影像学技术是一种操作相对简单、无创的可用于评价动物模型构建成功与否及稳定性的重要手段。随着生物医学研究的发展，疾病动物模型的动物种类及制备方法越来越多，影像学技术因其独特的优势，在动物实验中的应用也越来越广泛。

2. 影像学技术可评价疾病动物模型的影像学特征　影像学技术是无创地在动物活体上反映时间及空间维度的信息以观察生理及病理状态下器官结构的重要方法。疾病动物模型的建立目的是研究人类疾病的发生、发展规律及病理特点，影像学方法提供的各种定性、定量参数可用于评价疾病动物模型的影像学特征，进而了解疾病的进展规律。

以影像学技术在胶质瘤动物模型中的应用为例：由于胶质瘤疾病模型的构建无法在人体实现，必然要借助实验动物的载体，探索生理、病理状态下内在的脑功能机制。大鼠是构建胶质瘤动物模型的常用实验动物，影像学方法可以评价大鼠胶质瘤动物模型构建的稳定性并对其进行定量和定性分析。目前可用于评价大鼠胶质瘤及其微环境改变的影像技术包括 CT、MRI 及 PET/CT 等。常规 CT/MR 平扫及增强可用于观察胶质瘤的位置、大小及强化特征，结合大鼠症状评价不同位置、不同大小及不同强化特征的胶质瘤对机体整体生理功能活动的影响，进而可预测胶质瘤模型的分型、分级及预后评估。CT/MR 灌注成像参数脑血流量（cerebral blood flow，CBF）及脑血容量（cerebral blood volume，CBV）、能谱 CT 参数碘含量、DCE 参数灌注转运常数（K^{trans}）、对比剂反流速率常数（K_{ep}）均可定量评价大鼠胶质瘤内新生血管的生成情况。肿瘤内新生血管的生成与肿瘤的发生、发展及转移密不可分，因此研究肿瘤的血管生成变化可以提供临床药物治疗靶点。在胶质瘤治疗方案的有效性评估中，可根据治疗前后 CBF、CBV 或 K^{trans}、K_{ep} 等参数的变化情况直接反映脑瘤内血管生成情况的变化，进而评价大鼠胶质瘤的抗血管生成治疗效果。PET/CT 能够在分子层面反映胶质瘤物质代谢变化，肿瘤细胞的生长及其高代谢需要转运大量的葡萄糖，因此胶质瘤会摄取更多的氟代脱氧葡萄糖（[18]F-fluorodeoxyglucose，[18]F-FDG），故 ^{18}F-FDG PET/CT 能够反映肿瘤的活性。评价放疗后不同时间点 ^{18}F-FDG 摄取水平的变化可早期检测放疗后胶质瘤物质代谢的变化，进而实现早期疗效评估。

总而言之，影像学手段是一种可靠的可评价疾病动物模型和定量、定性分析相关动物实验的方法。随着影像技术的不断发展，定会促进动物实验在人类疾病中的应用，为动物模型的构建提供新的思路。

（杨　旗）

第九节　知识产权及科研诚信

一、知识产权

（一）知识产权概述

知识产权，是指公民、法人或其他组织对其在科学技术和文学艺术等领域内，主要基于脑力劳动创造完成的智力成果所依法享有的专有权利。随着当今科学技术的快速发展，知识产权保护的重要性愈发凸显，无论是中国还是世界其他国家，对知识产权保护都有极高的重视程度。

知识产权主要分为文学产权和工业产权两大类型。文学产权即著作权，又称版权，是指著作权人对其文学作品享有的署名、发表、使用以及许可他人使用和获得报酬等的权利；工业产权是权利人对专利权（发明专利、实用新型专利、外观设计专利）、商标权、商业秘密权等的独占权利。知识产权保护的范围如图8-4所示。

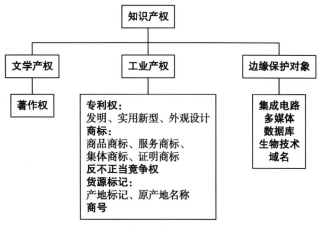

图 8-4　知识产权的保护范围

在知识产权保护范围内，与医学研究关系最为密切的当属著作权及专利权。举例来讲，医学研究中产生的论文及专著及基因序列图谱属于著作权保护范围；在研究过程中，对医疗产品、方法或者其改进所提出的新的技术方案，例如：一种医学图像拼接方法及装置，则是属于发明专利权保护范围。但需要注意的是，一个疾病诊断及治疗方法并不属于专利权的保护范围。

知识产权有三大基本特征。①专有性：一方面权利人对知识产权具有独占性，除权利人同意或法律规定外，权利人以外的任何人不得享有或使用该项权利。另一方面，对同一项知识产品，不允许有两个或两个以上同一属性的知识产权并存。②地域性：知识产权受到地域限制，即除签有国际公约或双边互惠协定外的，其效力仅限于本国境内。③时间性：即仅在法律规定期限内保护，即法律对各项权利的保护都规定有一定的有效期知识产权，一旦超过法律规定的有效期限，这一权利就自行消灭。目前各国法律对著作权、专利权、商标权都规定了长短不一的保护期，而地理标志权、商业秘密权及厂商名称权无法定的保护期限。

对于医学生而言，了解知识产权的类型、保护范围及特征是十分有必要的。只有对知识产权有充分的了解，医学生才能在科学研究的过程中做到既不侵犯他人知识产权，又能保护好个人的知识产权。

（二）影像学研究中的知识产权及隐私保护

知识产权存在于医学影像学科学研究的各阶段，课题申请、课题立项、课题研究及课题结题验收阶段都应高度重视知识产权保护问题。

1.课题申请阶段　作为一名医学影像专业合格的科研工作者，在一项新的研究课题申请之前，为了保证课题的科学性及创新性，要对所研究领域所发表的论文文献及专利文献进行查新，对研究领域国内外的知识产权状况做到充分了解。以脑出血的影像学研究为例，在申请关于脑出血研究的课题之前，需自中文、英文数据库搜索与脑出血相关的影像学研究，熟知目前国内外该研究方向的研究现状，并根据尚未解决的科学问题确定自己的研究方向。

确定课题的具体研究方向后撰写申请书阶段，申请人除要将研究方向的国内外研究现状、课题创新性与研究设计阐述清楚且符合逻辑外，撰写前期研究基础时也应注意保护自己的知识产权，如申请专利、技术秘密等，以防在申报过程中因课题评审等环节导致前期研究成果公开，进而造成自身知识产权的流失。例如研究者在有关脑出血影像研究的前期工作基础上，发明了一种新的可用于探测血肿扩大的新技术，在其课题申报前应先完成该项新技术的专利申请，进而达到对自身知识产权的保护。

2.课题立项阶段　若所申请的研究课题需与外单位合作，在签订合作协议时应重视知识产权归属和分享问题。主要包括：明确规定项目实施过程中所产生的知识产权（论文、专著、软件、数据库、专利以及鉴定、获奖、成果报道等）归属权；项目的涉及方案、研究方法及所获得的所有数据和结果未发表前的保密问题等。

3.课题研究阶段 对于影像类临床研究课题，若涉及关于人的研究时，必须要做到尊重受试者人权及受试者的隐私保护。在课题实施之前，需充分告知受试者大致实验步骤、扫描方案、可能有的风险及随时可根据个人意愿退出课题研究，并获取受试者的知情同意书；研究过程中要始终做到对受试者的基本信息、临床资料（病史、实验室检查等）、影像数据进行保密，始终对受试者的隐私进行保护。课题执行过程中，应由专人负责知识产权工作，妥善使用课题研究过程中形成的资料及数据，以确保课题实施过程中产生的各种形式的成果都能够有效、准确且及时得到保护。

4.课题结题阶段 课题结题时通常需要验收研究成果，如发表论文、申请专利、科技成果转化等。影像类临床研究发表论文时，通常需包含受试者影像资料及临床数据，研究者应对受试者的基本信息进行保密。另外，需要注意的是，对于技术类、能够形成产业化的研究成果，应先申请专利，再发表文章。因为《中华人民共和国著作权法》只保护文章不受侵犯，但文章中披露的技术方案不受版权法保护。若想保护技术方案则须借助专利法，专利的新颖性要求技术方案在申请前不得公开。因此一项研究成果完成后，应先论证申请专利，再发表想要研究的论文。对于基础研究类、无法形成产业化的研究成果则不需考虑技术保护问题，可直接发表文章。

综上所述，影像学研究的任何一个阶段都会涉及知识产权保护的问题。对于影像专业科学研究人员而言，应增强知识产权保护意识，处理好论文发表、专利申请、保守技术秘密、成果转化及申报奖励的关系与尺度，以提高自主创新能力与核心竞争力。

二、科 研 诚 信

（一）科研诚信概述

科技创新是我国经济社会发展的第一动力，而科研诚信是科技创新的基石。根据 2018 年中共中央办公厅、国务院办公厅颁布的《关于进一步加强科研诚信建设的若干意见》，科研诚信的定义为：科技人员在科技活动中弘扬以追求真理、实事求是、崇尚创新、开放协作为核心的科学精神，遵守相关法律法规，恪守科学道德准则，遵循科学共同体公认的行为规范。

随着科技与经济社会发展的关系越来越密切，越来越多的学术不端事件被曝光。生物医学研究领域是当今发展活跃且创新性研究成果不断涌现的领域，但同时也是违背科研诚信与学术不端行为的"重灾区"。学术不端行为的屡屡发生，使科研诚信问题受到前所未有的高度关注。

引发科研不端行为的因素众多，但最内在的因素是部分科研人员不重视科研诚信、对违背科研诚信要求的行为及学术不端的行为了解不全面、不准确。2019 年颁布的《科研诚信案件调查处理规则（试行）》（国科发监〔2019〕323 号）中明确规定，违背科研诚信要求的行为包括：抄袭、剽窃、侵占他人研究成果或项目申请书；编造研究过程，伪造、篡改研究数据、图表、结论、检测报告或用户使用报告；买卖、代写论文或项目申请书，虚构同行评议专家及评议意见；以故意提供虚假信息等方式或采取贿赂、利益交换等不正当手段获得科研活动审批，获取科技计划项目（专项、基因等）、科研经费、奖励、荣誉、职务职权等；违反科研伦理规范；违反奖励、专利等研究成果署名及论文发表规范；其他科研失信行为。此外，2009 年《教育部关于严肃处理高等学校学术不端行为的通知》（教社科〔2009〕3 号）中对学术不端行为的表现形式认定为："抄袭、剽窃、侵吞他人学术成果；篡改他人学术成果；伪造或者篡改数据、文献，捏造事实；伪造注释；未参加创作，在他人学术成果上署名；未经他人许可，不当使用他人署名；委托第三方代投学术论文；其他学术不端行为"。对违背科研诚信要求的行为及学术不端的明文规定，体现了国家和政府对我国科研诚信建设的高度重视，对科研失信行为的"零容忍"。为此，医学生应熟悉掌握科研诚信要求和行为规范，增强自身学术道德和科研诚信意识，培养良好的科研品质。

总之，科研诚信是科学精神和科学道德的基本要义，是建设创新型国家的必然要求。生物医学研究与人类的健康密切相关，因此，每位生物医学科技工作者都应牢记并严格遵守科研诚信，做到真正地为人类的健康和福祉而不懈努力。

（二）影像学研究中的科研诚信规范

影像学研究是生物医学研究的重要组成部分，影像研究科研人员应自始至终恪守科研道德、重视科研诚信，弘扬以追求真理、实事求是、崇尚创新、开放协作为核心的科学精神。

结合 2021 年国家卫生健康委员会、科技部及国家中医药管理局印发的《医学科研诚信和相关行为规范》（国卫科教发〔2021〕7 号），影像学研究中科研诚信行为规范主要包括：

影像科研人员在进行项目申请等科研与学术活动时，必须保证所提供的简历信息的真实性、准确性，包括学历、工作经历、发表论文、出版专著、获奖证明、引用论文、专利证明等相关信息；学术兼职应与本人研究专业相关，杜绝无实质性功能内容的兼职和挂名。

影像科研人员在科研活动中要遵循科研伦理准则，主动申请伦理审查，接受伦理监督，切实保障受试者的合法权益。研究过程中，应客观采集科研样本、影像数据和资料，诚实记录研究过程及结果，包括不良反应和不良事件，依照规定及时报告严重的不良反应和不良事件信息，研究结束后，对于人体或动物样本、数据或资料的存储、分享和销毁应遵循相应的生物安全和科研管理规定。特别提醒的是，论文相关资料和数据应确保齐全、完整、真实和准确，相关论文等科研成果发表后 1 个月内，要将所涉及的所有原始影像数据、实验记录、原始图片、生物信息、知情同意书等原始数据资料交所在机构统一管理、留存备查。

影像科研人员在引用他人已发表的研究观点、数据、图像、结果或其他研究资料时，应保证真实准确并诚实注明出处，引文注释和参考文献标注应符合学术规范，在使用他人尚未公开发表的设计思路、学术观点、实验数据、生物信息、图表、研究结果和结论时，应当获得其本人的书面知情同意，同时要公开致谢或说明。

影像科研人员应当认真审核拟公开发表成果，避免出现错误和失误。在发表论文或出版学术著作过程中，要遵守《发表学术论文"五不准"》（科协发组字〔2015〕98 号）和学术论文投稿、著作出版有关规定。论文、著作、专利等成果署名应当按照对科研成果的贡献大小据实署名和排序，无实质学术贡献者不得"挂名"。对已发表研究成果中出现的错误和失误，应以适当的方式公开承认并予以更正或撤回。

影像科研人员在项目验收、成果登记及申报奖励时，须提供真实、完整的材料，包括发表论文、文献引用、第三方评价证明等。

影像科研人员与他人进行科研合作时，应当认真履行诚信义务和合同规定，发表论文、出版著作、申报专利和奖项等时应当根据合作各方的贡献合理署名。在成果推广和科普宣传中应秉持科学精神、坚守社会责任，避免不实表述和新闻炒作，不人为夸大研究基础和学术价值，不得向公众传播未经科学验证的现象和观点。

总而言之，影像科研工作者应严格遵守学术规范，坚守科研诚信，不断提升自身能力与素质，端正学术态度，恪守科研诚信良好学风，做合格、笃定、诚实、名副其实的影像科研研究者。

（杨 旗）

第九章　影像科医患关系

　　医患关系既需要良好的医患双方沟通，又牵涉到一系列法律问题。近年来，随着医学影像的不断发展，出现了很多由内在因素和外在因素导致的医患关系问题。医疗纠纷对医院、影像科、涉事医务人员和患者均会产生一系列影响。处理医疗纠纷要根据法律法规和医疗原则，要体现人文关怀，重点是加强防范。良好的医患沟通是防范的最有效方法，影像科从业人员应掌握基本的沟通技能与路径，并在影像科全流程中不断改善提高。医学影像在医疗鉴定中具有很大作用，医疗鉴定对医学影像也有很高的要求。医疗缺陷是医疗过失造成的不良后果，应采取一系列预防策略，并落实到医学影像科的工作中。

第一节　影像科涉及的医患关系

一、国内医患关系概述

（一）医患关系与医患沟通

　　1.医患关系的概念　医患关系具体是指在医疗活动中，"医"与"患"形成的一种涉及伦理、道德、法律的双向特殊关系，"医"包括医疗机构、医务人员，"患"包括患者、患者家属以及除家属以外的患者的监护人。医患关系不仅是一种互动关系，更是一种法律关系。和谐的医患关系是医疗体系的重要组成部分。如何建立良好的医患关系、进行良好的医患沟通，是医患双方面临的重要问题。

　　2.医患沟通的概念　医患沟通是指在医疗卫生工作中，医患双方针对疾病诊疗与护理等相关问题模型，以医方为主导，通过多种途径和形式进行全方位的交流。医患沟通的目的是使医患之间达成共识并建立信任与合作关系，从而有助于维护国民健康、促进医学发展和社会进步。

　　医患沟通开始于病史采集，准确的病史采集是诊疗过程中进行医患沟通的基础。在病史采集时，医患沟通也是医患之间情感交流的过程，医生通过人性化关怀给予患者关爱，缓解患者紧张、焦虑等负面情绪，增强其战胜疾病的信心，并进一步获得患者的积极配合，赢得患者的信任，非常有利于疾病的治疗和康复，也能促进构建和谐的医患关系，从而避免医患纠纷的发生。医学生在学习临床专业技能的同时，应努力培养良好的医患沟通能力。

（二）影响医患关系的因素

　　近年来，出现个别医疗纠纷现象，甚至暴力伤医事件，这将影响医疗体系的健康发展。医患之间信息不对称、医疗资源分布不均、医疗过程对人文关怀重视不够等都可能导致医患关系紧张。

　　1.医患之间获取信息的差异　医疗行业具有特殊性，医患双方对医学知识的了解程度不同。患者及其家属基本没有接受过医学教育，缺乏医学知识，对现有医疗状况的理解和接受程度有限，对医学的局限性缺乏认识。当诊疗达不到预期效果时，容易把问题归咎于医生。

　　2.医疗资源的分布　优质的医疗资源主要集中在大城市，高水平医生多集中在三甲医院，在一定程度上，导致医疗资源分布不均。

3．医疗过程中的人文关怀 医学人文是医学的灵魂，如果医务人员缺乏人文关怀，在诊治期间缺乏耐心，将导致医患矛盾的产生。

（三）和谐医患关系的构建

和谐医患关系的构建看似仅与医患双方相关，但其实是一项系统的社会性工程，与政府、社会制度、法律制度、医患双方素质、媒体营造的舆论环境等息息相关。和谐医患关系的建立包含以下几方面：

1．医院层面 患者就医的目的是治疗疾病，因此医院最重要的是提高医疗技术水平和服务质量。这就需要医院结合学科发展情况和国民需要，调整学科结构，促进学科发展进步，并积极引进人才，提高医院硬实力。同时优化医院管理，强化质量安全意识，加强安全教育，改善医疗服务流程，促进患者就医体验的提升。患者直接接触的对象是医护人员，提示医院需要加强医学人文教育，提高医护人员的人文素养，弘扬正确的医院文化。比如促进医患双方的沟通，重视人文关怀。医学具有自然科学和社会科学双重属性，医务人员应该尊重、理解患者的内心感受，而不能仅仅重视疾病本身的诊治。应提升医务人员的医患沟通能力，定期组织交流、讨论；在医学教育阶段，提高医学生对人文教育的重视，培养他们的相关技能和素质。医患沟通能力的培养应从以下几点入手。①态度：医务人员在面对患者时，应表现出对患者的尊重，态度真诚、热情，让患者感受到温暖。②倾听：医疗工作中，医务人员要真诚地鼓励患者讲述自己的病情并耐心倾听，用肢体语言和眼神互动表现出自己的关心，缓解其精神压力，充分取得患者的信任。③用语：对于不同社会特点、文化水平和精神状态的患者，针对性地采用合适的语言技巧进行沟通，多运用礼貌性词语以及安慰、鼓励用语，充分表现出对患者的尊重、友好和关怀。

2．国家层面 政府近年来对于医疗方面的投入持续增加，在合理调节医疗报销水平、优化医疗报销流程等方面也取得了一定成效，对于减轻民众看病的经济负担起到了一定作用；并且对东西部、农村城市之间医疗资源分布不均的情况做出了统一调控，加强了大型医院和基层医院之间医疗资源的互通，加大了对基层医院的帮扶力度；在现有基础上，稳步提高医院建设和医疗人才培养的投入，有助于促进医疗技术水平的全面提高。此外，近年来逐步完善的相关法律制度，有助于保证患者的利益，也保证了医生的安全和权益。

3．媒体层面 从道德和法律的角度，引导媒体做出客观、公正的报道。媒体应该承担相应的社会责任，加强民众对医疗卫生法律、法规以及相关医学知识的学习和了解，提升民众对于医学、对于疾病的认知。

二、影像科医患关系现状

近年来，由于医学影像技术不断进步，新的医学检查、治疗方法不断涌现，患者和临床医生对影像科的期望与要求也随之不断提升，影像科医生比以往需要更进一步提高医患沟通的能力。

（王忠敏）

第二节　影响影像科医患关系的因素

一、影响影像科医患关系的内在因素

（一）医务人员因素

1．专业技术能力 扎实的专业知识和技能是获取患者信任的基本前提，也是对医务人员最根本的要求。医学是兼具自然科学和社会科学属性的学科，具有一定难度，疾病过程往往复杂而多变，对疾病的诊治具有不确定性；如医生本身专业能力的欠缺，对于突发情况缺乏应变能力，可能会导致疾病误诊、漏诊、用药错误、手术失误等，轻者疗效不佳，重者甚至会造成患者死亡，引发患方强烈不满，导致尖锐的医疗矛盾。

2.职业道德素质　医务工作者需要有良好的职业道德。良好的道德形象是职业精神的体现。医务人员应具有奉献精神。在工作中，要坚决遵守职业道德准则，恪尽职守，维护良好的医疗行业风气，促进良好医患关系的建立与发展。

医务人员不仅肩负着治病救人的职业责任，也需要保护好患者的个人隐私。如果不注意保护患者的隐私，不但会侵犯患者的隐私权，更容易引起尖锐的医患矛盾。

（二）院方因素

1.医院管理制度　医院管理制度不完善是影响医患关系的潜在因素。医院的管理运营离不开合理的经济效益，但作为以公益性为主的社会公共服务机构，医院应当坚持将服务患者的理念放在首位。另一方面，医院科室分类不断细化，患者就诊时周转于各科室，变相增加了就医难度。医院应合理布局，将各科室、部门联系起来，尽量提供便捷的就诊服务，使患者享受更好的就诊体验。

2.医疗费用问题　以人为本就要求医院坚持其公益性，坚持合理检查、用药、收费，避免各种不必要费用的产生，减少患者就诊开支并开展收费咨询，让医疗服务更加透明、合理。

（三）患方因素

1.患者对医学、疾病的认知程度　如今患者可以便捷地通过网络获取医疗信息，这虽有利于改善医患双方信息不对等，但由于患者大都没有临床医学背景，不能充分理解医学的高风险性和局限性，加之网络信息真假混杂，易使患者对治疗有不符合现实的期待或错误认知，当治疗结果不尽如人意时，矛盾随之产生。随着社会文化水平的提升、医学知识的科普，未来的医患双方更能理解彼此，形成良好的关系。

2.患者的信任度和依从性　患者对于医生、医院的信任程度，源自患者自己的就医体验等。如果患者没有达到预期体验或疗效，信任度则会相应降低，发生医患纠纷的可能性也会随之提升。

依从性是患者对医务人员规定进行治疗、与医嘱一致的行为，受到患者就医体验、文化程度、经济条件、医患双方沟通情况等因素的影响。依从性是患者对医务人员、医院信任程度的侧面体现，更高的患者依从性，有利于保证治疗效果，降低医患纠纷发生的可能。

3.患者的维权意识　维权意识是指患者维护自己正当权益的认知。主要与我国法治建设、社会经济文化发展水平、个人文化素养、法律意识等相关。正当维权是患者的权利，对于促进医院制度、医疗体系建设等都有重要意义，但过度维权，甚至违法、违德维权则是激起医患矛盾的重要原因。

二、影响影像科医患关系的外在因素

（一）政府的因素

我国的医疗制度主要为公立体制。政府通过对医院的财政投入和扶持政策来维系医院的合理运行并体现其服务大众百姓的公益性质。因此，国家的经济水平是度量并影响公立医疗服务行业的一大重要因素。政府在公立医院卫生建设经济方面的投入在一定程度上影响着公立医院的服务质量和服务效率。

在市场经济的影响下，私立医院、民营诊所也在不断发展，卫生行政部门应当积极干预，强化民营医疗机构的公益属性，正确引导医疗机构的发展方向。

（二）媒体因素

互联网信息时代使得新闻传播变得广泛而迅速。如果媒体为了博取关注，往往以偏概全、夸大事实，将从社会层面激化医患关系，对医疗纠纷的发生会起到推波助澜的作用。

三、人文关怀和医患关系

"健康乃是一种在身体上、精神上的完满状态，以及良好的适应力，而不仅仅是没有疾病和衰弱的状态。"因此，在新时代的医疗诊治体系中，正逐渐强调以患者为中心的思想理念。医生在关注疾病的同时，还要关注患者的心理情况，做到医学人文关怀的基本要求。影像科日常患者流量较大，检查项目繁多。影像科医生、技师更要注重人文精神，与患者事前进行合理沟通、讲解大致流程和检查中需要注意的事项，以消除其紧张情绪。只有秉持认真负责的工作态度，才能提高影像检查的服务质量，降低误漏诊率。

积极友善的沟通是人文关怀的最重要手段。

（王忠敏）

第三节　影像科常见医疗纠纷类别、后果及处理

医疗纠纷是指在医疗活动中，患者方对医疗行为及其后果和原因产生异议而引起的医患双方纠纷。近年来，公民的法律意识不断增强，患者对医疗服务的需求逐年增加，对医疗服务的质量要求也越来越高。影像科是服务科室，正确认识和分析影像科常见医疗纠纷及后果，并提出相应的防范措施，对减少投诉及医疗纠纷的发生具有重要意义。

一、医疗纠纷类别及原因

按照有无过失，医疗纠纷可分为过失医疗纠纷与无过失医疗纠纷两大类别。现将医疗纠纷类别细分及常见原因分述如下：

（一）过失医疗纠纷

过失医疗纠纷包括医方过失医疗纠纷与患方过失医疗纠纷。

1. 医方过失医疗纠纷　医方过失医疗纠纷是指在影像科整个检查流程（预约、登记、静脉穿刺、上下检查床、扫描）及诊断报告中，因相关岗位工作人员的不良态度或操作过失等原因，致使患者精神、身体上出现不良后果而产生的医疗纠纷。按照过失是否属于医疗过失，影像科医方过失医疗纠纷又可细分为过失医疗纠纷和非过失医疗纠纷。

（1）过失医疗纠纷：常见原因如下。

1）操作技术不熟练致不良后果：如增强扫描注射对比剂前留置针多次穿刺；因患者血管条件差，或护士穿刺不良造成注射时对比剂渗漏等不良后果，引发患者不满和投诉。

2）违反规章制度和操作常规：对影像检查各环节的操作规范不熟悉，或不细心、不严谨，未能严格按照规章制度和规范操作。如扫描前未核对患者姓名、检查部位等，导致同名同姓患者的检查及报告差错；或未严格履行知情同意签字手续，导致严重后果而引发纠纷；或虽未发生严重后果，但被患者发现操作漏洞而引发纠纷。

3）缺乏放射防护措施：CT 或 X 射线检查时未对患者射线敏感器官进行遮挡保护，部分患者尤其是有医学知识背景的患者或家属会质疑或投诉。

4）缺乏危重患者检查应急预案：对危重患者或急诊患者的病情预估不足，检查前未能充分评估可能发生的呼吸、心搏停止或其他严重并发症并告知家属，或对家属交代不清。当检查中或检查后发生严重后果或病情急剧加重时，无论是否与检查相关，家属均会认为是检查导致，从而引发医疗纠纷。

5）应急抢救不到位：患者等待检查过程中或检查前、中、后出现休克、严重过敏反应等情况时，影像科工作人员抢救不及时，技术不娴熟、不规范，引发医疗纠纷。

6）影像诊断报告差错：诊断报告出现漏诊、误诊时，无论是否造成不良或严重后果，几乎都会引发医疗投诉和纠纷。另外，报告中对病灶的描述不全面、大小未测量、前后无对比；切除术后仍对器官正常描述；复制粘贴报告模板致男/女性脏器写反等，也会引起医疗纠纷。

7）鉴定诊断报告不严谨：在工伤事故、交通事故、打架斗殴等伤害案件中，受伤方的影像检查结果具备重要的鉴定作用，将直接影响到双方的经济利益。如影像科出具的诊断报告不严谨客观，极有可能陷入纠纷之中。

8）介入术前谈话时未充分评估患者病情：导致患者家属对手术结果有不合理预期，当发生不良后果时措手不及，产生医疗纠纷。

（2）非过失医疗纠纷：常见原因如下。

1）服务态度及语言不当：这是影像科最常被投诉或引发纠纷的原因。影像科各项检查任务繁重，工作人员长期超负荷工作，造成态度生硬、语言冷漠，从而引发医患矛盾。这虽然不是医疗过失，但是医方过失，是医务人员缺乏应有的职业道德和人文关怀，最易引发医疗投诉，严重时甚至可进一步发展成互相的人身伤害并造成严重后果。

2）专业警示标语缺乏或不醒目：影像科 X 射线检查室、CT 检查室和介入手术室门上均会贴有辐射危害警示标识，但患者通常不懂标识的意义。如果没有醒目的文字警示标语，会导致孕妇、备孕妇女及儿童等因不知情、不注意而进入辐射风险区域或接受有辐射的检查项目，引发医疗纠纷；另外，磁共振检查室禁入物品标识缺乏或不醒目，也有引发严重后果的潜在风险。

3）安全告知及保障不足：扫描间以外的公共区域缺乏安全告示，如：地面湿滑、小心门槛等；检查室内的扫描床护栏、门把手等未安装到位等，均有可能出现患者滑倒、摔伤等而引发医疗纠纷；此外，老幼患者、危重症患者及无陪护患者缺乏安全保障措施和语言提醒等，也会有潜在风险并引发医疗纠纷。

4）医疗收费不合规：影像设备及技术发展迅速，临床开展的新增检查项目未能纳入物价局和卫生系统收费项目，只能临时采用套收等方法；同一项检查项目因设备不同（如 1.5T 和 3.0T 磁共振）或对比剂价格不同而产生不同的收费金额，从而引发医疗纠纷。

5）患者财物保障缺失：患者在影像科检查期间，短暂放置的财物没有专门储存处或专人看护时，一旦失窃会引发纠纷。

2．患方过失医疗纠纷　是指患者在影像科检查过程中医务人员无过失，由于患方不配合、不尊重医务人员等情况引发不良或严重后果而导致的医疗纠纷。其常见原因如下。

（1）未按要求做好检查前准备：在影像科充分告知检查前准备和须知的情况下，因患者不配合或准备不充分导致检查失败，或图像无法观察及诊断，也可产生医疗纠纷。

（2）忽视规章制度/安全告知等致严重后果：主要见于磁共振检查时。患者或家属不顾或忽视工作人员的告诫，携带电子设备进入磁体间后致损坏；或因携带金属物进入磁体间造成影像设备损坏或人员伤亡等引发医疗纠纷。

（3）不尊重医务人员，寻衅滋事：个别患者及家属在影像科检查时，因等待时间过长等原因，工作人员稍有怠慢就故意指责，甚至谩骂、殴打，致医务人员精神和身体损伤，引发医疗纠纷。

（二）无过失医疗纠纷

影像科无过失医疗纠纷是指患者在影像科检查过程中医患双方均无过失行为，因不可预测、无法控制的风险因素引发了不良或严重后果，但由于患者及家属不理解、不接受，把责任归咎于影像科医务人员，也可引发医疗纠纷。其常见原因如下：

1．注射对比剂引发不良反应　增强扫描时均需注射对比剂，极少数患者会出现不同程度的不良反应，严重者可致死亡。这是无法避免的，与是否先行皮试无关。虽然所有患者在注射前都会签署知情同意书，但一旦出现后果仍极易引发医疗纠纷。

2．等待时间过长致不良后果　检查患者多，加上预约时间安排不合理，造成部分空腹患者等待时间过长，引发低血糖、休克等不良后果，会引发投诉或医疗纠纷。

3. 不可抗力造成不良后果　因停电、机器故障等造成正在进行的检查中断、失败，需要重复检查时，患者不理解、不接受；或者介入手术中断造成不良或严重后果。

综上可见，有医疗过失不一定引发医疗纠纷；无医疗过失也可能引发医疗纠纷。

二、医疗纠纷的后果

医疗纠纷对涉事的医务人员、医疗机构及患者均会产生一系列直接和间接影响，并且医疗纠纷的影响可分为正面影响与负面影响，因此需要辩证地看待医疗纠纷。

（一）医疗纠纷对医院的影响

1. 医疗纠纷对医院的负面影响　①影响医院的社会形象，并进一步影响公众对医生职业群体的认知。②医疗纠纷的经济赔偿增加了医院的医疗成本和经济负担。③干扰了医院正常的工作秩序，不利于医院的发展。

2. 医疗纠纷对医院的正面影响　①促进医院全面提高医疗技术水平，促进规范行医。②促进医德医风的建设、加强服务意识。

（二）医疗纠纷对影像科的影响

1. 医疗纠纷对影像科的负面影响　①医疗纠纷的经济赔偿增加了科室成本的支出和科室涉事人员的经济负担。②干扰科室正常的工作秩序。③迫使科室常规工作的开展更加谨慎保守，为避免纠纷，部分风险较高或有潜在风险的患者会被拒绝检查，一些有潜在风险的技术创新也会被否决或叫停，不利于科室临床及科研的进步和发展。

2. 医疗纠纷对影像科的正面影响　①促进医疗管理制度及工作流程的完善。②促进医、技、护工作人员全面提高医疗技术水平。③加强各岗位一线工作人员的服务意识，强化培训，全面提升服务质量。④恰当的医疗纠纷处理，可以化解患者不满情绪，加深患者对影像科工作的了解，增加患者对医院和科室的粘性和依从性。

（三）医疗纠纷对涉事影像医务人员的影响

1. 医疗纠纷对涉事影像医务人员的负面影响　①医疗投诉和纠纷在所难免，但如不能妥善处理，患者或家属采取非法手段寻衅滋事、侵犯涉事医务人员人格尊严甚至威胁人身安全时，对其精神打击巨大。②损伤涉事工作人员的积极性，不敢或不愿开展创新性新技术、新业务，诊断报告也会出具得更加模棱两可，以保护自我。

2. 医疗纠纷对涉事影像医务人员的正面影响　①发现自身临床技能的不足，并在未来的工作中加以改进和提升。②提升服务意识，改善服务态度。③增强责任心，改进工作态度。

（四）医疗纠纷对患者的影响

1. 医疗纠纷对患者的正面影响　随着各项制度的进一步完善和人们依法维权和自我保护意识的普遍增强，医疗纠纷中患者及家属完全可以保护自己的合法权益。少数因患者缺乏基本的医学知识，对正确的医疗处理、疾病的自然转归和难以避免的并发症，以及医疗中的意外事故等不理解而引起的医疗纠纷，也可在事件的处理过程中，通过不断修正患者及家属的观念、提高认知而得到逐步解决。

2. 医疗纠纷对患者的负面影响　医疗行为是一项高风险的技术性行为，特别是对急、危、重症患者的抢救风险更大。医疗纠纷有可能对部分医务工作者的医疗行为产生束缚，不利于积极大胆的救治，也不利于开拓创新等促进医学进步的行为。

三、医疗纠纷的处理

（一）医疗纠纷处理原则

在处理影像科医疗纠纷时，首先要科学合理、公平公正，既要正确鉴定医疗行为中医者及医方的违规、错误之处,也要明确患方的责任及应承担的后果;既要给予涉事医者和医院相应的处罚,维护患者的切实利益,也要维护医疗行为的神圣使命,保障医者的正当权益,严厉打击寻衅滋事、侵害医者人格及人身安全的不法行为。医疗纠纷的正确合理处理,有助于医患双方在市场经济中和谐共处。

(二)医疗纠纷防范措施

1. 强化医务人员的服务意识　树立全心全意为医患服务的思想,增强服务意识,改善服务态度,提高服务质量,深入开展以患者为中心、医患换位思考等服务活动;加强职业道德教育和德行修养,建立职业道德考核与考评制度,并纳入医疗质量检测范围,定期进行讲评和奖惩。

2. 加强相关医疗法规学习　加强医疗纠纷相关法律法规的学习,特别是《医疗事故处理条例》《中华人民共和国执业医师法》《病历书写基本规范》等相关文件,从而提高预防差错及事故的警觉性和责任感。

3. 提高医务人员的执业能力　应对影像科各岗位医务人员持续开展各种形式的教育、学习和培训,使其熟练掌握相关医疗行为的规范和要求,提升自己的医疗技能,减少医疗纠纷的发生。

4. 提高影像科的管理水平　影像科是设备大科,各种检查任务繁重。大型医疗设备的使用、不同疾病的检查方法和诊断报告的书写等,均应制定严格的规章制度和操作规范并监督落实,形成规范的管理,提升全科人员的医疗技能和水平。

5. 加强影像相关知识的宣传　影像检查区域应张贴醒目的风险警示标识,科室公共区域可进行相关知识的科普宣传,同时应充分利用公众号、微博、视频等方式进行专家权威科普及热点解读,以促进医患双方深入沟通、相互理解。

(郑敏文)

第四节　影像科医患沟通

古希腊医学之父希波克拉底(Hippocrates)曾经说过:"医生有三件法宝,第一是语言,第二是药物,第三是手术刀。"由此可见医患语言沟通的重要性。医患沟通是指在医疗和保健工作中,医生与患者双方围绕健康、心理、诊疗、服务等医疗及相关工作展开的交流与沟通。通常是以患者为中心,医方为主导,将医学与人文结合,通过医患双方各有特征的全方位信息的多途径交流,使医患双方达成共识并建立信任合作关系,指引医护人员为患者提供优质的医疗服务,达到维护健康、促进医学发展的目的。良好的医患沟通是构建和谐医患关系,避免医疗纠纷的重要方面。与患者的良好沟通能力,是成为一个好医生的重要条件。

一、影响医患沟通的主要因素

(一)知识结构不同

医生拥有医学专业知识,在医患沟通中占有主导权,会不由自主就轻视或忽视患者的诉求,要求患者完全服从自己;患者没有医学知识背景,在医患沟通中不论是心理上还是实际情况都处于下风,当医生态度傲慢,缺乏语言沟通技巧时,极易使患者产生不信任、不理解的抗拒心理。

(二)所站角度不同

医生为患者执行医疗行为,均会遵循医疗规范,力求诊断明确、尽可能治愈。但受到医学发展和医疗条件的限制,仍然有疾病不明原因,无法明确诊断,更有许多疾病无法治愈。虽然医生尚不能治愈所有疾病,但患者站在自身的角度,极度渴望医生为自己解除病痛、治愈疾病,并本能地认为医生应该做到,一旦达不到心理预期,则会产生巨大的落差和失望情绪,甚至产生极端的报复行为。

（三）思想观念不同

医生通常知识层次较高。除医学专业领域外，医生对于政治、经济、文化等社会各方面也有较深的见解认识和较先进的思想观念；而患者则是广大群众，包含了不同身份、不同职业、不同知识层次的人，思想观念千差万别，相对复杂，因此极易出现沟通困难。

二、影像科存在的医患沟通问题

（一）思想上忽视医患沟通

与患者接触的一线工作人员思想上普遍忽视医患沟通的必要性，只把完成工作任务作为唯一目标，缺乏对患者了解检查相关知识心理的共情。

（二）态度上轻视医患沟通

忽视对表情、肢体语言等的自我管理，表现出不屑、不耐烦等明显的情绪，引发患者不满及投诉。

（三）语言上缺乏沟通技巧

一线工作人员通常不注意自己对患者的语言规范，普遍缺乏语言沟通技巧，更缺乏相关的专业培训，因此可能因为简单一句话就会激怒患者或家属。

三、医患沟通的主要模式

良好的医患沟通是构建和谐医患关系、避免医疗纠纷的基础，也是医务人员必备的基础能力之一。国内外学者十分重视医患沟通问题，先后提出了许多医患沟通模式，如以患者为中心的沟通模式（patient-centered communication，PCC）、卡尔加里 - 剑桥指南（Calgary-Cambridge guides，CCG）、SEGUE 框架（set elicit give understand end framework，SEGUE framework）、"四习惯"模式（four habits model，FHM）、卡拉马祖共识声明基本元素沟通清单（Kalamazoo essential elements communication checklist-adapted，KEECC-A）、SPIKES 模式及 GLTC 医患沟通模式等，以指导医务工作者提升医患沟通能力，减少医患纠纷。其中，GLTC 医患沟通模式近年来得到业界越来越多的关注与认可。该模式认为，医患沟通是人文言行与医学言行密切结合的机制，是以医方为主导，医患全方位信息交流的模式。具体而言，就是医方示善 - 医方倾听 - 医患交流 - 医患合作。

（一）医方示善

在医疗工作中，所有医护人员应该主动和有效表达善意。这需要医护人员首先用和善的肢体语言和亲切的口头语言，使患者及家属感受到温馨、安全、尊重及诚意的氛围，并在之后的沟通中保持下去。

（二）医方倾听

了解患者信息主要是通过倾听。倾听，要求医护人员全神贯注地接受患者全方位信息，不打断患者，准确理解并掌握患方信息。倾听中的技术要素，是医护人员将医学思维与人文言行有效结合，获取患者信息用医学知识和经验分析判断，并整理出有利于诊断和治疗的信息，同时要兼顾对患者诉说的尊重，否则关键信息可能缺失，也会降低患者对医生的信任。

（三）医患交流

医患交流是医患沟通的主要环节，包括要点反馈、职业语言、讨论选择、鼓励语言、抚触肢体、告知坏消息、回避难题，聊天等。这些语言沟通技能特别需要人文言行与医学思维结合起来，以展现医学艺术并有助医患和谐。

（四）医患合作

医患合作是指医患建立了互信关系，医患双方通过沟通达成共同意向或决定，医护人员在患者配合下，以主导的姿态和负责的态度实施医疗行为。由于医患多方面的不同之处，医疗行为过程中还会产生新的问题或矛盾，医患沟通又会进入新的过程，仍从医方示善开始。

四、影像科诊疗全流程中的医患沟通

围绕影像科诊疗活动的全过程,可将 GLTC 医患沟通模式的沟通理念与沟通策略融入影像科检查实践,明确各阶段医患沟通的方式与要点。

(一)预约登记时的医患沟通

登记检查及预约工作人员应向患者详细解释此项检查的时间,以使患者合理安排就诊时间。如患者已预约好时间,应根据约好的时间提前 15～30min 在机房外等候。如遇急诊或突发事件,检查时间可能延后,应请等待的患者予以理解配合。如未能按时前来检查,应重新预约时间。

(二)检查准备时的医患沟通

根据患者的性别、年龄、病史、遗传因素、所患疾病严重程度以及是否患多种疾病,对患者身体情况进行综合评估,判断患者是否能耐受和配合检查。交代患者注意机器的提示并跟随指令配合呼吸。MRI 检查前,再三详细询问患者有无本项检查的相关禁忌证,有无佩戴禁忌物品,并采取针对性措施。做 CT 及 X 射线检查之前告知患者放射性检查有一定的辐射。增强扫描前确认患者是否有过敏史,做好对比剂过敏反应的预案、观察和处理。

(三)检查中的医患沟通

精准快速体位设计,高效沟通使患者配合摆放体位,尽量减少患者挪动的次数及时间。根据不同患者的性别、年龄区别对待。对待创伤、手术、疼痛患者,应仔细检查询问、再三确认左右;对待老龄患者动作宜轻,嘱咐的声音应稍大、清晰;对于幼儿,应耐心、和蔼,设法消除患儿的恐惧感;男性检查者对女性患者检查特殊部位时,应有第三人在场,以消除被检查者的顾虑、不安及尴尬。做好射线敏感器官保护。

(四)诊断前和诊断过程中的医患沟通

诊断医生应规范化书写报告。需要询问病史、对比之前检查资料或者进行简单查体时,应使用规范职业语言,明确说明,通俗易懂。当出现差错报告修正时,应向患者表达歉意,实事求是地解决问题,避免损失。由于疾病演变过程不同,医院条件不同,医生水平不同,在与患者交流中不随意评价他人诊断、治疗方法及结果,以免导致误解,甚至引发医疗纠纷。

(五)介入诊疗时的医患沟通

医护人员应向患者或家属介绍患者的疾病诊断情况、主要治疗措施、病情及预后,介入治疗可能引起的严重后果、不良反应、并发症及预防措施,必要时在治疗中详细解释每一个治疗步骤、医疗药费等情况,充分听取患者或家属的意见或建议,回答患者或家属提出的问题。将目前医学技术的局限、风险有的放矢地介绍给患者或家属,使患者和家属心中有数,从而争取他们的理解、支持和配合,保证介入手术的顺利进行。注意记载沟通内容,并获取患者同意、签字。

(六)诊疗结束时的医患沟通

仔细清楚地告知患者领取结果时间、地点及方式,告知患者或家属保持手机通畅,如有问题及时联系沟通。如超过时间未领取到结果,告知患者去何处解决相关问题。重视患者隐私、重要信息的保护。同时回答患者提出的有关问题,积极为患者做健康宣教。

五、影像科医患沟通技能与路径

(一)医患沟通的语言和行为技能

1. 口头语言沟通要求　①运用得体的称呼语;②通俗表达医学语言;③讲究语言交流技巧;④杜绝伤害性语言;⑤使用平缓、亲切语气。

2. 肢体语言沟通要求　①仪表举止要得体;②目光表情要随和;③身体姿势要端庄;④距离方向要准确;⑤肢体接触要文明。

3. 书面语言沟通要求　①将医患沟通中的重要内容通过书面形式建立,不仅有利于患者理解、配合检查，也可作为证据材料，有利于保护医患双方权益。比如消化道造影检查前准备、增强扫描知情同意书、磁共振检查注意事项、介入手术前谈话等。②可制作书面的影像科普知识、健康宣教资料并放置于醒目位置，方便患者自取学习。③对于听障人士、听力退化老人，可用纸条、写字板等进行沟通。

4．影像科沟通常用语推荐 包括：

–"您好，请问您预约什么检查？我们可预约时间是……，您打算什么时候进行检查？"

–"我们为您预约的检查是……，时间是……，第×检查室，请您按照这份要求做好准备。"（递上提前准备的检查须知）

–"请您到这边检查床上躺下，我们为您拍片/扫描。"

–"好的，就这样，请放松，不要紧张。"

–"这项检查需要您的配合，请深吸气，闭住气。"

–"增强扫描虽然有过敏风险，但概率很低，您不必紧张。"

–"X射线有辐射危害，但是剂量很小，我们会做好非照射野保护，请您放心。"

–"您需要在这份知情同意书/检查须知上签字。"

–"感谢您的配合。"

（二）医患沟通的制度建设

1．完善医疗服务信息公开制度 完善医疗服务信息公开制度，做好影像检查预约、取报告时间、收费价格等信息公开工作，增加服务信息透明度，自觉接受社会监督，不断改善群众就医体验。

2．规范院内投诉管理 加强投诉管理，改善服务流程，畅通投诉渠道，设立专门人员负责患者投诉处理和反馈，实行"首诉负责制"，对于患者反映强烈的问题及时处理并反馈，提高医患沟通效果。

3．建立健全患者关系管理档案 完善医患沟通记录，将特定文书、特定内容等重要沟通记录由患者签字后归档，成为影像科检查记录的常规项目，并建立健全投诉档案，立卷归档，留档备查。

4．加强医学科普宣传引导 广泛开展医学科普宣传和法治教育，普及健康科学知识，提高公众对影像科诊疗工作内容和特点的认知水平，引导患者形成合理就医预期，营造尊医重卫的良好社会氛围。

（三）影像科医学生的医患沟通

医学生要成为一名成功的医生，除具备渊博的知识、精湛的医术外，还必须具有良好的沟通能力等其他方面的综合素质。对影像科医学生来说，积极参与医患沟通是成为合格医学人才的必修课，是提高诊疗技术与人文服务水平的关键，是体现医师职业精神的直接手段，也是构建和谐医患关系的有效途径。医学生在医患沟通上既有优势也有不足。优势是与患方接触更多，时间更长；易于倾听患方的诉说；易于主动提供具体的帮助。不足是与患者沟通交流中紧张、胆怯、自信心不足；与患者交流中人文素质欠缺、亲和力不够。因此，应针对医学生的特色，明晰提高医学生医患沟通能力的途径和方法。

1．加强人文素质教育 将人文社会医学课程纳入医学教育体系中，贯穿影像科医学生入学到毕业的全过程，分年级、分阶段、渐进式推进人文素质教育，加强医学科学精神与人文精神的融通。

2．开设医患沟通课程 增设有关医患沟通教育课程，并在原有的相关课程中增加医患沟通的教育内容，传授医患沟通的技巧，突出讲授影像科医患沟通的方法与案例。

3．尽早接触临床工作 临床医学是一门实践性很强的学科，尽早接触临床有助于医学生医患沟通能力的提升与增强。可发挥"标准化患者"的作用设立模拟病房，让医学生分别扮演特定的医生或患者角色进行交流。如果条件允许可以进行视频录像，使医学生有机会观察他人和自

211

己的行为,进行自我评价或相互评价,从而改进医患交流技能。尽早让医学生接触临床工作、接触患者,使医学生在处于低年级阶段时就已经大大增加和患者沟通的机会,在观察和学习带教教师医疗活动的过程中,不断累积自己和患者沟通交流的技巧与能力,提高未来见习、实习的学习质量。

4. 注重临床实习实训 医患沟通能力的培养应充分渗透于日常医护人员的带教中,教师以言传身教的方式加强对学生人文精神的渗透,为学生树立榜样。教师所具备的敬业精神、救死扶伤的理念、积极与患者沟通和交流的素养对医学生有潜移默化的影响,这种示范是提高医学生医患沟通能力的最好形式,对医学生在未来的临床工作中建立良好的医患沟通模式具有重要影响。

5. 开展丰富多彩的实践活动 医学生沟通能力的培养,不仅需要有针对性的教学目标、科学的教学计划,而且要辅以丰富多彩的社会公益活动、校园文化活动、医院临床活动、社会实践等。教师和学生应充分利用学校和医院的资源,积极地参与实践活动能帮助他们了解医患沟通的现状和提高的重要性。

"To Cure Sometimes, To Relieve Often, To Comfort Always."这是长眠在纽约东北部的撒拉纳克湖畔的特鲁多医生的墓志铭,中文翻译简洁而富有哲理:偶尔治愈,常常帮助,总是安慰。它告诉人们,医生的职责不仅仅是治疗、治愈,更多的是帮助、安慰和沟通。

(郑敏文)

第五节　医学影像在医疗鉴定中的作用

一、医疗鉴定分类

医疗鉴定主要包括医疗纠纷鉴定和法医临床鉴定。

(一) 医疗纠纷鉴定

医疗纠纷指医患双方因诊疗活动而引发的争议。这些争议通过运用专业知识、技能以及检验方法进行分析后所做出的科学判断,称为医疗纠纷鉴定。医疗纠纷鉴定可以分为医疗事故鉴定与医疗损害鉴定。

医疗事故鉴定是指由医学会组织有关临床医学专家和法医学专家组成的专家组,运用医学、法医学等科学知识和技术,对涉及医疗事故行政处理的有关专门性问题进行检验、鉴别和判断并提供鉴定结论的活动。医疗事故鉴定主要是为医疗卫生行政部门处理医疗纠纷与医疗事故提供事实依据。

医疗损害鉴定是指医疗机构及其医务人员,因为在日常医疗行为中存在法定过错并造成患者人身损害而导致的医疗损害民事诉讼中,人民法院对于医疗技术等专门问题对外委托的鉴定。医疗损害鉴定是为医疗损害赔偿民事诉讼、涉嫌医疗事故罪和非法行医罪的刑事诉讼等提供事实依据。由此可见,医疗损害鉴定比医疗事故鉴定的适用范围要广。

根据 2018 年国务院发布的《医疗纠纷预防和处理条例》,在医疗纠纷的调解过程中,需要进行医疗损害鉴定以明确责任的,由医患双方共同委托医学会或者司法鉴定机构进行鉴定,也可以经医患双方同意,由医疗纠纷人民调解委员会委托鉴定。

医学影像资料是医疗鉴定中的重要资料来源之一,它记录了患者在医疗诊治过程中组织器官的形态、功能、代谢等特征,客观反映了疾病发生发展情况,为医疗行为责任的判别提供了必要的证据。

(二) 法医临床鉴定

法医临床鉴定,又称活体损伤鉴定,是目前最为常见的司法鉴定类别。它是指运用临床医学和法医学及其他自然科学的理论和技术,研究和解决与法律有关的人体伤、残以及其他生理病理等医学问题的一门学科。它的重要任务是解决与活体损伤有关的致伤性质、方式、工具及损伤程度、伤残等级、医疗纠纷等相关问题,为司法审判提供科学依据。其主要内容包括:人身损伤程度鉴定、损伤与疾病关系评定、道路交通事故受伤人员伤残程度评定、职工工伤与职业病致残程度评定、劳动能力评定、活体年龄鉴定、性功能鉴定、诈病(伤)及造作病(伤)鉴定、致伤物和致伤方式推断等。

法医临床影像学检验是法医学研究方法之一,它是指利用医学影像方法进行医学诊断辅助法医临床学鉴定的活动。医学影像可以提供损伤疾病关系鉴定,可以提供伤、病情的范围,来源以及获得时间推测等信息,判定疾病是否由损伤所引起,或原有疾病是否因损伤而加重、恶化。在人体损伤的诊断中,尤其是脏器、骨骼的损伤,需要临床影像学检查来判定和评估,因此影像检查结果是法医临床鉴定的重要依据。

2016 年 4 月 18 日,由最高人民法院、最高人民检察院、公安部、国家安全部、司法部联合发布了《人体损伤致残程度分级》,并于 2017 年 1 月 1 日起施行。司法鉴定机构和司法鉴定人进行人体损伤致残程度鉴定统一适用该标准。

二、医学影像在医疗鉴定中的作用

医疗鉴定所需的技术手段涵盖了临床医学的各种检查方法,如影像学、病理学、电生理学及实验诊断学等。其中,按照检查设备进行分类,医学影像主要分为:

（一）X 射线检查

1. 优势　对于有移位骨折、有骨质改变的骨病、关节部位骨性病变、不透光异物存留、心肺器质性疾病、消化系统梗阻等疾病有很好的诊断价值。X 射线检查还能拍摄动力位相,能发现患者在改变体位时才感觉到不适的疾病。应用移动 X 射线设备进行床边摄影适用于病情危重,需长时间保持体位,术中需要持续生命体征监控等各种原因导致无法移动至固定机房的患者。

2. 不足　由于在 X 射线影像上组织有重叠,对比度不佳,细微结构无法辨认,对合并软组织损伤的评估存在局限性,对一些微小、隐匿性的骨折鉴别能力也不足,需要行 CT 或 MRI 检查进行进一步评价。由于 X 射线存在辐射危害,故而不适合孕妇及其他特殊人群使用。

3. 在医疗鉴定中的作用　主要用于骨、关节外伤的诊断,其目的是明确有无骨折或脱位、骨折类型、愈合情况。对轻微外伤引起的骨折,判断有无病理性骨折等。

（二）CT 检查

1. 优势　CT 图像为人体组织断面影像,具有很好的密度分辨率,能准确地显示不同组织,解决了 X 射线影像组织重叠的问题。CT 成像速度快,有助于快速判断伤情。通过断面图像的三维重组技术,可以从不同方位和角度立体观察人体的组织结构,提高了病变的检出率。CT 检查还可以通过注射对比剂,提高病灶与周围组织的对比度,明确病变性质。

2. 不足　CT 以 X 射线为成像介质,有一定辐射危害,其整体辐射剂量水平高于常规 X 射线,不适合孕妇及其他特殊人群使用。CT 对软组织显像清晰度和分辨率不高,对软组织的观察能力不如 MRI。CT 的空间分辨率不如 X 射线,无法进行动力位等特殊体位的检查。

3. 在医疗鉴定中的作用　CT 影像能够客观反映病变的部位、大小和范围,可根据不同层次、不同组织器官的改变,提示外力是否作用和作用程度,帮助分析损伤机制和损伤时间。CT 检查常用于颅脑损伤、腹腔内器官损伤(肝外伤、脾外伤、胰腺外伤、肾损伤)和脊柱外伤。

（三）MRI 检查

1. 优势　MRI 具有良好的软组织分辨率,是 CT 与 X 射线影像所不具备的。MRI 可以多平面、多参数成像,其中多平面成像可以清楚地显示病变所在的部位、范围以及与周围脏器的关系,多参数成像可以更好地判断病变组成成分,有助于对病变的诊断。MRI 无须考虑 X 射线辐射剂量问题,便于反复多次进行检查。

2.不足 MRI检查时间较长,对患者的身体运动非常敏感,容易产生伪影,因此不适合危重患者和急诊科的检查。因为磁场原因,体内有金属植入物或金属异物者(如安装有心脏起搏器的患者),以及身体带有监护仪的患者不适合MRI检查。MRI检查的费用较高,设备普及率不如CT。MRI对钙化和骨骼的显示不如CT与X射线。

3.在医疗鉴定中的作用 利用MRI软组织对比度好,从三维空间上对病灶进行准确定位,具有更好地显示组织器官的解剖结构以及软组织显影清晰等特点,常用于关节、韧带和肌腱损伤的诊断。

三、医疗鉴定对医学影像的要求

影像学检查应满足医疗纠纷鉴定、法医临床学鉴定的实际需求,根据损伤的部位和性质等选择适合的检查设备、体位及方法,以及合理运用图像重建、处理手段为鉴定提供客观证据线索。

(一)影像学资料的基本要求

影像学资料指通过医学影像学检验所获取的图像资料,其形式包括图片(如胶片等)和电子存储介质为载体的数字影像。用于医疗鉴定的影像学资料应具有较高的图像质量,确保具有足够的清晰程度,要能够显示不同组织、正常组织与病变(损伤)组织之间的影像学特征。

(二)影像学检查报告的基本要求

用于鉴定的影像检查报告应包含被鉴定的个人基本信息。在影像表现中应描述能够反映病变或损伤部位、性质和严重程度的影像学变化特征。诊断和认定意见应包括病变或损伤部位、性质和严重程度。有历史影像数据的,应进行前后对照,说明病变或损伤的进展或恢复情况。

四、常见损伤鉴定的影像学诊断标准举例

(一)颅内血肿量的影像学测量

1.影像学检验方法 颅内血肿按血肿的来源和部位可分为硬膜外血肿、硬膜下血肿及脑内血肿等。CT与MRI图像是计算出颅内血肿量的依据(图9-1)。

2.颅内血肿量计算 一般采用多田氏公式血肿容积测量法、改良球缺体积公式血肿容积测量法、体视学血肿容积测量法、Steiner计算法、软件血肿容积测量法等方法计算颅内血肿量。

以多田氏公式血肿容积测量法为例,血肿容积计算公式为:

$$v = \frac{kabc\pi}{6}$$

式中:v代表血肿容积,单位为毫升(mL),a代表颅脑CT轴位扫描显示血肿最大层面的血肿最大长径,单位为厘米(cm),b代表头颅CT轴位扫描显示血肿最大层面的血肿最大宽径,单位为厘米(cm),c代表扫描层厚,单位为厘米(cm),k代表可见血肿的层数。

在临床实际工作中,可以应用影像后处理软件对血肿进行自动的勾画和体积测量,相对于上述计算公式要更加精确。

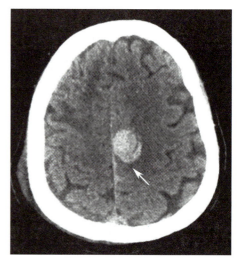

图9-1 颅内血肿CT图像
层厚为1.5mm。左侧额叶见类圆形血肿密度影,血肿最大长径为2.1cm,最大宽径为2.0cm,血肿可见层数为10层。根据血肿容积计算公式,血肿容积约为3.30ml。

（二）眶壁骨折

1.影像学检验方法　影像学检查首选 CT（图9-2）。建议行薄层扫描，必要时进行多方位图像重组。

2.眶内侧壁新鲜骨折 CT　认定标准①直接征象：一侧眶内侧壁（筛骨纸板）骨质连续性中断、缺损。②间接征象：伤侧眼睑软组织肿胀，伴或不伴有皮下积气、伤侧眼眶内积气、伤侧筛窦气房内积液、伤侧眼内直肌肿胀。

3.眶底壁新鲜骨折 CT　认定标准①轴位扫描图像：上颌窦腔内见局限性异常稍高密度影与条片状骨质密度（骨嵴）影，呈现眼眶"底陷征"或上颌窦"悬顶征"，即 CT 轴位图像见上颌窦腔内上方显示无定形斑片状或类卵圆形软组织影，边缘部位嵌杂细小条形骨嵴影。②冠状面图像重组：眼眶底壁骨质连续性中断、塌陷或缺失，上颌窦腔内上方见软组织密度影与骨质密度影夹杂，可伴有上颌窦腔积液。

4.损伤致残程度分级标准　在伤情鉴定时，眶部单纯骨折属轻伤，眼眶塌陷属于重伤。伤残评定时，单纯眶壁骨折，眼内异物，骨折累及重要血管、神经、肌肉等伤残认定等级不同。因此在诊断中需明确损伤部位，以便法医学鉴定。

（三）鼻区骨折

1.影像学检验方法　影像学检查首选 CT（图9-3）。建议行薄层扫描，必要时进行多方位图像重组或重建。也可选择 X 射线摄片作为辅助检验手段。

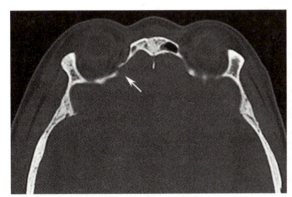

图9-2　眼眶骨折 CT 图像

CT 示右眼眶内壁骨质不连续，符合眼眶壁骨折影像表现。

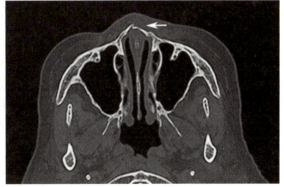

图9-3　鼻骨骨折 CT 图像

CT 示侧鼻骨骨质中断并部分重叠错位，符合鼻骨骨折影像表现。

2.上颌骨额突骨折 CT 认定标准　上颌骨与鼻骨连接处骨性突起的骨折。CT 轴位图像于鼻颌缝后侧上颌骨突起处骨质可见线形低密度影，可伴有或不伴有骨折端移位。

3.鼻骨线形骨折 CT 认定标准　①单侧鼻骨一处骨折，骨折端不伴有明显移位。②鼻骨骨折端完全错位（骨折端横向或内外完全分离，断端不重合），或者骨折端成角畸形（骨折线两端之夹角<150°者，视为鼻骨线形骨折伴有明显移位）。

4.外伤致鼻颌缝分离　视为鼻骨线形骨折，但不宜认定为鼻骨骨折伴有明显移位。

5.鼻骨粉碎骨折　单侧或两侧鼻骨两处或两处以上线形骨折。

6.损伤致残程度分级标准　①伤情鉴定时：单纯鼻骨骨折，属轻伤。②伤残评定时：单纯鼻骨骨折，不构成伤残；伴鼻尖或者鼻翼部分缺损深达软骨、鼻缺损、畸形、脑脊液鼻漏等，需要根据人体损害致残程度等级进行分级。因此在诊断中需明确损伤部位及伴随征象，以便法医学鉴定。

（四）肋骨骨折

1.影像学检验方法　常用影像学技术为 X 射线摄片、CT 扫描及肋骨 CT 图像重组（图9-4）。

X射线摄片包括肋骨后前位、左或右前斜位。肋骨CT选择轴位扫描,必要时可选择多平面重组(MPR)、最大密度投影(MIP)、容积重建(VR)及曲面重组(CPR)等图像重组技术。肋骨X射线摄片及CT扫描均应在屏气状态下进行。

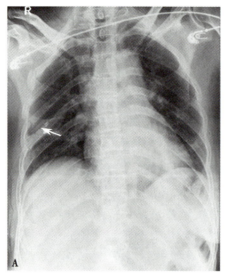
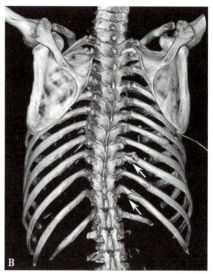

图9-4　肋骨骨折X射线与CT VR图像

A. X射线片示多发肋骨骨质断裂;B. CT采用VR显示技术,直观显示出肋骨骨折部位及骨折情况。

2. 影像学认定原则　①须有明确的胸部外伤史;②必要时需观察影像学随访检验结果;③多种影像检验技术之间可互相补充、互相结合,应综合分析相关影像学资料;④应注意鉴别CT重组图像可能存在的因人为或设备因素造成的伪影。

3. 损伤致残程度分级标准　在现有伤情及伤残评定标准中,对肋骨骨折有明显规定。如《人体损伤和致残程度分级》标准规定:肋骨骨折6根以上,或者肋骨部分缺失2根以上;肋骨骨折4根以上并后遗2处畸形愈合,认定十级伤残。肋骨骨折12根以上,或者肋骨部分缺失4根以上;肋骨骨折8根以上并后遗4处畸形愈合,认定九级伤残。因此影像诊断报告需对肋骨骨折有明确定位、定量。当肋骨骨折断端移位、胸廓塌陷时应密切关注肺、纵隔损伤。

(五)脊柱骨折

脊柱骨折包括椎体、椎板、椎弓及其附件(横突、棘突和上、下椎小关节突)骨折。

1. 影像学检验方法　包括X射线、CT及MRI检查等。X射线包括颈椎、胸椎、腰椎及骶尾椎正侧位及斜位摄片。轴位CT扫描,必要时薄层扫描后进行图像重组。MRI检查包括矢状面及横断面成像,常用T_1WI、T_2WI、抑脂序列、质子加权技术等(图9-5)。

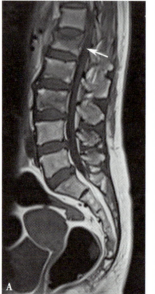
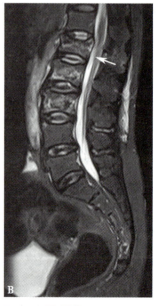

图9-5　腰椎压缩骨折MR图像

A. T_1WI序列显示第1腰椎椎体呈楔形改变;B. T_2WI抑脂序列显示第1至第3腰椎呈高信号影,MR影像符合腰椎椎体新鲜骨折表现。

2.影像学认定原则　①椎体压缩骨折在正位影像上显示椎体两侧不等高、侧位影像上呈楔形改变,椎板及椎体附件骨折在 X 射线平片上可见线形透亮影,横突骨折可见分离移位,上、下关节突损伤一般以脱位多见,行 CT 扫描有助于明确认定;②判定椎体属单纯压缩骨折或者粉碎骨折应行 CT 扫描;③椎体新鲜骨折在 MRI 图像上通常显示椎体楔形改变,且椎体内可见斑片状、等或低 T_1WI、高 T_2WI 信号影,抑脂序列呈高信号影,在骨折后数个月逐渐消退。

3.损伤致残程度分级标准　①伤情鉴定时:单纯椎体压缩骨折或附件骨折属轻伤,伴脊髓、神经损伤属重伤。②伤残评定时:1 个椎体压缩骨折不足 1/3 不构成伤残,压缩 1/3 以上或粉碎骨折构成十级伤残;2 个压缩骨折、1 个椎体压缩骨折伴附件骨折、1 个椎体粉碎骨折伴椎管狭窄即构成九级伤残。因此需明确骨折类型、程度、数量、继发征象。

（六）膝关节半月板／韧带损伤

1.影像学检验方法　首选 MRI（图 9-6）。

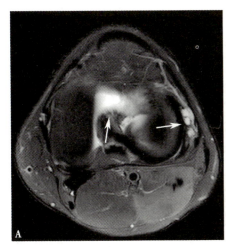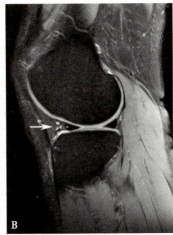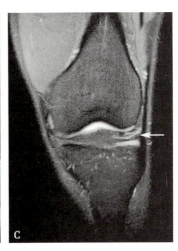

图 9-6　膝关节损伤 MR 影像

A～C. T_2WI 抑脂序列显示图像示膝关节外侧半月板及外侧副韧带损伤（箭头）,关节腔积液。

2.影像学认定原则

（1）膝关节半月板损伤的 MRI 分度:Ⅰ度损伤在 MRI 的 T_2WI 上表现为半月板内点片状或类圆形高信号影,未达到半月板的关节面缘。Ⅱ度损伤为Ⅰ度损伤的续化。在 MRI 的 T_2WI 上表现为水平或斜行条状高信号影,未达到半月板关节面缘可达到关节囊缘。Ⅲ度损伤即为半月板部分撕裂,在 MRI 的 T_2WI 上表现为半月板内的高信号影达到关节面。

（2）膝关节交叉韧带损伤:前交叉韧带撕裂多于单独的后交叉韧带,显示韧带部分增粗,连续性部分或完全中断,部分撕裂表现为全段或局部信号增高、韧带边缘毛糙、韧带松弛扭曲,完全撕裂表现为韧带连续性中断,断端毛糙,呈"拖把"状。

（3）外伤性膝关节半月板损伤的影像学认定原则:半月板Ⅰ度、Ⅱ度损伤多为退行性改变造成,Ⅲ度损伤多与急性外伤有关。

3.损伤致残程度分级标准　半月板及韧带损伤根据损伤程度及关节功能影响判定伤残级别,主要集中在十至九级。同时需关注韧带附着处撕脱骨折。

（王光彬）

第六节　影像科医疗缺陷的防范

一、医疗缺陷的定义及分度

医疗缺陷是指医务人员在医疗活动中违反医疗卫生管理法律、行政法规、部门规章和诊疗护理规范、常规而发生诊疗护理过失的行为。医疗缺陷是医疗过失造成的一切不良后果，包括医疗缺点、差错、事故的总称。临床上的任何医疗不安全因素都可能导致医疗过失，导致医疗差错、事故的发生，造成医疗缺陷。

从医疗行为对患者有无人身损害的角度对医疗缺陷进行区分，其中未对患者造成人身损害的为非事故性医疗缺陷，对患者造成人身损害的为医疗事故。

医疗缺陷根据其对患者的影响程度，一般可以分为轻、中、重三度。①轻度缺陷：对患者不造成影响或对患者有轻微影响而无不良后果。②中度缺陷：影响疗效，延长疗程，造成组织器官的可愈性损害；或违反操作规程，增加患者痛苦与医疗费用，但无严重后果。③重度缺陷：严重影响疗效或造成重要组织器官损害致功能障碍；甚至造成残疾、死亡等严重不良后果。

二、导致医疗缺陷的主要因素

（一）以医院管理为主因的医疗缺陷

医院管理制度存在缺陷，例如诊疗流程安排不合理，监督检查机制不健全，医疗资源管理不佳，安全预防措施不到位等，容易导致医疗缺陷的发生。作为医院管理部门，要修订、健全各项工作制度，加强医疗法律、法规培训，提升医护人员的业务能力。同时还要建立合理、高效的就医流程，加强各科室的协作水平，避免患者因为流程不合理导致的医疗缺陷。

（二）医务人员一方为主因的医疗缺陷

与医务人员的职业态度、责任心、技术水平、技能高低、逻辑思维方法的科学性以及工作经验有关。当医务人员出现法治观念淡薄，责任心不强，违反操作规程，不严格执行和落实规章制度，治疗原则、措施、方法失误，与患者沟通不及时或方法不当等情况，容易导致医疗缺陷的发生。例如，医生由于经验不足或责任心不够，导致影像报告中存在明显的漏诊、误诊。

（三）以疾病本身为主因的医疗缺陷

由于疾病本身的疑难性、复杂性给医疗工作造成困难而发生医疗缺陷。例如，影像诊断医生未能做出对患者病情的正确或全面的判断，从而导致医疗缺陷。临床医生未结合患者临床表现对于影像检查结果做出正确判断，有的过分依赖影像诊断报告，有的不重视或忽略影像报告为临床诊断提供的线索，从而导致医疗缺陷。上述情况因疾病本身具有一定的特殊性和少见性，使得诊断与治疗活动存在较大的困难。

（四）以病患一方为主因的医疗缺陷

由于医疗活动的对象是患者，而患者的情况因年龄、性别、职业、文化程度、语言表达能力、精神因素等千差万别，同一种疾病因患者的感受能力、机体反应能力或自身的特殊情况（如特异体质）而可以有不同的表现；某种疾病也可能由于患者的表达能力有限或查体配合不利等原因，从而使医务人员难以做出正确的推论甚至产生错觉、偏差。这些因患者自身原因而使医疗工作产生困难的情况，都是发生医疗缺陷潜在的不安全因素。

围绕医疗水平和服务质量产生的纠纷是当前医疗缺陷的主要来源。从管理角度出发，预防医疗缺陷的有效措施是通过科学化、规范化管理增强工作人员的法律和服务意识，将法律、规章、规范执行到位，落实"以患者为中心"的服务理念，持续改进医疗和服务质量。

三、医疗缺陷的预防策略

（一）针对医疗缺陷高发规律实施管理

医院管理者要通过对已经发生的医疗差错或事故进行科学的分析判定，总结出医疗缺陷的高发时间、地点、条件等内在规律，制订切实可行的预防方案。

（二）严格岗位职责，落实规章制度

医务工作者从事医疗活动必须有章可循。医疗规章制度及诊疗操作规范是正常医疗活动的保障，是预防和判定差错事故的重要因素，也是解决医疗纠纷的准则，其每一项都有其可行性、必行性和科学的内容。

（三）及时获得客观检查结果

主要脏器功能改变，依赖于"临床和客观检查指标"。这也是判定差错、事故，解决医疗纠纷的重要依据之一。因此，相关人员必须重视这一环节，确保临床查体、实验室、影像、病理等检查结果的正确性、客观性和科学性。

四、医学影像科工作流程中医疗缺陷的预防

患者在影像科的就诊流程，一般需要经历登记预约、影像检查和获取报告 3 个环节。按照就诊流程，将医疗缺陷的原因和预防措施归纳如下：

（一）登记预约

医生开具影像检查申请后，患者需要在影像科登记预约窗口办理相关手续。这一环节尽管在不同医疗机构中有不同的操作流程，但目的都是为患者预约检查项目和时间，说明检查注意事项，同时获得患者的基本信息，检查目的。登记预约环节是患者到达影像科的第一站，患者面对的是影像科的登记人员。

1. 常见问题　①患者基本信息录入错误或者必要的信息缺失。例如：没有录入与诊断相关的病史、检验结果，导致报告书写缺乏必要的辅助信息。②检查设备、部位匹配错误，预约检查的项目互相排斥，时段互相冲突。例如：同一时段先后预约了消化道钡剂造影与腹部 CT 检查，导致患者在做完钡剂后因钡剂残留，无法进行 CT 检查或检查失败。③检查项目未按照物价标准和相应的条目合理收费。例如：收费条目选择与实际检查项目不符，未经物价许可或备案自行制定收费标准，价格核算错误、设备选择错误等原因导致的收费差错，引起纠纷。④检查前准备告知不充分，使患者准备不足，在预约时间内无法完成检查。例如：未提前告知检查禁忌证或注意事项，如 CT 增强检查前 48h 停止服用二甲双胍，消化道检查前需要清空胃肠道。

2. 缺陷预防　①采用信息化登记系统，并将图像存储和传输系统（picture archiving and communication system，PACS）与医院信息系统（hospital information system，HIS）和放射信息系统（radiology information system，RIS）进行接口，从 HIS 中提取患者基本信息和检查申请信息，减少因手工登记录入导致的差错。②认真梳理好检查项目列表及对应的收费条目与检查设备，录入至信息系统进行自动关联，避免人工分配产生的错误。加强科室内部与登记人员的信息沟通，对新的、特殊的检查项目应及时告知收费标准与检查注意事项。加强登记人员的业务能力，了解临床检查申请与影像科检查科目的对应关系。③提前将预约规则录入信息系统，合理安排患者的影像检查时间，杜绝相互排斥的检查出现在同一时段。④配置高拍仪、扫描仪等设备，扫描额外的病史、检验信息，如外院的影像检查及实验室检验结果。⑤详尽告知影像检查前注意事项，提供纸质版的检查前准备告知书，指导患者或陪同人员仔细阅读并签字，做好检查前准备。⑥设置必要的身份验证措施，以便在影像报告获取时使用身份验证来保证患者隐私安全。

（二）影像检查

影像检查阶段是指患者按照登记预约要求到达指定检查室等待检查到检查完毕离开检查室

的过程。该过程中患者面对的是影像科技师。

1. 常见问题 ①检查前未与患者确认检查禁忌证，引起纠纷或医疗缺陷。例如：孕妇在未知情的情况下进行了 X 射线及 CT 检查，导致以胎儿存在辐射危害风险为原因的医疗纠纷。含有铁磁性体内植入物的患者，未经合理性判断进行了 MRI 检查，导致患者机体出现不同程度的损伤。②未做好检查前准备，导致检查失败。例如，检查时穿着或佩戴了产生伪影的衣物或物品，导致图像受到伪影干扰，发生误诊或漏诊；胸腹部检查前未进行屏气训练，图像存在明显的运动伪影。③应用对比剂前未签署知情同意书，而应用对比剂后患者出现不同程度的不良反应，引起医疗纠纷。④在 X 射线及 CT 检查时，未按照辐射防护要求对受检者敏感器官或陪同人员进行必要的屏蔽防护。⑤隔室操作设备时，未通过观察窗观察患者情况，导致在检查床行进过程中患者从检查床上跌落或者受到挤压。⑥检查部位错误，或者未按照规范操作设备，导致图像无法达到诊断需求。

2. 缺陷预防 ①工作人员应熟悉本领域各项检查的禁忌证与适应证，确保在行影像检查前告知患者。②配置必要的检查准备室，在检查前嘱咐患者做好准备，保证检查顺利进行。③按照规范使用对比剂，注意不同类型对比剂的不同应用方式。工作场所应配置有处理对比剂不良反应的相关药品和器械，熟知不良反应的分级标准和处理措施，能按照事先定好的标准流程进行不良反应的处理。④按照防护用品配置与使用规范应用防护用品，注意受检者以及陪同人员的防护。注意儿童以及妊娠妇女的 X 射线、CT 检查适应证，必要时推荐无射线危害的检查替代。⑤仔细核对检查申请单内容，按照检查单申请部位和目的选择检查程序，存在疑问时同患者进行沟通。严格按照检查技术操作规范进行操作，检查过程中密切关注患者的状况。

（三）诊断报告书写、签发

医学影像诊断报告是医学影像的最终解读，是疾病诊断和确定治疗方案的重要依据，对医疗过程起着决定性作用，因此报告的质量直接体现医疗技术的水平和质量。医学影像报告还是影像科医师与临床之间互相沟通并附有一定法律责任的文件，反映了影像检查全过程的质量、水平以及撰写医生的观察是否全面，诊断思路是否正确。由诊断报告导致的医疗缺陷是影像科医疗缺陷的主要来源。

1. 常见问题 ①书写和审核报告人员的资质不符合法律法规要求。②报告书应包含的主要内容缺失。③未及时发现或报告危急值，延误患者的病情处理。④影像表现出现了左右定位错误或明显逻辑错误。⑤诊断结果存在明显的漏诊和误诊。⑥未按照检查申请单的要求书写报告。⑦报告未按照规定的时限要求发出。⑧患者隐私保护措施不当，报告和影像未经许可泄露给他人或用于商业用途。⑨给予患者的影像载体（胶片、光盘）信息不完整或存在缺陷，与报告不相符。⑩违背真实影像表现和诊断结论，修改报告内容。

2. 缺陷预防 严格按照规范书写、签发影像报告是避免缺陷发生的基本做法。

（1）一般原则：①除急诊或特殊检查外，应按患者检查时间顺序书写报告，以保证患者及时领取报告。②医学影像报告从内容到形式都必须准确、清晰、简明和中肯。③对报告的书写、修改和审核均必须"全心全意，精益求精"。④知识差距的必然性，促使放射诊断的书写者及审核者都按照循证放射学的原则和实行循证放射学的方法完成放射诊断报告的书写。⑤报告医师应按照检查目的，如病变筛查、术前评估、随访等进行诊断描述。⑥给予患者的影像资料应与诊断结论相符，应包含诊断结论中有阳性表现的图像。⑦书写报告与审核报告医师人员应具备相应资质，报告上应有签名与报告日期。⑧信息系统能记录报告修改内容、时间及修改人员信息。

（2）影像报告内容

1）报告内容：应包括患者一般资料、检查仪器、检查方法或技术、影像学表现、诊断结论、医师签名等。

患者一般资料包括：患者姓名、性别、年龄、科别、住院或门诊病案号、检查部位、检查目的、检查方法或技术、检查日期、检查号码等。

检查内容包括：检查仪器如 X 射线、CT、MR、DSA、超声等。

检查方法或技术：X 射线检查应描述检查方法与体位，CT、MRI 应描述平扫或增强以及具体扫描序列。

2）影像学表现：应根据不同检查要求分别包括以下内容：

检查要求为疾病诊断的申请，影像学表现的描述要包括：主要病灶的描述，例如病灶位置、形态、大小、密度、增强前后的对照；与主要病灶相关的异常表现，例如肺结节与相邻支气管的关系，纵隔是否有肿大淋巴结等；与主要病灶无明显相关的异常改变；扫描区域内所包括的正常解剖。

检查要求为提供治疗信息的申请，影像学表现除诊断描述外，还要包括与决策治疗原则，完善治疗方案有关的各种信息。

检查要求为疾病治疗随访的申请，影像学表现除诊断描述外，一定要与最近一次影像学检查资料进行对照，包括病灶大小、形态、密度以及强化程度的改变，也要包括与主要病灶相关异常表现的对照描述，同时注明最近一次检查时间、方法。

（3）诊断报告书写原则：①对于判断为正常或诊断十分明确者，应给予肯定的结论。②对病变肯定，性质范围大致肯定的情况，应按照由大范围到小范围，由肯定诊断到不肯定诊断，由形态到病理的顺序书写结论，对不能肯定的部分要留有余地。③病变表现无特征性，可有多种可能性，应按照概率大小写出几种可能的疾病。④所见表现不能肯定为病变，可能为正常变异或各种原因造成假象，要说明不能肯定的原因。⑤需要患者补充检查，如补加增强扫描或附加做 MRI 其他序列检查等需要说明。

（四）医学影像报告单书写格式举例

XX 医院医学影像学报告单

检查日期：　　　　　　　　影像号：　　　　　　　　检查号：

姓名		性别		年龄		门诊号	
科别		病区		病床		住院号	
检查部位		胸部		检查方法		CT 平扫	
检查目的				肺结节随访复查			

影像学表现：

　　双肺野多发结节状密度增高灶，部分呈磨玻璃样密度，边界清，大者位于右肺上叶前段外后部（series 2，image13），最大截面约 0.7cm×0.6cm，呈磨玻璃样密度，较 2018 年 2 月 2 日 CT 检查无明显变化。双肺纹理清晰，走行可，段及段以上支气管通畅，管腔未见狭窄。纵隔内未见异常增大淋巴结。胸膜未见增厚，未见胸腔积液。

影像学诊断：

　　双肺多发结节灶，较前未见明显变化，建议年度复查。

　　　　报告医师：×××　　　　　　　　　　　　　审核医师：×××

　　　　　　　　　　　　　　　　　　　　　　　　报告时间：2021-03-17 13：20

（王光彬）

推荐阅读

[1] 刘士远. 新时代医学影像学发展趋势与挑战. 中华放射学杂志, 2021, 55(2): 97-100.

[2] 卢光明, 江泽飞, 蔡惠明, 等. 肿瘤分子影像学: 进展及挑战. 国际医学放射学杂志, 2021, 44(1): 1-5.

[3] 刘士远. 中国医学影像人工智能发展报告(2020). 北京: 科学出版社, 2020.

[4] 金征宇, 吕滨. 中华影像医学 心血管系统卷. 2版. 北京: 人民卫生出版社, 2019.

[5] 姜琳琳, 李瑞雪, 蒋秋圆. 医用超声成像设备发展历程、现状与趋势综述. 中国医疗器械信息, 2019, 25(23): 9-13, 16.

[6] 钟红珊, 徐克. 中国介入医学发展的亮点、痛点与焦点. 介入放射学杂志, 2019, 28(5): 407-410.

[7] 龚洪翰. 导图式医学影像鉴别诊断. 北京: 人民卫生出版社, 2019.

[8] 徐克, 龚启勇, 韩萍. 医学影像学. 2版. 北京: 人民卫生出版社, 2018.

[9] 徐克. 闪光的事业 辉煌的历程: 中华医学会放射学分会八十周年纪念册. 北京: 人民卫生出版社, 2018.

[10] R BROOKE JEFFREY, B J MANASTER, ANNE G OSBORN, et al. 急诊影像诊断学. 2版. 刘士远, 严福华, 译. 北京: 人民卫生出版社, 2018.

[11] ERIC J HALL, AMATO J GIACCIA. Radiobiology for the radiologists. 8th ed. Philadelphia: Lippincott Williams & Wilkins, 2018.

[12] EDWARD C HALPERIN, DAVID E WAZER, CARLOS A PEREZ, et al. Perez & Brady's Principle and Practice of Radiation Oncology. 7th ed. Philadelphia: Lippincott Williams & Wilkins, 2018.

[13] 郭启勇, 刘士远. 放射科住院医师规范化培训手册. 北京: 人民卫生出版社, 2017.

[14] 中华医学会放射学分会. 放射科管理规范与质控标准(2017版). 北京: 人民卫生出版社, 2017.

[15] 刘士远, 王培军, 王鸣鹏. 海上影像 百年辉煌: 上海市放射学发展史. 北京: 人民卫生出版社, 2017.

[16] 冯晓源. 现代医学影像学. 上海: 复旦大学出版社, 2016.

[17] 曹厚德. 现代医学影像技术学. 上海: 上海科学技术出版社, 2016.

[18] 李真林, 雷子乔. 医学影像成像理论. 北京: 人民卫生出版社, 2016.

[19] 石明国, 韩丰谈. 医学影像设备学. 北京: 人民卫生出版社, 2016.

[20] 王绿化, 朱广迎. 肿瘤放射治疗学. 北京: 人民卫生出版社, 2016.

[21] 王家良. 临床流行病学——临床科研设计、测量与评价. 4版. 北京: 人民卫生出版社, 2014.

[22] ROBERT W BROWN, YU-CHUNG N CHENG, E MARK HAACKE, et al. Magnetic Resonance Imaging: Physical Principles and Sequence Design. 2nd ed. New Jersey: John Wiley & Sons Inc, 2014.

中英文名词对照索引

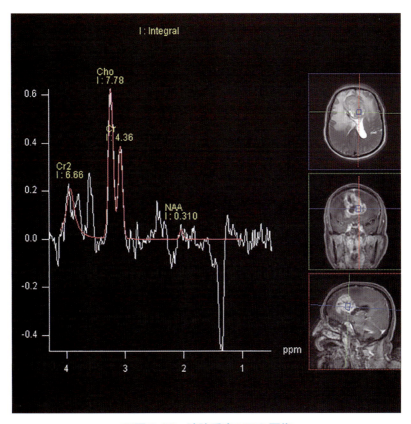

彩图 3-10　脑胶质瘤 MRS 图像
可见肿瘤区域胆碱（Cho）峰明显升高，N- 乙酰天冬氨酸（NAA）峰明显下降。

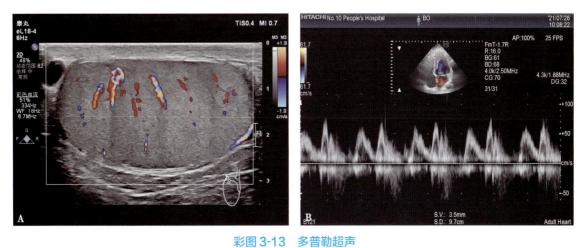

彩图 3-13　多普勒超声
A．CDFI 测量睾丸内血流情况；B．PWD 测量二尖瓣瓣口血流流速，以评估左心室舒张功能。

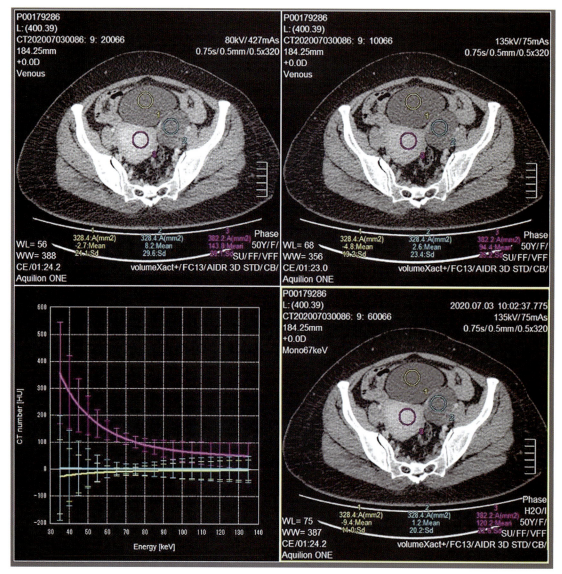

彩图 4-12　能谱曲线同源性分析
三个 ROI 分别对应膀胱内尿液，患者正常强化的子宫与卵巢囊肿。不同曲线的斜率显示表明物质来源不同。

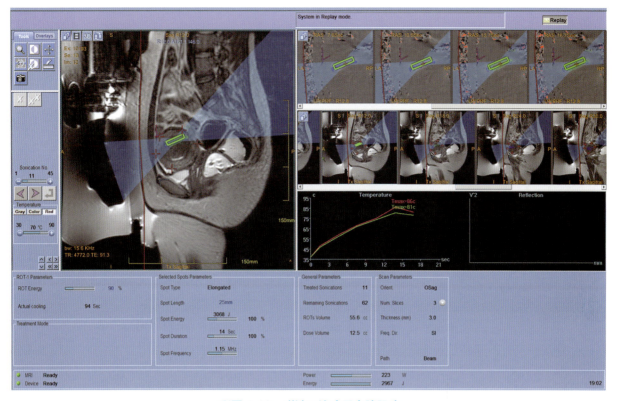

彩图 4-13　磁波刀治疗子宫腺肌病

通过MRI进行病灶精确定位,并可实时监测治疗靶区温度。

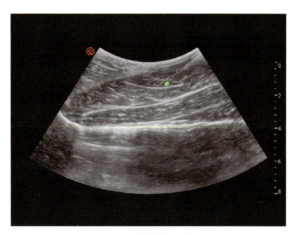

彩图 4-17　介入穿刺针尖增强显像功能

绿色反映最接近针尖的运动特征。

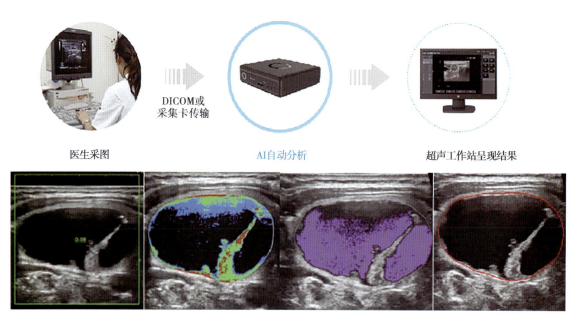

医生采图　　　　　　　DICOM或　　　　　AI自动分析　　　　　　超声工作站呈现结果
　　　　　　　　　　　采集卡传输

彩图 4-21　计算机辅助诊断系统智能评估甲状腺结节超声特征

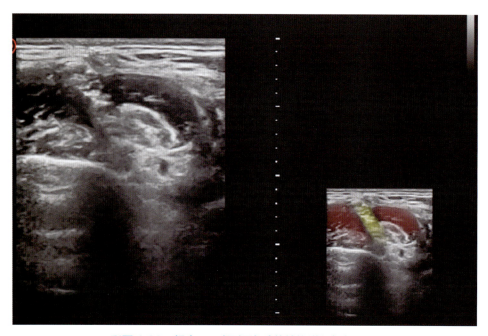

彩图 4-22　超声 AI 对肌间沟臂丛结构进行智能识别